H. Vandenboorn   K. Romme   C. Schellings

Prävention in der Physiotherapie

H. Vandenboorn   K. Romme   C. Schellings

Prävention in der Physiotherapie

Untersuchung und Behandlung
bei arbeitsbedingten Beschwerden

Übersetzt von Pia Julia Gröschl-Willems

URBAN & FISCHER
München · Jena

Zuschriften und Kritik an:
Urban & Fischer, Lektorat Fachberufe, Karlstraße 45, 80333 München

Originalausgabe:
H. Vandenboorn, K. Romme, C. Schellings
Preventie in de fysiotherapie
Onderzoek- en behandelstrategie bij arbeidsgerelateerde.klachten
© 2000 by Elsevier bedrijfsinformatie bv, Maarssen, The Netherlands

Übersetzung:
Pia Julia Gröschl-Willems, Leverkusen

Wichtiger Hinweis für den Benutzer
Die Erkenntnisse in der Medizin unterliegen laufendem Wandel durch Forschung und klinische Erfahrungen. Herausgeber und Autoren dieses Werkes haben große Sorgfalt darauf verwendet, dass die in diesem Werk gemachten therapeutischen Angaben (insbesondere hinsichtlich Indikation, Dosierung und unerwünschten Wirkungen) dem derzeitigen Wissensstand entsprechen. Das entbindet den Nutzer dieses Werkes aber nicht von der Verpflichtung, anhand der Beipackzettel zu verschreibender Präparate zu überprüfen, ob die dort gemachten Angaben von denen in diesem Buch abweichen und seine Verordnung in eigener Verantwortung zu treffen.

Die Deutsche Bibliothek – CIP-Einheitsaufnahme
Ein Titeldatensatz für diese Publikation ist bei
Der Deutschen Bibliothek erhältlich

Alle Rechte vorbehalten
1. Auflage 2001
© 2001 Urban & Fischer Verlag München · Jena

01 02 03 04 05   5 4 3 2 1

Das Werk einschließlich aller seiner Teile ist urheberrechtlich geschützt. Jede Verwertung außerhalb der engen Grenzen des Urheberrechtsgesetzes ist ohne Zustimmung des Verlages unzulässig und strafbar. Das gilt insbesondere für Vervielfältigungen, Übersetzungen, Mikroverfilmungen und die Einspeicherung und Verarbeitung in elektronischen Systemen.

Lektorat: Christiane Tietze
Redaktion: Birga Stender
Herstellung: Detlef Mädje
Titelillustrationen: MEV Verlag GmbH, Augsburg
Umschlaggestaltung: prepress ulm GmbH, Ulm
Satz: Bader · Damm, Heidelberg
Druck und Bindung: Bosch-Druck, Landshut

Printed in Germany

ISBN 3-437-46520-1

Aktuelle Informationen finden Sie im Internet unter der Adresse:
Urban & Fischer: www.urbanfischer.de

Vorwort

In den letzten Jahren hat die Zahl derjenigen Menschen zugenommen, die zum Teil für kurze oder auch, was immer häufiger vorkommt, für längere Zeit arbeitsunfähig sind. Häufig basiert dies auf Beschwerden am Haltungs- und Bewegungsapparat. Ein Zusammenhang zwischen den auftretenden physischen Beschwerden und den am Arbeitsplatz vorkommenden verschiedenartigen Risikofaktoren konnte anhand von Studien belegt werden. Es ist daher nicht verwunderlich, dass sich in unserer gegenwärtigen Zeit die Physiotherapeuten in zunehmenden Maße mit arbeitsbedingten Beschwerden auseinandersetzen müssen.

Die Linderung bzw. Verminderung der beobachteten Beschwerden erfordert eine spezifische Vorgehensweise. In der Regel kommt der Patient mit Fragestellungen zum Physiotherapeuten, wie z. B.: „Wie schwer darf ich heben? Wie lang darf ich stehen? Darf mein Chef von mir verlangen, dass ich stets dieselbe schwere und eintönige Arbeit ausführe? Wann kann ich wieder arbeiten?"

Oftmals fällt es dem Therapeuten schwer, dem Patienten, der mit diesen Fragen auf ihn zukommt, die richtigen Antworten zu geben. In der Regel ist jeder Therapeut bemüht, den Patienten so gut wie möglich über spezielle Verhaltensregeln bezüglich seiner Beschwerden zu informieren und zu instruieren. Nicht selten kommen allerdings Patienten einige Monate später wieder mit denselben Problemen und denselben Fragen in die Physiotherapiepraxis.

In der internationalen physiotherapeutischen Fachliteratur wurde in den letzten Jahren viel über rezidivierende Beschwerden am Haltungs- und Bewegungsapparat geschrieben. Die häufigsten Fragen behandelten Aspekte der physiotherapeutischen Behandlung, wie z. B.: „Wie hoch ist die Bereitschaft zur Mitarbeit des Patienten? Wie ausführlich werden die Bereiche Aufklärung und präventive Verhaltensmaßnahmen erläutert?"

In der Regel kamen die Autoren zu dem Schluss, dass eine optimal auf den einzelnen Patienten und auf seine Beschwerden abgestimmte physiotherapeutische Behandlung fehlte. Grund für diese Situation sind die bei vielen Therapeuten lediglich geringen Kenntnisse über mögliche arbeitsbedingte Beschwerden und Gefahren(-quellen), die an einigen Arbeitsplätzen in unterschiedlicher Art bestehen. Darüber hinaus wurde der Behandlungsplan mit dem Patienten oft unzureichend besprochen und eine gezielte sowie systematische Aufklärung fand selten statt, so dass der Patient oft nicht in der Lage war, aktiv an seiner Gesundung mitzuarbeiten.

Immer häufiger findet man in größeren Betrieben neben der betriebsinternen ärztlichen Versorgung auch eine betriebsinterne physiotherapeutische Betreuung. Daraus ergibt sich für den Arbeitnehmer die Möglichkeit, im Falle von körperlichen Beschwerden direkt am Arbeitsplatz eine therapeutische Behandlung zu erhalten und somit selbst aktiv am Genesungsprozess teilzunehmen. Außerdem besteht für ihn die Möglichkeit, wenn es sich um arbeitsplatzbedingte Beschwerden handelt, zusammen mit dem dort tätigen Physiotherapeuten individuelle Maßnahmen zu ergreifen, die speziell auf seine Arbeitsplatzsituation abgestimmt sind und die zur Verminderung und/oder Verhinderung der arbeitsbedingten Beschwerden führen.

Leider ist ein Physiotherapeut ohne eine dementsprechende Weiterbildung und ohne die Möglichkeit, sich vor Ort im Betrieb ein Bild vom Arbeitsplatz des Patienten zu machen, nicht bzw. kaum in der Lage, die am Arbeitsplatz bestehenden speziellen Probleme des Patienten zusammen mit ihm zu identifizieren und Lösungsmodelle zu entwickeln. Trotzdem werden oftmals von den außerhalb der Betriebe arbeitenden Physiotherapeuten Lösungsmodelle für arbeitsbedingte Probleme verlangt. Die Komplexität der Behandlung eines Patienten mit arbeitsbedingten Beschwerden am Haltungs- und Bewegungsapparat war der Anlass, eine angepasste Untersuchungs- und Behandlungsstrategie zu entwickeln, die den Physiotherapeuten in die Lage versetzt, auf adäquate Weise arbeitsspezifische Risiken ausfindig zu machen, zu untersuchen und wenn möglich, Lösungsmodelle anzubieten.

Analog zur Auffassung, dass arbeitsbedingte Probleme von Grund auf behandelt werden müssen, sind wir der Meinung, dass die komplexe Problematik der arbeitsbedingten Beschwerden bereits in der Ausbildung zum Physiotherapeuten entsprechend berücksichtigt werden sollte. Das vorliegende Buch richtet sich daher an alle Schüler der Physiotherapie und an alle interessierten, bereits praktizierenden Physiotherapeuten.

Am Ende eines jeden Kapitels finden sich Fragen, die dem Leser dazu dienen, für sich selbst die wichtigsten Aspekte des gelesenen Kapitels zu wiederholen. Anhand eines fiktiven Fallbeispiels wird im letzten Kapitel die anzuwendende Untersuchungs- und Behandlungsstrategie erläutert.

Wir haben ohne Diskriminierungsintention (eher aus Gewohnheit) in diesem Buch die männliche Schreibweise angewandt, anstelle der männlichen Schreibweise könnte ebenso gut die weibliche Form stehen.

Des Weiteren möchten wir an dieser Stelle die Gelegenheit nutzen, uns bei allen zu bedanken, die uns bei der Entstehung dieses Buches unterstützt haben. Im Besonderen möchten wir uns bei Anke Vandenboorn-Nieuwkamer bedanken, die mit viel Geduld und großem Einsatz die einzelnen Kapitel überprüft hat sowie bei P. J. Gröschl-Willems für die Übersetzung in die deutsche Sprache.

Carla Schellings, Kees Romme
und Harry Vandenboorn

Inhaltsverzeichnis

1	Einleitung	1
2	**Arbeit und Gesundheit**	5
2.1	Geschichtlicher Rückblick auf die Beziehung zwischen Arbeit und Gesundheit	5
2.2	Der Staat auf dem Weg zur Prävention	10
2.3	Physiotherapie und Prävention	12
2.3.1	Schwerpunkt Prävention	12
2.3.2	Die präventive Rolle des Physiotherapeuten	13
3	**Der Haltungs- und Bewegungsapparat**	19
3.1	Einleitung	19
3.2	Das Arbeitsbelastungsmodell	21
3.3	Physische Risikofaktoren bei der Arbeit	25
3.3.1	Statische Belastung	26
3.3.2	Dynamische Belastung	29
3.3.3	Wiederkehrende (repetierende) Belastungen	36
3.4	Zusätzliche Risikofaktoren bei der Arbeit	39
3.4.1	Die physisch-chemischen Risikofaktoren bei der Arbeit	42
3.4.2	Die psychosozialen Risikofaktoren bei der Arbeit	48
3.4.3	Die Risiken am Arbeitsplatz	56
4	**Untersuchung und Behandlung**	61
4.1	Einleitung	61
4.2	Die Untersuchungsstrategie bei arbeitsbedingten Beschwerden	65
4.2.1	Der diagnostische Prozess	65

4.2.2	Schlussfolgerungen und Fortsetzung	73
4.3	Die physiotherapeutischen Behandlungsmöglichkeiten bei arbeitsbedingten Beschwerden	75
4.3.1	Aufklärung: informieren und beraten	80
4.3.2	Normen, Richtlinien und Informationsblätter	85
4.3.3	Der Physiotherapeut als Wegweiser	86
4.3.4	Prävention in der Praxis	87
5	**Praxisbeispiel**	115
5.1	Einleitung	115
5.2	Ein Praxisbeispiel	116
5.2.1	Der diagnostische Prozess	116
5.2.2	Schlussfolgerungen und Fortsetzung	123

Anlage 1: Checklisten und Fragebögen 129

Anlage 2: Berufsprofile und Berufsbeschreibungen 135

Zusammenfassung 137

Literaturverzeichnis 139

Personalien 145

Sachwortverzeichnis 147

1 Einleitung

Fallbeispiel
Herr Spit ist 51 Jahre alt und arbeitet als Portier bei einer mittelgroßen Ausbildungsstätte. Vor sechs Wochen bekam er durch das Anheben der Postsäcke akute Rückenschmerzen. Auf Anraten seiner Frau ging Herr Spit am nächsten Tag zum Hausarzt, der ihn zum Physiotherapeuten verwies. Die physiotherapeutische Untersuchung bei Herrn Spit wies folgende Symptome auf: im Bereich der Lendenwirbelsäule konnte eine flache Wirbelsäulenverlaufsform sowie ein erhöhter muskulärer Tonus des M. erector trunci wahrgenommen werden. Darüber hinaus lagen pseudoradikuläre Schmerzen im linken Bein vor.

Nach einer Behandlungsdauer von drei Wochen war Herr Spit praktisch schmerzfrei. Der behandelnde Physiotherapeut vermutete, dass das Anheben der Postsäcke die Ursache für die Probleme von Herrn Spit war und instruierte ihn hinsichtlich der richtigen Verhaltensregeln beim Anheben und Tragen. Zusätzlich bekam Herr Spit noch ein vom Physiotherapeuten entworfenes Hebe- und Trageprotokoll mit nach Hause.

Seitdem sind lediglich sechs Wochen vergangen und Herr Spit steht wieder vor dem Physiotherapeuten. Herr Spit hatte am Arbeitsplatz einen Gegenstand angehoben, wodurch die Beschwerden im Lendenwirbelsäulenbereich wiedergekehrt sind.

Die meisten Leser kennen sicherlich ähnliche Situationen wie den gerade geschilderten Fall aus ihrem eigenen Berufsalltag. In der Regel werden Physiotherapeuten täglich mit Problemen und Beschwerden im Bereich des Haltungs- und Bewegungsapparats konfrontiert. Nicht selten können diese Beschwerden auf Begebenheiten am Arbeitsplatz zurückgeführt werden (Dekker 1996). Dies ist nicht verwunderlich, wenn man bedenkt, dass ein Drittel aller Arbeitsunfähigen aufgrund von Beschwerden im Bereich des Haltungs- und Bewegungsapparats arbeitsunfähig ist (Schätzungen zufolge leiden ungefähr 40 % der Arbeitsunfähigen unter Beschwerden im Lendenwirbelsäulenbereich (Van Dieen 1996, Huber 1998, Niesten-Dietrich 1998, Weinert 2000)). Die Schätzungen werden in Zukunft sicher nach oben hin korrigiert werden müssen, denn die Zahl der Patienten, die sich aufgrund von arbeitsbedingten Beschwerden in physiotherapeutische Behandlung begeben, steigt deutlich an.

Reintegration
In der Regel fehlen den Physiotherapeuten Zeit und geeignete Mittel, um die betroffenen Patienten optimal begleiten zu können. Die Patienten müssen oft zu früh wieder an ihren Arbeitsplatz zurück und die Kenntnisse der Physiotherapeuten über spezifische Arbeitsabläufe sind oft eingeschränkt. Darüber hinaus ergeben sich noch Fragen, wie z. B.: „Wie bereitet man den Patienten auf seine Rückkehr in den Arbeitsprozess vor? Welche Hebetechnik ist für diese Person in dieser Arbeitssituation die Richtige? Wie viel bzw. wie schwer darf oder kann diese Person ziehen und/oder schieben? Sollte diese Person besser stehend oder sitzend arbeiten? Welche „Institutionen" begleiten die Reintegration dieser Person in ihre Arbeitsplatzsituation?"

Mangelnde Kenntnis
Der Mangel an Kenntnis, Einsicht, Verständnis und praktischen Fertigkeiten hinsichtlich der

Vorgehensweise für die Untersuchung und die Behandlung von arbeitsbedingten Beschwerden am Haltungs- und Bewegungsapparat ist in der täglichen Praxis leider noch häufig erkennbar. Die große Zahl der Rückfälle, vor allem bei den Patienten mit Lendenwirbelsäulenbeschwerden, spricht in diesem Fall für sich.

Im Gegensatz zu der Situation in Deutschland hat die Physiotherapie im Ausland durch die Entwicklung der so genannten Betriebsphysiotherapie einen Teil dieses zunächst brachliegenden Arbeitsbereiches in den achtziger Jahren erfolgreich hinzugewonnen. Der betriebsintern arbeitende Physiotherapeut – Betriebsphysiotherapeut – arbeitet im Betrieb bzw. Unternehmen selbst, er kann sich also im Bedarfsfall direkt vor Ort ein Bild von dem Arbeitsplatz des über Beschwerden klagenden Patienten machen und gegebenenfalls Maßnahmen ergreifen. Die außerhalb der Betriebe arbeitenden Physiotherapeuten haben dagegen nur selten die Möglichkeit, sich den Arbeitsplatz ihres Patienten anzuschauen und dort die Probleme mit ihrem Patienten zu analysieren. Dennoch wird auch in Deutschland häufig von den Physiotherapeuten erwartet, dass sie für die arbeitsbedingten Probleme bzw. Beschwerden der einzelnen Patienten praktische Lösungsmodelle erstellen.

Berufsausbildung zum Physiotherapeuten
In Deutschland wird während der 3-jährigen Ausbildung zum Physiotherapeuten der Thematik „Arbeitsbedingte Beschwerden am Haltungs- und Bewegungsapparat" wenig Aufmerksamkeit geschenkt.

Dies ist bemerkenswert, da im Lehrplan der deutschen Physiotherapieschulen z. B. die Fächer „Arbeitsmedizin" und „Transfer der allgemeinen Trainingslehre in die Prävention und medizinische Rehabilitation" angeboten werden (Rehaverlag 1995). Ein spezifisches integratives Untersuchungs- und Behandlungskonzept, das auf die arbeitsbedingten Probleme gerichtet ist, ist nicht vorhanden. Auch in dem 1997 präsentierten „Denkmodell für die Physiotherapie" (Hüter-Becker 1997) wird die Prävention als Basisgedanke innerhalb der Basisqualifikationen, die ein Physiotherapeut nach Ausbildungsabschluss besitzen sollte, nicht genannt. Die Aufmerksamkeit, die der Arbeitsproblematik innerhalb des Curriculums der physiotherapeutischen Ausbildung zukommt, ist gering. Außerdem wird dieses Thema von Ausbildungsstätte zu Ausbildungsstätte unterschiedlich bewertet und unterrichtet. Ein Standardwerk oder ein Handbuch zu diesem Thema fehlt bisher.

Dieses Buch ist ein solches Handbuch, das sich mit der Problematik der arbeitsbedingten Beschwerden am Haltungs- und Bewegungsapparat beschäftigt.

Die bestehenden und im Umfang sicher zunehmenden Probleme bei den Patienten als auch bei den Therapeuten veranlassten die Autoren, dieses Buch zu schreiben. Dabei ließen sie sich von den folgenden Fragen und Zielsetzungen leiten.

Fragestellungen

Beschwerden	Mit welchen, am häufigsten vorkommenden, arbeitsbedingten Beschwerden am Haltungs- und Bewegungsapparat wird der Physiotherapeut in seinem Praxisalltag konfrontiert?
Möglichkeiten	Welche Möglichkeiten hat der Physiotherapeut hinsichtlich der physiotherapeutischen Untersuchung und Behandlung von arbeitsbedingten Beschwerden?
Gesetzliche Bestimmungen	Welche gesetzlichen Bestimmungen und Einschränkungen bestehen für den Physiotherapeuten?
Kenntnisse	Was muss ein Physiotherapeut bei der Untersuchung und Behandlung von arbeitsbedingten Beschwerden wissen, können und ausführen?

Strategie	Welche Strategien werden dafür genutzt?
Stellung innerhalb der Ausbildungszeit	Welchen Platz sollte dieses Buch im Lehrplan der Ausbildung zum Physiotherapeuten einnehmen?

Zielsetzungen

Folgende Zielsetzungen werden formuliert:
- Förderung von Kenntnissen und Einsichten in den Zusammenhang zwischen Arbeit und Arbeitsrisiken und den möglichen Beschwerden am Haltungs- und Bewegungsapparat
- Förderung von Kenntnissen, Einsichten und Fertigkeiten über die Vorgehensweise für die Untersuchung und die Behandlung arbeitsbedingter Beschwerden am Haltungs- und Bewegungsapparat
- Entwicklung einer Untersuchungs- und Behandlungsstrategie für Patienten mit arbeitsbedingten Beschwerden. Die Strategie soll richtungsweisend sein für die individuelle und auf die Bedürfnisse des einzelnen Patienten hin ausgerichtete physiotherapeutische Untersuchung und Behandlung und die Intervention hinsichtlich dieser speziellen Patientenpopulation.

Das Buch richtet sich, wie bereits aus den Fragestellungen hervorgeht, vor allem an die Schüler der Physiotherapieschulen und an alle interessierten Physiotherapeuten. Darüber hinaus finden sicher auch Angehörige anderer Berufsgruppen wie Ergotherapeuten, Ergonomen, Hygienefachleute oder Arbeitsmediziner in diesem Buch wissenswerte Informationen für ihren eigenen Praxisalltag. Vorrangig geht es jedoch darum, welche Möglichkeiten und welche Position der Physiotherapeut bei arbeitsbedingten Problemen hat.

Dieses Buch ist wie folgt aufgebaut: Im zweiten Kapitel wird die bestehende Beziehung zwischen Arbeit und Gesundheit dargestellt. Nach einem kurzen Überblick über die Geschichte der Arbeits- und Betriebsmedizin wird der ständig wachsende Bereich der Prävention und der Ergonomie sowohl von Seiten der Regierung als auch von Seiten des Gesundheitswesens beschrieben. Am Ende des zweiten Kapitels wird auf die Bedeutung dieser Entwicklung für die Physiotherapie eingegangen.

Die vielschichtigen Ursachen, die den arbeitsbedingten Beschwerden am Haltungs- und Bewegungsapparat zugrunde liegen, werden in Kapitel 3 erörtert. Mit Hilfe des Arbeitsbelastungsmodells von Van Dijk (1990) werden die physischen und die hinzukommenden Risikofaktoren am Arbeitsplatz erläutert.

In Kapitel 4 wird die Untersuchungs- und auch die Behandlungsstrategie, die bei arbeitsbedingten Beschwerden vom Physiotherapeut eingesetzt werden sollte, erarbeitet. Zusätzlich zu der Entscheidung und Ausführung, welche Behandlungsmaßnahmen zu ergreifen sind, sollte der Physiotherapeut auch aufklären und „wegweisen". Die kommunikativen Möglichkeiten werden ebenfalls in diesem Kapitel beschrieben.

Anhand eines praktischen Beispiels wird in Kapitel 5 die Theorie wiederholt, die in den Kapiteln 2–4 entwickelt wurde. Auf diese Weise entsteht die Integration von Theorie und Praxis, bei der der Leser sein neu erworbenes Wissen gedanklich umsetzen kann. Im unten aufgeführten Flussdiagramm wird die Einteilung des Buches schematisch dargestellt (Abb. 1.1).

Studienfragen

1. Nennen Sie zwei Gründe, warum viele Beschwerden nach dem Beenden der physiotherapeutischen Intervention nach einiger Zeit wiederkehren?
2. Nennen Sie zwei Zielsetzungen dieses Buches.
3. Sind Sie der Meinung, dass die Prävention innerhalb der physiotherapeutischen Behandlung eine große Rolle spielen sollte und warum?

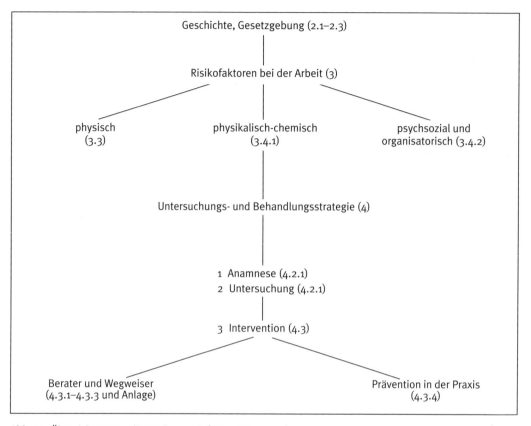

Abb. 1.1 Übersicht zum vorliegenden Buch (Ablaufdiagramm)

Begriffe

Einschränkung	Hierunter fasst man alle Probleme, die bei der Ausführung von individuellen Aktivitäten im täglichen Leben entstehen. Der Begriff Aktivität beschreibt die Art und Weise sowie das Ausmaß der Funktionsfähigkeit einer Person bezogen auf ihr Funktionsniveau. Aktivitäten können in ihrer Art, ihrer Dauer und in ihrer Qualität eingeschränkt sein (Heerkens und Van Ravensberg 1998).
Partizipation	Die Art und Weise sowie das Ausmaß, mit der eine Person am täglichen Leben teilnimmt. Dies steht in Relation zu ihren Störungen und Aktivitäten sowie zu ihrer gesundheitlichen Kondition und den vorhandenen Umgebungsfaktoren. Die Partizipation kann in ihrer Art, ihrer Dauer und in ihrer Qualität eingeschränkt bzw. behindert sein (Heerkens und Van Ravensberg 1998).
Störung	Hierunter versteht man den Verlust oder die Abnormalität einer körperlichen Struktur oder einer physiologischen oder psychischen Funktion (Heerkens und Van Ravensberg 1998).
Strategie	Die Art und Weise, wie die zuvor gestellten Ziele erreicht werden können, sollen und schließlich auch erreicht werden. Eingeschlossen sind hierbei die Mittel, mit denen die Ziele erreicht werden können (Wijnen, Renes und Storm 1988).

2 Arbeit und Gesundheit

2.1 Geschichtlicher Rückblick auf die Beziehung zwischen Arbeit und Gesundheit

Unter Arbeit versteht man jede geistige oder körperliche Aktivität, die aufgrund eines Willensbeschlusses sowie aufgrund der Erfüllung von eigenen und/oder gesellschaftlichen Bedürfnissen zustande kommt (Provinciaal Veiligheidsinstituut 1991). Sowohl unbezahlte als auch bezahlte Tätigkeiten fallen unter den Oberbegriff Arbeit. Im Allgemeinen wird das Risiko akzeptiert, das Arbeit für die Gesundheit mit sich bringt. Zu wenig oder zu viel Aktivität bzw. Anstrengung kann zu zeitweiligem oder bleibendem gesundheitlichen Schaden führen.

Die Weltgesundheitsorganisation (WHO) definiert Gesundheit wie folgt: „Gesundheit bedeutet nicht die Abwesenheit von Krankheit oder Gebrechen, sondern das Vorhandensein von einem vollständigen körperlichen, psychischen und sozialen Wohlsein." Eine moderne Umschreibung des Begriffes Gesundheit lautet: „Von Gesundheit kann gesprochen werden, wenn der Mensch unter den Anforderungen der Umwelt in der Lage ist, in einem optimalen dynamischen Gleichgewicht zu leben und dieses Gleichgewichtsniveau auf einem gesellschaftlich vorbestimmten Maß zu halten und dabei kontinuierlich zu einer selbständigen menschlichen Person zu wachsen" (Provinciaal Veiligheidsinstituut 1991).

Beide Definitionen zeigen deutlich die bestehende Relation zwischen Arbeit und Gesundheit sowie die gleichzeitig stattfindende Beeinflussung über gesellschaftliche Normen und Werte. Darüber hinaus haben die Begriffe „Arbeit" und „Gesundheit" in unserem Zusammenleben verschiedene Bedeutungen. Charakteristische Aussprüche wie „Arbeiten ist gesund", „die Arbeit wächst mir über den Kopf", „ich kann ohne meine Arbeit nicht leben" oder „ich arbeite, um zu überleben" geben unverkennbar das emotionale Spannungsfeld wieder, das zwischen Arbeit und Gesundheit besteht. Das momentane Wohlbefinden des Individuums bestimmt dabei zum größten Teil die individuelle Einstellung zu dem Gefüge zwischen Arbeit und Gesundheit.

Kausaler Zusammenhang
In der modernen Arbeitsmedizin ist die Suche nach einem kausalen Zusammenhang zwischen Arbeit und Gesundheit oder besser gesagt zwischen der Arbeitsplatzsituation und bestimmten Krankheitserscheinungen im Besonderen ein zentraler Ausgangspunkt. Dabei ist das Aufzeigen eines kausalen Zusammenhangs nicht einfach. In der Vergangenheit konnte eine gewisse Kausalität bei den Berufskrankheiten festgestellt werden. Deutliche Beispiele hierfür sind die Staublungen (Pneumokoniose) bei den Minenarbeitern, die Asbestose bei Arbeitnehmern, die häufig Asbest verarbeitet haben, oder die Schwerhörigkeit, die durch ständiges Arbeiten bei einem hohen Geräuschpegel entsteht.

Im Altertum
Bereits im Altertum war der Zusammenhang zwischen Arbeit und Gesundheit bekannt (Burger 1974). Die Entdeckung des Feuers beispielsweise vergrößerte die Möglichkeiten in der Lebensmittelversorgung, allerdings brachte diese Errungschaft auch Gefahren

mit sich. Die ersten Brandwunden und Rauchvergiftungen mit ihren Folgeerscheinungen gehen auf diese Zeit zurück.

Bei den Ägyptern wurde die erste Berufskrankheit aufgedeckt: An gut erhaltenen Mumien konnten Hinweise auf das Vorhandensein von Staublunge (Pneumokoniose) gefunden werden.

Erste Entwicklungen

Der bekannte Arzt Hippokrates wies ebenfalls auf die schädlichen Einflüsse hin, die verschiedene Berufe auf die Gesundheit haben können. Er fügte dem hinzu, dass das Wissen über den Zusammenhang zwischen Arbeit und Gesundheit für die Ärzte von großer Bedeutung sei. Vermutlich haben die ersten Entwicklungen der Arbeitsmedizin, wie z. B. die Aufstellung von schützenden Maßnahmen gegen bestehende Arbeitsrisiken, in dieser Zeit ihren Ursprung. Am Ende des fünfzehnten Jahrhunderts beschrieb Paracelsus sehr detailliert die ersten Krankheitsbilder, die bei Minenarbeitern auftraten. Diese Schriften können als eine Dokumentation der ersten klinischen Studien über arbeitsbedingte Beschwerden angesehen werden.

Vater der Arbeitsmedizin

Ramazzini führte wissenschaftliche Untersuchungen im Arbeitsbereich durch. Er stellte detaillierte klinische Beschreibungen über eine Vielzahl von Berufskrankheiten auf (1700 n. Chr.) und gab den damaligen Ärzten den Rat, in der Anamnese genauestens nach dem Beruf und den Arbeitsumständen des Patienten zu fragen. In dieser Zeit wuchs die Aufmerksamkeit für die Folgen, die unter manchen Arbeitsumständen entstehen konnten.

Früher verursachte die von den Arbeitern ausgeführte Handarbeit und die damit zusammenhängende dynamische Belastung „einfache" Gesundheitsbeschwerden. Der Übergang zur Mechanisierung der Arbeit veränderte die Arbeitswelt, neue Gefahrenquellen kamen hinzu. Zu den dynamischen Belastungsmomenten kamen nun auch statische Belastungsphasen (Zwangshaltungen). Gleichzeitig kamen die Arbeiter mit schädlichen Stoffen, Lärm, Vibrationen und Oszillationen in Berührung. Darüber hinaus entstand an den Arbeitsplätzen oft eine unerträgliche Wärme; dies alles führte zu Problemen im chemisch-physischen Bereich.

Wissenschaftliche Entwicklung

Die ersten wissenschaftlichen epidemiologischen Studien entstanden im neunzehnten Jahrhundert. Der französische Hygienefachmann Villermé hielt in einer Statistik die Krankheiten fest, die in der französischen Baumwollindustrie auftraten. In derselben Periode entstanden auch die ersten Publikationen über Ergonomie. Jastrzebowski betonte in seinem Buch „Rys Ergonomji" (Die Auseinandersetzung mit Ergonomie) die Wichtigkeit der wissenschaftlichen Vorgehensweise im Zusammenhang mit der Untersuchung der Arbeit und ihrer Folgen (Eken 1983). Eine äußerst wichtige Entwicklung zu Beginn dieses Jahrhunderts war die Einführung der „wissenschaftlichen Betriebsführung" durch den Ingenieur Taylor. Das von Taylor entwickelte „Scientific Management" stellte Prinzipien vor, die die Organisation und die Produktivität in Betrieben verbessern sollte. Arbeiter wurden beispielsweise hinsichtlich ihrer Fähigkeiten für bestimmte Aufgaben ausgesucht (Nieuwenhuisen 1993, Pijnenborg 1997). Zum ersten Mal in der Geschichte wurde über die Belastung und die Belastbarkeit der Arbeiter nachgedacht, wenn auch u. a. im Bezug auf eine eventuell damit verbundene Gewinnsteigerung. Allerdings verfügte man zu der Zeit noch nicht über die notwendigen Kenntnisse und Instrumente, die eine optimale Arbeitsverteilung hinsichtlich der Belastung und Belastbarkeit bzw. hinsichtlich Arbeit und Gesundheit ermöglichen.

Moderne

Die durch die beiden Weltkriege gesteigerte Nachfrage nach Kriegsmitteln und die dadurch ausgelöste Produktionssteigerung in der kriegsmittelproduzierenden Industrie gab

2.1 Geschichtlicher Rückblick auf die Beziehung zwischen Arbeit und Gesundheit

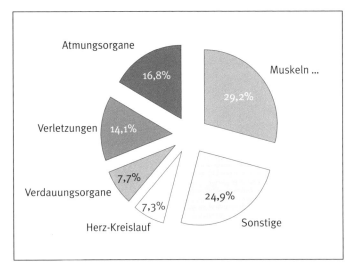

Abb. 2.1
Die krankheitsbedingte Abwesenheit der Pflichtversicherten BKK 1997 *(Niesten-Dietrich 1998)*

den Wissenschaftlern in dieser Zeit die Möglichkeit, wichtige Erfahrungen und Erkenntnisse über die bestehende Beziehung zwischen Mensch und Arbeit zu erlangen. Die Entwicklung der Ergonomie nach dem zweiten Weltkrieg und die Ausweitung der wissenschaftlichen Arbeiten sowohl im Gesellschafts- als auch im Betriebsleben ermöglichten eine gute Darstellung des engen Zusammenhangs, der zwischen der Arbeit des Menschen und seiner Gesundheit besteht. Die neuesten wissenschaftlichen Studien weisen nachdrücklich auf den großen Einfluss hin, den die Arbeit auf die Gesundheit hat. Die fortschreitende Automatisierung des Betriebslebens gab den Anlass, im Bereich der arbeitsbedingten Beschwerden am Haltungs- und Bewegungsapparat verstärkt Untersuchungen durchzuführen. Anhand der Ergebnisse einer Studie der Betriebskrankenkassen (BKK-Bundesverband) im Jahr 1997 konnten die am häufigsten vorkommenden Ursachen für die krank-

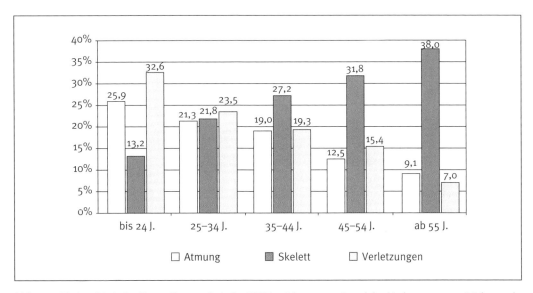

Abb. 2.2 Die krankheitsbedingte Abwesenheit der IKK-Versicherten 1998 und das Vorkommen von Rückenproblemen *(Kang 2000)*

heitsbedingte Abwesenheit am Arbeitsplatz in 5 Kategorien eingeteilt werden (Niesten-Dietrich 1998) (Abb. 2.1). Dabei war die Gruppe derer, die Beschwerden am Haltungs- und Bewegungsapparat hatten, mit ungefähr 30 % am größten. In den letzten Jahren konnte bei den Versicherten eine Zunahme der Beschwerden im gesamten Wirbelsäulenbereich beobachtet werden.

Ähnliche Daten wurden in einer Studie der Krankenkassen von Baden-Württemberg (Innungskrankenkasse IKK Baden-Württemberg) gefunden (Kang 2000) (Abb. 2.2). In der Kfz-Branche z. B. gehören die Skeletterkrankungen (25,5 %) mit dem Schwerpunkt im Bereich der Rückenbeschwerden zu den wichtigsten Ursachen für die krankheitsbedingte Abwesenheit am Arbeitsplatz. Im Rehabilitationssektor werden ungefähr 50 % der Rehabilitationsleistungen der gesetzlichen Rentenversicherung für Beschwerden am Haltungs- und Bewegungsapparat ausgegeben (Hartmann, Traue 1996).

Elkeles (1994) zufolge stellen Rückenbeschwerden ungefähr 60 % aller Beschwerden am Haltungs- und Bewegungsapparat dar. Dabei scheint mehr als die Hälfte der von Rückenschmerzen betroffenen Patienten (53 %) mindestens einmal pro Jahr einen Arzt aufzusuchen (Weinert 2000). Die Leistungsaufwendungen, die nur für die Rückenprobleme der Krankenversicherten aufgewandt werden, belaufen sich jährlich auf ungefähr 34 Milliarden Mark (Seeböck-Forster, Forster 1998). Jeder dritte krankheitsbedingte Abwesenheitstag wird durch Rückenbeschwerden hervorgerufen. Die indirekten Kosten für die deutsche Volkswirtschaft (Kosten, die durch die bestehende Arbeitsunfähigkeit und die damit zusammenhängenden Ersatzleistungen entstehen) betragen 70 % der Kosten, die durch Rückenbeschwerden verursacht werden. Dem Bundesverband der Betriebskrankenkassen zufolge kostet ein krankheitsbedingter Abwesenheitstag aufgrund von Rückenbeschwerden ungefähr 750,– Mark an Verwaltungskosten (Schiffdecker-Hoch, Heimsoeth, Harter 2000).

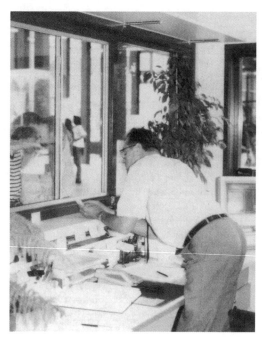

Abb. 2.3 Ungefähr 40 % der Beschwerden stehen mit speziellen Arbeitssituationen im Zusammenhang.

Nach einer 1998 durchgeführten Studie der DAK wurde mehr als die Hälfte der krankheitsbedingten Abwesenheitstage durch Beschwerden am Haltungs- und Bewegungsapparat hervorgerufen (DAK 1999). Darüber hinaus zeigte die Auswertung der Studienergebnisse eine als auffallend zu bezeichnende Entwicklung: Im Bereich der krankheitsbedingten Abwesenheitstage aufgrund psychischer Probleme, zu denen auch das „Burnout"-Syndrom zählt, konnte eine steigende Tendenz wahrgenommen werden.

Einer Schätzung zufolge werden zirka 40 % der Beschwerden durch die Arbeit selbst bzw. durch die Situation am Arbeitsplatz und die dort vorherrschenden Faktoren verursacht (Abb. 2.3). Dabei fällt auf, dass immer mehr junge Menschen arbeitsunfähig werden. Diese Problematik beschränkt sich nicht nur auf ein Land, sondern besteht europaweit. Rund 50 % aller europäischen Arbeitnehmer weisen Beschwerden auf, die durch körperliche Belastung am Arbeitsplatz hervorgerufen werden (Vink und Dul 1994).

Studienfragen

1. Definieren Sie den Begriff „Arbeit".
   Definieren Sie den Begriff „Gesundheit".
   Warum besteht zwischen beiden Begriffen ein enger Zusammenhang?
2. Warum ist es schwierig, einen kausalen Zusammenhang zwischen Gesundheitsproblemen und Arbeitsplatzbedingungen herzustellen?
   Nennen Sie zwei Beispiele für einen kausalen Zusammenhang zwischen Arbeitssituation und Gesundheitsbeschwerden.
3. Warum veränderte sich die körperliche Belastung der Arbeitnehmer im Laufe der Jahrhunderte von einer mehr dynamischen Belastung hin zu einer mehr statischen Belastung?
   Nennen Sie sowohl von der dynamischen als auch von der statischen Belastung zwei charakteristische Gesundheitsprobleme (charakteristisch für die jeweilige Periode).
4. Im neunzehnten Jahrhundert wird zum ersten Mal von Ergonomie gesprochen. Erklären Sie warum.
5. Nennen Sie die wichtigsten Ursachen, die momentan zur Arbeitsunfähigkeit führen und erklären Sie warum.

Begriffe

Arbeit	jede geistige oder körperliche Aktivität, die aufgrund eines Willensbeschlusses und aufgrund der Erfüllung von eigenen oder gesellschaftlichen Bedürfnissen zustande kommt (Provinciaal Veiligheitsinstituut 1991)
Arbeitsmedizin	Im Jahr 1929 wurde dieser Begriff auf einer internationalen Konferenz in Lyon für das wissenschaftliche Arbeiten hinsichtlich der Physiologie, der Pathologie und der Hygiene, die die Arbeit und ihre Folgen betreffen, definiert. Zu diesem Bereich gehört auch die Beurteilung der Arbeitsfähigkeit für die verschiedenen Berufe (Burger 1974).
Betriebsmedizin	die Anwendung der Arbeitsmedizin innerhalb der praktischen Arbeitssituation und die Organisation sowie die Ausführung der Gesundheitsvorsorge in den Betrieben oder im allgemeineren Sinn in der Arbeitswelt (Burger 1974)
Berufskrankheit	eine durch die Arbeit entstandene Krankheit, bei der ein ursächlicher Zusammenhang zwischen der Krankheit und den Arbeitsumständen bzw. dem Arbeitsumfeld nachgewiesen werden kann (Provinciaal Veiligheitsinstituut 1991)
Ergonomie	Hierunter versteht man die Technologie, die auf Basis der psychischen, physiologischen und anatomischen Aspekte des Menschen versucht, sowohl die Maschinen und die Arbeitshilfsmittel, die Aufgaben und die Funktionen wie auch die direkte Umgebung als einen Teil des Systems auf den Menschen abzustimmen (Arbeidsomstandighedenwet 1990).
Gesundheit	„Von Gesundheit kann gesprochen werden, wenn der Mensch unter den Anforderungen der Umwelt in der Lage ist, in einem optimalen dynamischen Gleichgewicht zu leben und dieses Gleichgewichtsniveau auf einem gesellschaftlich vorbestimmten Maß zu halten und dabei kontinuierlich zu einer selbständigen menschlichen Person zu wachsen" (Provinciaal Veiligheidsinstituut 1991).

2.2
Der Staat auf dem Weg zur Prävention

Gegen Ende der achtziger Jahre stieg sowohl national als auch international die Zahl der arbeitsunfähigen Menschen immer weiter an. Diese Entwicklung konnte sowohl aus sozialen als auch aus ökonomischen Gesichtspunkten nicht hingenommen werden. Einerseits entwickelte sich daraus eine Zweiteilung der Gesellschaft, bei der auf der einen Seite die „Gesunden" bzw. „Produktiven" standen und auf der anderen Seite die „Nicht-Gesunden" bzw. „Nicht-Produktiven". Andererseits gestaltete sich die Finanzierbarkeit der bestehenden Systeme als in zunehmenden Maße schwierig. Es wurde deutlich, dass die arbeitsbedingten Probleme nicht nur den einzelnen Menschen betrafen, sondern ein gesellschaftliches Problem darstellten. Es war daher auch nicht verwunderlich, dass die verschiedenen Staaten Maßnahmen formulierten und umsetzten.

International wurde ein Präventionsleitplan aufgestellt. Seit der Aufhebung der innereuropäischen Grenzen 1992 hat die europäische Kommission zur Harmonisierung der gesetzlichen Regelungen der Arbeitsumstände in der EU verschiedene Initiativen gestartet (Voskamp 1993). Neue Regelungen und Vorschriften wurden entwickelt (Nieuwenhuisen 1993). Diese „sozialen Richtlinien" verpflichteten die Mitgliedsstaaten, in ihrem eigenen Land Gesetze zu erstellen. Auf dem Gebiet der Sicherheit und Gesundheit am Arbeitsplatz ist z. B. 1993 in Europa die „Rahmenrichtlinie" in Kraft getreten. Diese Richtlinie behandelt die Themen „Arbeiten mit schweren Lasten" und „die Arbeit am Bildschirm". Seit 1989 hat die Bundesrepublik Deutschland in dem „Gesundheitsreformgesetz" die Aktivitäten im Bereich der „Gesundheitsförderung und Krankheitsprävention" als eine Aufgabe der Krankenkassen definiert (Hartmann, Traue 1996). Es besteht ein institutionalisiertes Arbeitsschutzsystem, das sich aus Gesundheitsschutz und Arbeitssicherheit zusammensetzt. Dieses Arbeitsschutzsystem ist gesetzlich vorgeschrieben. Die staatliche Gewerbeaufsicht, die Berufsgenossenschaft, die betrieblichen Arbeitsschutzorganisationen, die Betriebsärzte, die Arbeitsschutzausschüsse und die Fachinstanzen der Gesetzgebung setzen dieses System um. Der Arbeitsschutz hat die Aufgabe, den Arbeitnehmer vor gesundheitsbelastenden Faktoren und Arbeitsrisiken zu schützen. Die Betriebsärzte setzen diesen Auftrag in die Praxis um, indem sie Maßnahmen zur Verbesserung der Arbeitsorganisation und Erleichterung der Arbeitssituation durchführen sowie durch die Einführung der Ergonomie veranlassen.

Am 7. August 1996 hat der Bundestag beschlossen, dass die Umsetzung der EG-Rahmenrichtlinie „Arbeitsschutz und weitere Arbeitsschutzrichtlinien" nach Anleitung der EG-Richtlinie zur Verbesserung der Sicherheit und des Gesundheitsschutzes der Arbeitnehmer (Bundesamt 1996) erfolgen soll. Diese beinhaltet, dass der Arbeitgeber verpflichtet ist, die erforderlichen Maßnahmen des Arbeitsschutzes unter Berücksichtigung der Umstände zu treffen, die Sicherheit und Gesundheit der Beschäftigten bei der Arbeit (positiv) zu beeinflussen und die Wirksamkeit der Maßnahmen zu überprüfen bzw. gegebenenfalls zu ändern (§ 3). In § 11 ist beschrieben, dass der Arbeitgeber darüber hinaus die Pflicht hat, arbeitsmedizinische Vorsorge zu leisten. Allerdings haben auch die Arbeitnehmer nach dieser Gesetzgebung Pflichten. Eine der definierten Pflichten ist die eigene Sorge um die Sicherheit und Gesundheit am Arbeitsplatz (§ 5).

Laut Gesetz ist die Kontrolle des Arbeitsschutzes eine Aufgabe des Staates. Die dafür zuständigen Behörden sind für die Ausführung verantwortlich und haben die Pflicht, die Arbeitgeber bei der Ausübung ihrer Arbeitsschutzpflichten zu unterstützen. Das Arbeitsschutzgesetz regelt jedoch nicht, auf welche Art und Weise der Arbeitgeber die Inventarisierung und Evaluation der Arbeitsrisiken ausführen muss. Das Arbeitsschutzgesetz schreibt dem Arbeitgeber jedoch vor, Betriebsärzte und Fachkräfte für Arbeitssicherheit einzuschalten, die sich auf die Umsetzung der Vorschriften bezüglich des Gesundheitsschutzes und der Unfallverhütung spezialisiert haben (Pressel 1999).

Wird das Arbeitsschutzgesetz durch den Arbeitgeber nicht eingehalten, macht sich dieser strafbar und muss im Falle der Aufdeckung mit einer Strafe von bis zu 50.000,– Mark rechnen. In extremen Fällen kann eine Freiheitsstrafe ausgesprochen werden (Bundesamt 1996).

Immer mehr Unternehmen und Betriebe ergreifen parallel zu den gesetzlich vorgeschriebenen Maßnahmen verschiedene Aktivitäten, die der Verbesserung des Gesundheitszustandes der einzelnen Arbeitnehmer dienen (Nieuwenhuisen 1993, Pressel 1999). Aufgrund der positiven Effekte für die Gesundheit, die den sportlich-orientierten körperlichen Aktivitäten zugesprochen werden, nimmt die Aufmerksamkeit für gesundheitsfördernde Programme innerhalb der Betriebe (z. B. Betriebssport) zu. Auch die therapeutischen Möglichkeiten (z. B. Diätberatung) finden immer mehr Anklang. Verschiedene Vereine haben eigene Rückenschulungsprogramme vorgestellt. Es entstehen so genannte Gesundheitszirkel, in denen die Arbeitnehmer mit den Arbeitgebern und den Verantwortlichen des Betriebsrates sowie dem Betriebsarzt oder einer Fachkraft für Arbeitssicherheit Fragen hinsichtlich des Arbeits- und Gesundheitsschutzes besprechen und gemeinsam Lösungen entwickeln können (partizipative Ergonomie).

Studienfragen

1. Welche sozialen und ökonomischen Motive veranlassten die Regierung, eine Leitplanveränderung bezüglich der arbeitsbedingten Beschwerden durchzuführen?
2. Welche Verpflichtungen haben die Arbeitgeber im Bereich des Arbeitsschutzgesetzes? Erklären Sie, warum auch der Arbeitnehmer insbesondere im Arbeitsalltag, aber auch im Privatleben die Pflicht hat, sich um seine eigene Sicherheit und Gesundheit zu bemühen.

Begriffe

Arbeitsschutzgesetz	Es regelt den Schutz der Arbeitnehmer hinsichtlich der gesundheitsbelastenden Faktoren und Risiken am Arbeitsplatz und setzt sich aus dem Gesundheitsschutz und der Arbeitssicherheit zusammen.
Rahmenrichtlinien	europäische Richtlinien zur Verbesserung der Sicherheit und Gesundheit am Arbeitsplatz, die jeden Arbeitgeber dazu verpflichten, sich von Fachkräften bzw. Sachverständigen bei der Ausführung der Präventionsaufgaben unterstützen zu lassen
partizipative Ergonomie	Sowohl bei der Analyse der Engpässe im Arbeitsbereich als auch bei der Lösungssuche und der späteren Evaluation der Verbesserungsvorschläge sind die Ideen aller im Betrieb Tätigen wichtig. Die Fachkraft für Arbeitsprobleme entwickelt bzw. entwirft Verbesserungsvorschläge, die in Absprache mit denjenigen, die die Arbeit ausführen müssen, in die Praxis umgesetzt werden (Vink und Dul 1994).

2.3 Physiotherapie und Prävention

2.3.1 Schwerpunkt Prävention

In dem vorangegangenen Abschnitt wurde deutlich, dass der Staat bereits seit Ende der achtziger Jahre die Meinung vertritt, dass die Ausführung einer lediglich kurativen Versorgung nicht ausreicht, um die allgemeine Gesundheit der Bevölkerung zu fördern. Das Gesundheitsreformgesetz schuf die Möglichkeit, die präventiven Maßnahmen mit der kurativen Versorgung zu verbinden. Die Ergonomie spielt hierbei eine wesentliche Rolle. Als Folge des In-Kraft-Tretens der dritten Stufe der Gesundheitsreform wurden als Reaktion auf die hohen Ausgaben innerhalb des Gesundheitssektors die Präventionsausgaben aus dem Leistungskatalog der Krankenversicherungen wieder gestrichen (Esebeck 2000). Eine der Ursachen hierfür war, dass der Begriff Prävention von vielen Einrichtungen missbraucht wurde. Koch- und Tanzkurse z. B. wurden als präventive Maßnahmen definiert. Es gab kein Aufsichtsorgan, das die Qualität der gebotenen präventiven Maßnahmen bzw. Angebote einschließlich der Effektivität dieser Maßnahmen bzw. Angebote in den besagten Kursen überprüfte.

Die Verbindung zwischen Prävention und kurativer Versorgung wurde durch den bereits überholten Entwurf zur Strukturreform in der gesetzlichen Krankenversicherung im Jahr 2000 neu belebt (Bundesministerium 1999). In diesem Entwurf wird von einer Verstärkung der Gesundheitsförderung in Form einer primären Prävention gesprochen. Diese Maßnahmen sollen durch ein gesetzlich vorgeschriebenes Qualitäts(management)system unterstützt werden.

Das Bündnis für Gesundheit 2000 unterstreicht mit Hilfe der formulierten Eckpunkte für ein patientengerechtes Gesundheitswesen den Nachdruck für mehr Prävention als Bestandteil des Strebens nach einer qualitativ und professionell gestalteten besseren Gesundheitsversorgung (ZVK). Diese Organisation der verschiedenen Gesundheitsberufe in Deutschland, die als Reaktion auf die anhaltenden eingreifenden Budgetierungen innerhalb der Gesundheitsversorgung durch die Bundesregierung ins Leben gerufen wurde, verlangt jedoch, dass wissenschaftlich geprüfte Maßnahmen stärker politisch und finanziell unterstützt werden sollten.

Auch im Bereich der Physiotherapie werden in letzter Zeit verstärkt Aktivitäten unternommen, die sich mit Qualität und Qualitätssicherung in der Physiotherapie an sich und mit der Förderung der Versorgungsqualität beschäftigen. Beispiele hierfür sind die zunehmenden Diskussionen, die sich mit den Überlegungen zur wissenschaftlichen Untermauerung der Physiotherapie und der Einführung eines Qualitätssystems befassen.

Darüber hinaus hat auch die von der Regierung eingeschlagene Kursänderung die Physiotherapie beeinflusst. Diese ist zu dem Schluss gekommen, dass die kurative Versorgung ohne Prävention ihr Ziel verfehlt. Diese veränderte Einsicht zeigt sich auch an dem zunehmenden Angebot an Unterrichtsfächern innerhalb der Physiotherapieausbildung, die sich gezielt mit dem Thema Prävention beschäftigen. Auch hier nimmt die Ergonomie einen wesentlichen Platz innerhalb der Entwicklungen ein.

Der Physiotherapeut beschäftigt sich mit den Umständen, in denen der Patient arbeitet, verreist und sich erholt. Damit nimmt er eine wesentliche Rolle innerhalb des Präventionsbereichs ein: Er kennt die (meist negativen) Auswirkungen, die durch die eine oder andere Arbeitssituation verursacht werden können und hat die Möglichkeiten, Informationen über die Konsequenzen der Arbeit, die die Beschwerden beim Patienten ausgelöst haben, aus erster Hand zu erhalten. Knibbe (1987) ist darüber hinaus der Meinung, dass sich der Physiotherapeut viel mehr auf die individuell angepasste Beratung und Behandlung, die sich auf die Belastung und die Belastbarkeit der Person beziehen, konzentrieren sollte. Die

Fachkenntnisse des Physiotherapeuten beziehen sich allgemein auf den „sich bewegenden Menschen mit all seinen Funktionen" und insbesondere auf den „gebrechlich funktionierenden Menschen". Die physiotherapeutische Behandlung bietet sowohl beratende als auch präventive Maßnahmen. Daher ist der Physiotherapeut in der Lage, innerhalb des von der Regierung aufgestellten Versorgungsprinzips einen wichtigen Beitrag unter dem Gesichtspunkt „Prävention vor Rehabilitation und Rehabilitation vor Rente und Pflegefall" zu liefern (Huber 2000).

2.3.2
Die präventive Rolle des Physiotherapeuten

Für die Physiotherapie bedeutet die zunehmende Aufmerksamkeit im Präventionsbereich eine wichtige Ergänzung im Bereich der klassisch orientierten kurativen Versorgung sowie eine Qualitätsverbesserung der bestehenden Versorgung. In den verschiedenen Ländern Europas hat diese zunehmende Aufmerksamkeit für die Prävention zu einer weitergehenden Spezialisierung des physiotherapeutischen Berufes geführt, zum Betriebsphysiotherapeuten. Der Betriebsphysiotherapeut ist in der einmaligen Position, arbeitsbedingten Problemen bis auf ihre Entstehungsursache nachgehen zu können. Er kann den Arbeitnehmer während der Ausübung seiner Arbeitsfunktion bzw. -tätigkeiten begleiten. Durch die systematische Aufspaltung der gesamten Arbeitsfunktion in kleine Aufgabenbereiche und letztendlich in einige Handlungen (auch Aktivitäten oder Fertigkeiten genannt) kann der Betriebsphysiotherapeut sich ein Bild vom Arbeitsinhalt des individuellen Arbeitnehmers formen.

Dank der spezifischen Messinstrumente, die dem Betriebsphysiotherapeut zur Verfügung stehen, ist er in der Lage, alleine oder zusammen mit anderen Fachkundigen aus dem Bereich der Betriebsgesundheitssorge und der Ergonomie potentielle Risiken am Arbeitsplatz zu untersuchen. Eine gleichartige Besonderheit im Berufsbild des Physiotherapeuten ist in Deutschland erst seit Mai 2000 (Reiber-Gamp 2000) bekannt. Der ErgoPhysConsult soll sich vor allem mit der Untersuchung von individuellen arbeitsbedingten Belastungssituationen des Arbeitnehmers beschäftigen.

Sowohl der Betriebsphysiotherapeut als auch der ErgoPhysConsult teilen sich mit den Physiotherapeuten den Arbeitsbereich. Im Gegensatz zu den beiden erstgenannten ist der Physiotherapeut jedoch nicht in der Lage, die Ursache der arbeitsbedingten Probleme vor Ort zu untersuchen und zu entfernen oder zu minimieren. Für den Physiotherapeuten, der normalerweise nicht dem regulären Betriebsgesundheitssystem angehört, gibt es keine Möglichkeit, die Funktion bzw. die Aufgabe des Arbeitnehmers (Patient) vor Ort zu analysieren. Die Ursachen hierfür sind vielfältig, so kann ein Mangel an Zeit, spezifischer Fachkenntnis oder Fertigkeiten sowie ein aufgrund der räumlichen Entfernung bestehendes Kommunikationsdefizit mit den wichtigen Schlüsselfiguren innerhalb des Betriebes oder der Organisation für diesen Zustand verantwortlich sein. Trotzdem wird von dem außerbetrieblich tätigen Physiotherapeut erwartet, dass er eine maßgeschneiderte Versorgung leisten kann. Diese maßgeschneiderte Versorgung, auch „Tailoring" genannt, soll sich wie Knibbe sagt, vor allem auf die physischen Belastungsfolgen für den Patienten richten (Knibbe 1997).

Der Patient präsentiert dem Physiotherapeuten seine physischen Belastungsfolgen. Van Dijk (1990) definiert dabei diese Belastungsfolgen als Nach-Effekte der Arbeit mit einem mehr permanenten Charakter. Beispiele hierfür sind das Karpaltunnelsyndrom und Lendenwirbelsäulenbeschwerden. Dabei muss erwähnt werden, dass die Patienten häufig nicht die Symptome ihrer Beschwerden wie Schmerz und Kraftverlust in den Vordergrund stellen, sondern ihre Handlungsunfähigkeit als ihr wichtigstes Problem ansehen (De Vries 1995). Der Maler kann z. B. die Leiter nicht mehr besteigen, der Straßenbauer kann nicht mehr knien.

Kenntnisse und Einsicht
Die erfolgreiche Behandlung dieser physischen Belastungsfolgen erfordert vom Physiotherapeuten Kenntnisse und Einsicht in die Ursachen und die direkten Folgen, die arbeitsbedingte Probleme mit sich bringen. Van Dijk (1990) spricht in diesem Zusammenhang von belastenden Faktoren und Möglichkeiten der Einflussnahme sowie von Belastungserscheinungen und Belastungsfolgen.

Natürlich kann der Physiotherapeut, der nicht zum Betriebsphysiotherapeut ausgebildet ist, die Komplexität der arbeitsspezifischen Fragen nicht in ihrer Gesamtheit berücksichtigen. Aber als Fachkundiger im Bereich der Beschwerdebilder am Haltungs- und Bewegungsapparat sollte er primär auf seine spezifischen Fertigkeiten hinsichtlich des Untersuchens und Behandelns von physischen Problemen angesprochen werden können. Ergänzend kann der Physiotherapeut sich ein Bild von dem physischen Verarbeitungsvermögens des Patienten und den belastenden Faktoren innerhalb der Arbeitssituation des Patienten machen. Der Physiotherapeut analysiert dabei einerseits die auf die Arbeitsfunktion des Patienten bezogenen Störungen in Funktion (wie Kraft- und Mobilitätsverlust) und andererseits die Einschränkungen im Bereich der Fertigkeiten oder Handlungen (Heben, Bücken etc.). Das *„Methodische Physiotherapeutische Handeln"* (Abb. 2.4a) dient dem Physiotherapeuten als Basis, auf strukturierte Art und Weise zur richtigen physiotherapeutischen Diagnosestellung zu gelangen und eine zielgerichtete und effiziente Behandlung zu initiieren (KNGF 1992 und 1998, Oostendorp 1997). Dieses in den Niederlanden entwickelte Handlungsmodell zeigt deutliche Übereinstimmungen mit den „Basisqualifikationen Physiotherapie" – einem Modell von Hüter-Becker (Hüter-Becker 1997) (Abb. 2.4b).

Der physiotherapeutische Behandlungsplan richtet sich auf die Minimierung bzw. Aufhebung der arbeitsbedingten Störungen und Einschränkungen (und der damit zusammenhängenden Partizipationsprobleme). Zielsetzung dabei ist es, eine optimale Abstimmung oder „Tuning" zwischen dem physischen Verarbeitungsvermögen oder der Belastbarkeit und den belastenden Faktoren (Belastung) des Patienten zu erlangen. Außerdem ist es wichtig, den Patienten spezifisch auf seine Rückkehr in die Arbeitssituation vorzubereiten. In der Ausführung dieses Prozesses nimmt das Trainieren der problematischen (Arbeits-)handlungen und die maßgeschneiderte Aufklärung einen wichtigen Platz ein (Knibbe 1994, Kok 1990, Oostendorp 1997, De Vries 1995). Die richtige Abstimmung des Trainings- und Aufklärungsprogramms erfordert neben einer genauen Einsicht in die Arbeitssituation des Patienten auch einen guten Kontakt zu dem Betriebsarzt (Arbeitsmediziner) und anderen in diesem Bereich tätigen Fachkräften. Sie sind in der Lage, spezifische Richtlinien oder Anforderungen für den Physiotherapeuten und den Patienten festzustellen, um eine erfolgreiche Rückkehr in die Arbeitssituation möglich zu machen. Darüber hinaus haben sie eher als der außerbetrieblich arbeitende Physiotherapeut die Möglichkeit, den Patienten während seines Reintegrationsprozesses zu begleiten und die Arbeitssituation regelmäßig zu evaluieren. Ohne diese multidisziplinäre Zusammenarbeit ist das gemeinsame Ziel von Physiotherapeut und Patient, die vollständige Rückkehr bzw. die Reintegration in die Arbeitssituation zu gewährleisten, sehr schwierig zu erreichen.

Studienfragen

1. Die Ergonomie spielt bei der Verbindung von Prävention und kurativer Versorgung eine wichtige Rolle. Erklären Sie warum.
2. Es besteht die Meinung, dass die Versorgung ihr Ziel verfehlen wird, wenn die kurative Versorgung ohne die Prävention bestehen bleibt. Erklären Sie warum.
3. Warum kann der Physiotherapeut eine wichtige Rolle bei der Untersuchung der arbeitsbedingten Probleme spielen?

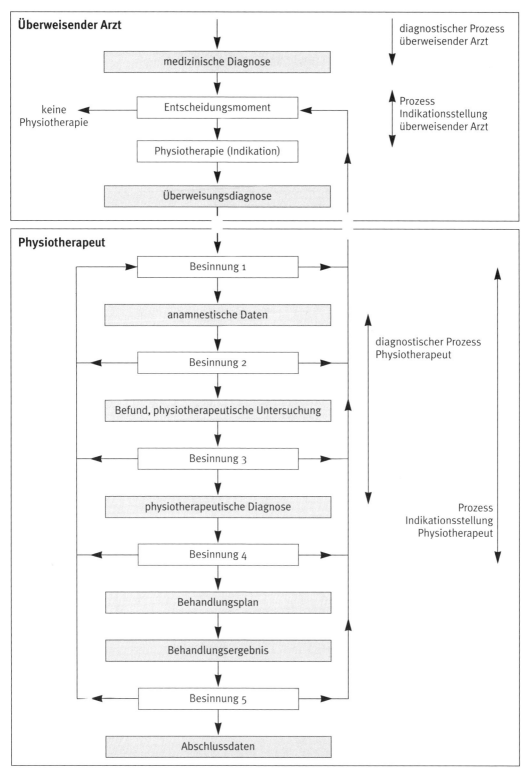

Abb. 2.4a Der Prozess des „Methodischen Physiotherapeutischen Handelns" *(Van Ravensburg, Oostendorp und Heerkens 1997)*

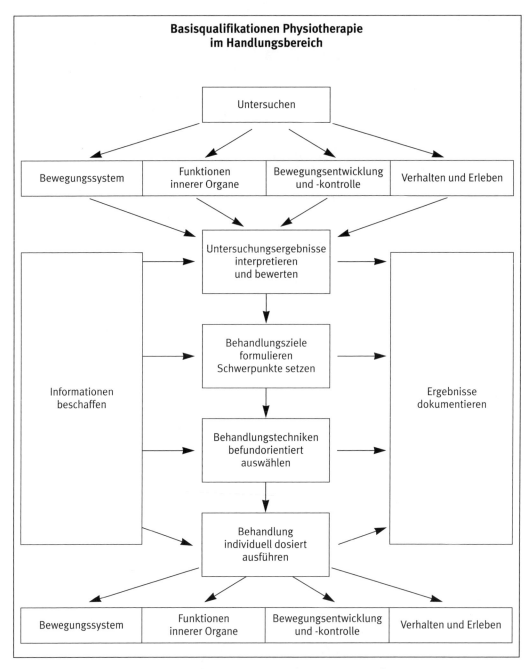

Abb. 2.4b Das Modell „Basisqualifikationen Physiotherapie" *(Hüter-Becker 1997)*

4. Zwischen dem Physiotherapeuten und dem Betriebsphysiotherapeuten bestehen deutliche Unterschiede.
Nennen Sie zwei Unterschiede zwischen der Behandlung von beiden.
Erklären Sie, wie diese Unterschiede entstanden sind.

5. Warum ist Knibbe zufolge „Tailoring" so wichtig?
Überlegen Sie, woher der Terminus „Tailoring" ursprünglich kommt.
Was hat Trainieren mit „Tailoring" zu tun?

6. Welchen Stellenwert hat das „Methodische Physiotherapeutische Handeln" für den Physiotherapeuten?
Nennen Sie zwei Übereinstimmungen und zwei Unterschiede zwischen dem Modell „Methodisches Physiotherapeutisches Handeln" und dem Modell „Basisqualifikationen Physiotherapie".

Begriffe

Handlung	das Stattfinden einer Bewegung mit dem Ziel, eine bestimmte Relation zur Umgebung zustande zu bringen (oder instand zu halten) (Wimmers und de Vries 1992)
Funktion	die spezielle Arbeit eines Gewebes, Organs, Organsystems oder von Organen aus mehreren Organsystemen zusammen, die seit der Geburt vorhanden sind oder danach aufgrund des Reifungsprozesses entstehen (Oostendorp u. a. 1996)
„Methodisches Physiotherapeutisches Handeln"	eine konsequente, wohldurchdachte Art des Handelns, um ein bestimmtes Ziel zu erreichen (KNGF 1992) mit 4 Kennzeichen: zielgerichtet, professionell, bewusst und effizient sowie in den zentralen Richtlinien für die Protokollierung festgelegt
Tailoring	maßgeschneiderte Versorgung des Patienten
Fertigkeit	konkrete Aktivität bzw. Verhalten einer Person im qualitativen oder quantitativen Sinn, die bzw. das entsteht bei der Anwendung einer elementaren Fertigkeit oder einer Bündelung von elementaren Fertigkeiten im Kontext mit der physischen, sozialen und kulturellen Umgebung (Oostendorp 1996)
Bündnis für Gesundheit	Organisation, in der die verschiedenen Gesundheitsberufe vertreten sind, die als Reaktion auf die anhaltenden eingreifenden Budgetierungen innerhalb der Gesundheitsversorgung durch die Bundesregierung Deutschland ins Leben gerufen wurde

3 Der Haltungs- und Bewegungsapparat

3.1 Einleitung

Zwischen der Arbeit eines Menschen und seiner Gesundheit besteht wie bereits beschrieben ein enger Zusammenhang. Dieser Zusammenhang wird umso deutlicher, je genauer die arbeitsbedingten gesundheitlichen Risiken betrachtet werden. Zu diesem Thema wurden bereits in den achtziger und neunziger Jahren viele Publikationen veröffentlicht. Der Schwerpunkt der meisten Publikationen liegt im Bereich epidemiologischer Studien und der Ursachenforschung mit dem Ziel, die Ursachen für den bestehenden Krankheitsausfall und die oft daraus resultierende Arbeitsunfähigkeit zu klären. Zu diesem Zwecke wurden und werden Feldstudien durchgeführt. In einer Feldstudie konnte die mechanische Belastung als ein spezifischer Risikofaktor für den Arbeitnehmer nachgewiesen werden. Die mechanische Belastung wird unter anderem durch häufige und große Kraftanstrengungen, durch ständig wiederkehrende Tätigkeiten, durch die regelmäßige Einnahme von unbequemen Haltungen und durch das Arbeiten mit schweren Gegenständen bzw. Lasten hervorgerufen (Van der Molen 1993). Das Berufsbild des Maurers beispielsweise beinhaltet verschiedene mechanische Belastungsarten: Beim Maurer ist nachgewiesen worden, dass das Bücken und das oftmals gleichzeitig stattfindende Heben von leichten und schweren Lasten mehr als 1000 Mal am Tag zu einer sehr hohen energetischen Belastung führt (Miedema 1996).

Allerdings führen nicht nur hohe physische Belastungen bzw. hohe Momentbelastungen zu körperlichen Problemen, auch täglich wiederkehrende Arbeitsabläufe z. B. am Fließband oder am Bildschirm erhöhen auf Dauer das Risiko, Beschwerden im Nacken-, Schulter- und Armbereich zu entwickeln. Davon sind allein in diesem Tätigkeitsbereich rund zwei Millionen Arbeitnehmer betroffen (Schreibers 1995). In einer Studie des niederländischen Ministeriums für Soziales und Arbeitsangelegenheiten von 1986 zum Thema gesundheitliche Beschwerden bei Arbeitnehmern mit Bildschirmtätigkeit wurde ein breites Spektrum an Beschwerden ermittelt (Abb. 3.1). Zu den häufigsten Beschwerden zählten tränende Augen, Kopfschmerzen sowie Nacken- und Rückenbeschwerden. Darüber hinaus traten auch interaktive Beschwerden mit dem Bildschirm auf. In einer 1993 von Weeda veröffentlichten Studie klagten rund 60 % aller am Bildschirm beschäftigten Arbeitnehmer über Beschwerden im Schulter-Nackenbereich.

Die zunehmende Mechanisierung und Automatisierung in der Arbeitswelt führt zu einer steigenden körperlichen Belastung der Arbeitnehmer. Die Kombination von Krafteinsatz, Bewegung und Arbeitshaltung verursacht eine zunehmende physische Belastung. Darüber hinaus steigt die mentale Belastung der Arbeitnehmer. Durch die Automatisierung des Produktionsprozesses musste viel der früher üblichen Handarbeit der heute mehr gefragten Kopfarbeit weichen (Kompier 1991).

Tätigkeiten, die früher traditionell durch Muskelarbeit ausgeführt wurden, erfordern heute vom Arbeitnehmer ein hohes Maß an Konzentration und Aufnahmefähigkeit sowie andere mentale Aktivitäten. Die Ausübung von mental belastender Arbeit verursacht immer häufiger auch physische Probleme am Haltungs- und Bewegungsapparat. Ein typi-

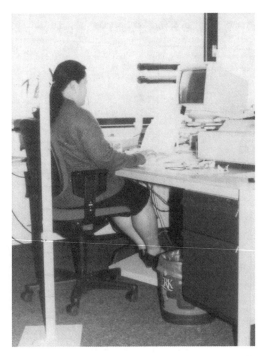

Abb. 3.1 Bildschirmarbeitsplatz einer Büroangestellten. Die Arbeit am Bildschirm kann verschiedene Risikofaktoren beinhalten. (*Foto: H. Vandenboorn*)

sches Beispiel dafür ist die statische Belastung, die ein am Bildschirm tätiger Arbeitnehmer erfährt. Arbeiten am Bildschirm werden, wie auch die meisten anderen mentalen und geistigen Arbeiten, in der Regel im Sitzen ausgeführt. Bedingt durch die meist einseitige Arbeitshaltung am Bildschirm oder am Schreibtisch entstehen neben den bereits bekannten mentalen Problemen (Kopfschmerz, Konzentrationsschwierigkeiten etc.) auch häufiger Muskelermüdungen in den stark beanspruchten Körperbereichen (Voskamp 1991, Schreibers 1995).

Es gibt eine Vielzahl an Faktoren, die die Gesundheit bedrohen. Dazu gehören die verschiedenen Risikofaktoren und der Mangel an gesundheitsfördernden Maßnahmen im Arbeitsalltag. All diese Faktoren können arbeitsbedingte Beschwerden auslösen. Die so genannten Berufskrankheiten bzw. Berufserkrankungen basieren auf dem vorhandenen Zusammenhang zwischen der Berufsaktivität und der Erkrankung bzw. Krankheit. Die eindeutige Feststellung dieses Zusammenhangs ist nicht immer einfach und kann auch zu Verwirrungen führen (Provinciaal Veiligheidsinstituut 1991).

Die Aufstellung eines Zusammenhangs zwischen den aufgetretenen Beschwerden und der Arbeit bzw. den Arbeitsaktivitäten ist noch schwerer. Viele überlagernde Faktoren innerhalb wie auch außerhalb des Arbeitslebens können hierbei eine Rolle spielen. Es ist daher nicht verwunderlich, dass so mancher Physiotherapeut nicht in der Lage ist, die spezifischen Risikofaktoren im Arbeitsumfeld richtig einzuordnen und die Behandlung dementsprechend darauf abzustimmen. Es fehlen spezifische Kenntnisse hinsichtlich der arbeitsbedingten Problematik. Darüber hinaus hat der Physiotherapeut nicht die Möglichkeiten, für den einzelnen Arbeitnehmer den individuellen Zusammenhang zwischen der Arbeit und ihren kurz- und langfristigen Folgen zu untersuchen und zu benennen. Das „*Arbeitsbelastungsmodell*" von Van Dijk (1990) liefert bei der Analyse der arbeitsbedingten Beschwerden am Haltungs- und Bewegungsapparat einen wichtigen Beitrag. In dem nachfolgenden Abschnitt wird dieses dynamische Modell näher erläutert. Anhand des Modells werden danach die arbeitsbedingten Risikofaktoren beschrieben.

Studienfragen

1. Nennen Sie drei physische Risikofaktoren innerhalb des Arbeitsumfeldes.
   Nennen Sie drei mentale Risikofaktoren innerhalb des Arbeitsumfeldes.
2. Definieren Sie den Begriff „repetierende (wiederkehrende) Tätigkeiten".
3. Erläutern Sie, warum gegenwärtig die statische Belastung an vielen Arbeitsplätzen zugenommen hat.
   Welche Muskelgruppen können durch die statische Belastung während der Arbeit am Bildschirm überlastet werden?

Begriffe

Bildschirmbenutzer	Bei der Arbeitsausübung wird über einen Zeitraum von mindestens zwei Stunden pro vierundzwanzig Stunden der Computer samt Bildschirm benutzt (Ministerie van Sociale Zaken en Werkgelegenheit 1993).
energetische Belastung	Ein Aspekt der physischen Belastung, bei der die Energieversorgung bzw. der Energieverbrauch des Körpers beeinflusst wird (Voskamp 1991). Diese Beeinflussung findet beispielsweise bei der Verrichtung von dynamischer Arbeit statt, wie sie z.B. beim Transportieren von schweren Lasten durch Armkraft oder beim Arbeiten am Hochofen entsteht.
physische Belastung	Dieser Begriff beinhaltet sowohl die bei der Arbeit eingenommenen Arbeitshaltungen als auch die ausgeführten Bewegungen und den Krafteinsatz (Besluit fysieke belasting 1993).
mechanische Belastung	Ein Aspekt der physischen Belastung. Hierbei können die statische Belastung der Arbeit, das längere Verbleiben in ungünstigen Haltungen und wiederkehrende Bewegungen zu örtlich begrenzter Muskelermüdung und Gelenkproblemen führen (Ministerie van Sociale Zaken en Werkgelegenheid 1998).
repetierende (wiederkehrende) Handlungen	Hier sind vor allem die wiederkehrenden Handlungen (im Raum der Hände) gemeint, die mindestens zwei Stunden am Tag vorkommen oder mindestens eine Stunde am Stück ausgeführt werden (Peereboom 1996).
statische Belastung	Hierunter versteht man das Einnehmen einer Körperhaltung über mindestens vier Sekunden Dauer, bei der ein oder mehrere Körpersegmente (z. B. der Rumpf oder der Oberarm) beteiligt sind (Vink en Dul 1994).

3.2 Das Arbeitsbelastungsmodell

Das Arbeitsbelastungsmodell wurde 1990 durch Van Dijk vorgestellt und gibt schematisch – und somit vereinfacht – den Zusammenhang zwischen den verschiedenen gesundheitlichen Risikofaktoren und den daraus entstehenden arbeitsbedingten Folgen wieder (Abb. 3.2). Das Arbeitsbelastungsmodell wurde als Reaktion auf das klassische Belastung-Belastbarkeitsmodell von Ettema (1973) entwickelt. Das Modell von Ettema wurde in der Vergangenheit oft als Basismodell für die arbeitsmedizinische und physiotherapeutische Betreuung von Betrieben verwendet. Allerdings entsprachen die Modellinhalte nicht mehr den heutigen Umständen und die Definition und Zuweisung der Begriffe „Belastung" und „Belastbarkeit" veranlassten neben einigen anderen Mängeln das Betriebsgesundheitswesen, das Modell neu zu bewerten und an die gegebenen Umstände anzupassen. Das neue „Arbeitsbelastungsmodell" beinhaltet eine bessere Einsicht in die Zusammenhänge, die für den Arbeitnehmer zwischen der Arbeit und ihren Folgen bestehen. Die verschiedenen Begriffe des Modells und ihre Zusammenhänge sind in Abb. 3.2 dargestellt.

Verarbeitungsvermögen
Das Verarbeitungsvermögen oder die Belastbarkeit bzw. Tragkraft bezeichnet die Summe der körperlichen und geistigen Eigenschaften der arbeitenden Person in einem bestimmten Moment und umfasst physische, kognitive und emotionale Aspekte. Das Verarbeitungsvermögen versetzt den Menschen in die Lage, kontinuierlich eine entsprechende Arbeitsleistung

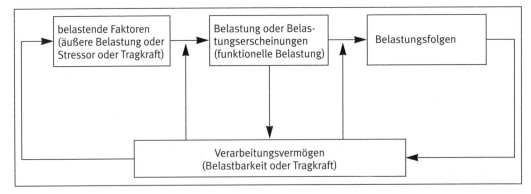

Abb. 3.2 Das Arbeitsbelastungsmodell von Van Dijk (1990) mit einigen Anmerkungen von H. Vandenboorn

zu erbringen. Das Leistungsvermögen eines jeden Arbeitnehmers ist von seinem individuellen Durchhaltevermögen und von der Dauer der Exposition im Arbeitsalltag abhängig. Damit soll nicht gesagt werden, dass das Verarbeitungsvermögen als ein passives System gesehen werden sollte. Es beinhaltet das Vermögen des Individuums, aktiv mit belastenden Faktoren umzugehen („to cope with"). Durch ein speziell abgestimmtes Training ist z. B. der (Top-)sportler in der Lage, einer noch größeren Belastung standzuhalten. Der Arbeitnehmer sollte ebenfalls über ein bestimmtes physisches und mentales Vermögen verfügen, um seine Arbeit täglich in verantwortungsbewusster und gesunder Weise ausüben zu können.

Die belastenden Faktoren, auch äußere Belastung, Stressoren oder Traglast genannt, formen alle Kennzeichen der Arbeit und der Arbeitsumstände, die bei dem Menschen Reaktionen hervorrufen. Diese belastenden Faktoren werden in vier Gruppen aufgeteilt:

- Der Arbeitsinhalt:
  - Vorschriften über Arbeitsmethoden, Arbeitstempo, Mittel, Handlungsreihenfolge und Handlungsresultat, formell auszuführende Operationen, Handlungen und Verantwortlichkeiten
  - physisch belastende Aktivitäten, die mit Anspannung der Muskulatur und der damit zusammenhängenden Belastung des Muskel-Skelett-Systems und des kardiovaskulären Systems einhergehen
  - perzeptiv-mental belastende Aktivitäten, die das Aufnehmen und Verarbeiten von Informationen mit Hilfe der Sinnesorgane und des zentralen Nervensystems voraussetzen
- Die Arbeitsumstände:
  - die physikalischen (z. B. Vibrationen und Klima), die chemischen (z. B. Toxizität der Werkstoffe), die biologischen (z. B. Schimmelspuren und Viren) und die ergonomischen Faktoren
  - die Verfügbarkeit von Hilfsmitteln und persönlichen Schutzmitteln
- Die Arbeitsverhältnisse:
  - das Verhältnis zu Kollegen, Chef oder Mitarbeitern
  - die Organisationsstruktur
  - die Mitbestimmungsmöglichkeiten
- Die Arbeitsvoraussetzungen:
  - die Arbeits- und Ruhezeiten
  - der Arbeitsvertrag
  - die Aufstiegs- und Weiterbildungsmöglichkeiten
  - die Entlohnung sowie die Entlohnungsform

Neben den belastenden Faktoren gibt es noch Regelungsmöglichkeiten. Die Regelungsmöglichkeiten bieten dem Arbeitnehmer die Möglichkeit, selbst Veränderungen hinsichtlich der belastenden Faktoren vorzunehmen. Ein Beispiel hierfür ist die Freiheit des Arbeitnehmers, Ideen zu entwickeln, wie der Produktionsprozess sinnvoll verändert oder verbessert werden kann.

Ein Missverhältnis zwischen dem Verarbeitungsvermögen der werktätigen Person und den belastenden Faktoren oder den Regelungsmöglichkeiten kann sich in einer Häufung von physischen und/oder mentalen Beschwerden (siehe Abb. 3.3) äußern. Eine Diskrepanz entsteht z. B., wenn ein Arbeitnehmer regelmäßig zu schwere Gegenstände heben muss, ohne dass ihm zwischen den Hebevorgängen die dafür notwendige physiologische Erholungszeit gewährt wird. Außerdem muss berücksichtigt werden, dass nicht nur eine zu große Belastung zu einer Häufung von Problemen führt; auch Unterforderung kann Beschwerden beim Arbeitnehmer hervorrufen.

Belastungserscheinungen
Mit Belastung oder Belastungserscheinungen – früher „funktionelle Belastung" genannt – werden alle während der Arbeit auftretenden Indikatoren, die auf eine Belastung hinweisen, sowie alle zeitlich begrenzten Nachfolgeeffekte bezeichnet. Es geht hierbei in erster Linie um zeitliche Reaktionen, die z. B. noch einige Stunden nach der Arbeit vorliegen. Sie sind weder positiv noch negativ im Sinne von „gesund" oder „ungesund" zu bewerten. Beispiele hierfür sind eine erhöhte Herzfrequenz aufgrund von unterschiedlichen Hebetätigkeiten, eine erhöhte Atemfrequenz nach dem Treppenlaufen oder das Auftreten einer allgemeinen Ermüdung nach einem anstrengenden Tag oder nach dem Absolvieren einer lästigen oder schwierigen Tätigkeit. Nicht immer bilden sich die zeitlich begrenzten Nachfolgeeffekte nach Beendigung der Arbeitsaktivität vollständig zurück. Wenn die „Erholungsperiode" bis zum Beginn der folgenden Belastungsperiode aufgrund von individuellen Eigenschaften des Arbeitnehmers oder zu geringen Arbeitszeitunterbrechungen während der Arbeit nicht ausreichend ist, besteht die Möglichkeit, dass dies zu einer Anhäufung von Nachfolgeeffekten („sustained activation") führt (siehe Abb. 3.3).

Der Begriff „Belastungsfolgen" wird verwendet, wenn die Nachfolgeeffekte einen länger andauernden bzw. chronischen Charakter haben. Die Belastungsfolgen können einerseits positive Auswirkungen haben, wie z. B. die Zunahme des Selbstvertrauens und ein verbessertes physisches wie mentales Konditionsvermögen. Im Sport gibt es verschiedene Trainingsmodelle, die den Sportler mit Hilfe einer ständig steigenden Trainingsbelastung auf ein höheres physisches und mentales Leistungsniveau bringen. Die Profirennradfahrer, die an der Tour de France teilnehmen, sind ein gutes Beispiel hierfür.

Andererseits können die Belastungsfolgen auch einen negativen Charakter aufweisen. Das Ausmaß, das sowohl reversibel als auch irreversibel sein kann, wird ebenfalls vom Verarbeitungsvermögen des Individuums bestimmt. Bekannte Beispiele sind arbeitsbedingte Probleme wie „repetitive strain injuries" und andere Tendinitiden, Schulter-Nacken- und Lumbalbeschwerden, Herz- und Gefäßbeschwerden sowie Überanstrengungssyndrome. Diese negativen Belastungsfolgen können letztlich zu zeitlich begrenzter oder ständiger Arbeitsunfähigkeit führen.

In Abschnitt 2.3 wurde bereits darauf hingewiesen, dass der Physiotherapeut bei der Behandlung von Patienten mit arbeitsbedingten Beschwerden in der Lage sein sollte, sich ein Bild von dem physischen Verarbeitungsvermögen des Patienten und von den belastenden Faktoren am Arbeitsplatz zu machen. Konkret bedeutet dies, dass der Physiotherapeut sein Augenmerk auf die arbeitsbedingten Belastungsfolgen seines Patienten richten sollte anstatt auf die (zeitlichen) Belastungserscheinungen. Der Physiotherapeut sieht den Arbeitnehmer oft erst in dem Moment, in dem bereits Belastungsfolgen vorliegen, also bereits seit längerem körperliche Probleme bestehen, die eine zeitlich begrenzte oder auch ständige Arbeitsunfähigkeit zur Folge haben.

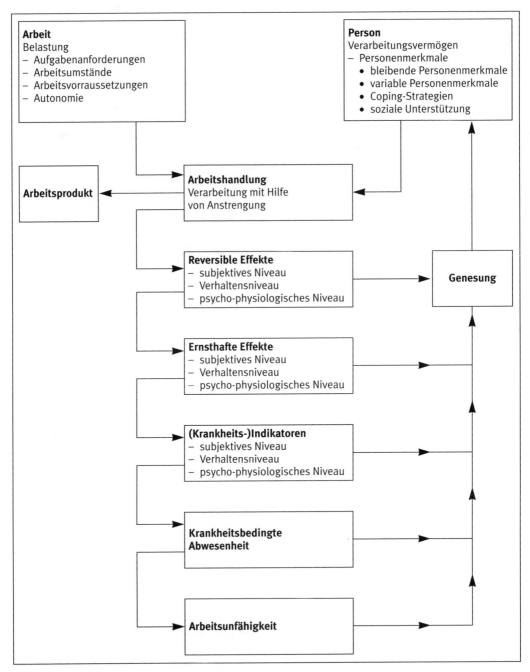

Abb. 3.3 Kumulationsmodell zum Verhältnis von Arbeit und Gesundheit *(Docter 1992 mit Dank an NIA, heute TNO Arbeid)*

Studienfragen

1. Definieren Sie den Begriff „Verarbeitungsvermögen".
Von welchen Faktoren hängt das Verarbeitungsvermögen eines Menschen ab? Legen Sie dar warum.
2. Definieren Sie den Begriff „belastende Faktoren".
Von welchen vier Faktoren hängt die Belastung ab? Erklären Sie dies kurz.
3. Nennen Sie den Unterschied zwischen „Belastungserscheinungen" und „Belastungsfolgen".
Mit welchen dieser Belastungsprobleme wird der Physiotherapeut am häufigsten konfrontiert und warum?

Begriffe

Repetitive Strain Injury	Erkrankungen bzw. krankhafte Veränderungen am Haltungs- und Bewegungsapparat aufgrund von wiederkehrenden Bewegungen im Arbeitsablauf. Andere Begriffe sind: „cumulative trauma disorders", „occupational cervicobrachial disorders" und chronische Beschwerden aufgrund von zyklischen Bewegungen (Peereboom 1996).

3.3 Physische Risikofaktoren bei der Arbeit

Im Allgemeinen basieren die arbeitsbedingten Beschwerden am Haltungs- und Bewegungsapparat auf den physisch belastenden Faktoren der Arbeit (Huber 1998). In den vorangegangenen Abschnitten wurde bereits darauf hingewiesen, dass vor allem die mechanische Belastung in Form von Spitzenbelastungen oder wiederkehrenden (repetierenden) Arbeitsbewegungen eingreifende Folgen für die Gesundheit des Arbeitnehmers haben kann. Für den Physiotherapeuten ist es daher wichtig, sein Wissen bezüglich der wichtigsten physisch belastenden Faktoren der Arbeit zu vertiefen. Für den Physiotherapeuten stellt sich daher die Frage, welche Risiken evtl. zu welchen Problemen am Haltungs- und Bewegungsapparat führen können. Bei der Beantwortung dieser Frage sollte der Physiotherapeut berücksichtigen, dass physische Risiken häufig mit weiteren Belastungsfaktoren wie der mentalen Arbeitsbelastung zusammenhängen, was die genaue Identifikation der Risiken erschwert. Belastungsfaktoren sind nicht in jedem Fall schädlich für die Gesundheit des Arbeitnehmers und verursachen daher auch nicht in jedem Fall gesundheitliche Beschwerden. Das individuelle Verarbeitungsvermögen des Arbeitnehmers bestimmt sein Reaktionsverhalten in stressbeladenen Situationen.

Hinsichtlich der vorhandenen physischen Risikofaktoren der Arbeit bestehen in der Literatur verschiedene Einteilungsmodelle. Vink und Dul (1994) sprechen z. B. über „statische Belastung, wiederkehrende Bewegungen, Heben und Tragen sowie Ziehen und Schieben". In dem Modell von Peereboom (1996) werden die Kategorien „Ziehen und Schieben, Heben und Tragen, Arbeitshaltung, wiederkehrende Bewegungen und energetische Belastung" genannt. Da jeder Autor sein eigenes spezielles Einteilungsprinzip definiert, haben wir in diesem Buch ein „Konsensusmodell" erstellt, in dem die wichtigsten und am häufigsten vorkommenden physischen Risiken, denen ein Arbeitnehmer ausgesetzt sein kann, zusammengefasst und beschrieben sind. Es handelt sich dabei um:

- statische Belastungen mit statischen Arbeitshaltungen und statischen Kraftausübungen

- dynamische Belastungen mit Ziehen und Drücken sowie Heben und Tragen
- repetierende Arbeitsbelastungen

Die energetische Belastung ist ein Teil der physischen Belastung. Diese Form der Belastung entsteht häufig während der Ausübung von dynamischen Aktivitäten und wird daher bei der Beschreibung der „dynamischen Belastung" behandelt (Peereboom1996).

3.3.1
Statische Belastung

Selbst im Berufsbild des Physiotherapeuten gibt es regelmäßig Situationen, in denen der Therapeut zur Behandlung seiner Patienten unbequeme Arbeitshaltungen einnehmen muss, z.B. beim Friktionieren einer schmerzhaften Sehne. Bei den meisten Therapeuten stellt sich nach einiger Zeit in der beanspruchten Körperregion ein unangenehmes, evtl. schmerzähnliches Gefühl ein, aus dem sich ein fast zwanghaftes Bedürfnis entwickelt, sich bewegen zu müssen. In den Niederlanden beispielsweise haben 22% der Arbeitnehmer mehr als zwei Stunden am Tag Schmerzerscheinungen, die durch eine ermüdende Haltung oder durch eine falsch bzw. unbequem eingenommene Haltung verursacht werden (Peereboom1996). Die Schmerzlokalisation befindet sich dabei häufig im Bereich der Lendenwirbelsäule, in der Schulter-Nackenregion und im Kniebereich (Vink und Dul 1994).

Der Begriff „*statische Arbeitshaltung*" (Vink und Dul) wird verwendet, wenn ein oder mehrere Körperteile mindestens vier Sekunden lang in einer Körperhaltung verbleiben. Dazu zählt auch das längeranhaltende Eindrücken eines Knopfes! In Berufen, in denen viel Feinarbeit ausgeführt werden muss, nehmen die dort tätigen Personen zwangsläufig statische Arbeitshaltungen ein. Berufsbeispiele hierfür finden sich in der Mikrochirurgie, beim Schweißen, in verschiedenen Laboreinrichtungen, in der Näherei, beim Frisör, beim Zahnarzt, bei Lastkraftfahrern und bei Bildschirmarbeitern. Für den Physiotherapeuten bedeutet dies, dass neben den Variablen „Zeit" und „auszuübende Kraft" auch die unter Umständen ungünstige Haltung bzw. Position des Arbeitnehmers während seiner Arbeitstätigkeit mitbestimmend ist für das Ausmaß seines Problems. Allerdings entwickelt sich nicht aus jeder statischen Belastung in jedem Fall ein Gesundheitsrisiko. In einer Veröffentlichung von Kroemer und Grandjean (1997) werden weitere Ursachen für das Entstehen möglicher Belastungsfolgen genannt:

- wenn eine mittlere (Arbeits-)anspannung eine Minute und länger andauert oder wenn eine leichtere Anspannung fünf Minuten oder länger andauert
- wenn die Muskelkontraktion länger als zehn Sekunden andauert

Die allgemeinen Belastungserscheinungen von statischer Arbeit entstehen durch die kurzzeitige oder auch länger andauernde Komprimierung von Blutgefäßen und anderen Gewebestrukturen, wie z.B. Nerven. Sie führt zu einer verminderten Sauerstoffzufuhr in den verschiedenen Gewebestrukturen und den Organen. Ist die Sauerstoffzufuhr während der An- und Entspannungsphasen der Muskulatur sowie über den gesamten Zeitraum der auszuführenden Tätigkeit unzureichend, so laufen die notwendigen Stoffwechselprozesse ohne den benötigten Sauerstoff ab, die Muskelarbeit verläuft „anaerob" (Eken1983). Dies steht im Gegensatz zur „aeroben" Muskelarbeit, die während der dynamischen Aktivitäten geleistet wird. Durch die Anhäufung von Abfallprodukten können Schmerzsensationen, lokale Ermüdungserscheinungen und ein lokal begrenztes unangenehmes Gefühl entstehen. Diese Beschwerden können als allgemeine Belastungserscheinungen der statischen Arbeit gesehen werden. Neben den allgemeinen Risiken der statischen Belastung werden in der Literatur auch noch eine Reihe von spezifischen Belastungserscheinungen und -folgen beschrieben, die an bestimmte statische Arbeitshaltungen gekoppelt sind.

Sitzende Tätigkeit

In den Industrieländern führen mehr als 25 % der Arbeitnehmer eine sitzende Tätigkeit aus und es lässt sich eine steigende Tendenz ausmachen (Hettinger 1980). Zu langes Sitzen kann einen schädlichen Einfluss auf die Gesundheit des Arbeitnehmers haben. Im Sitzen scheinen die auftretenden Kompressionskräfte bzw. die vertikale Druckbelastung im Bereich der Zwischenwirbelscheiben groß zu sein und hierdurch die degenerativen Veränderungen der Zwischenwirbelscheiben und der Wirbelgelenke nachteilig zu beeinflussen (Nachemson 1970) (Abb. 3.4, Abb. 3.5).

Eine in Deutschland durchgeführte und veröffentlichte Studie kommt zu dem interessanten Schluss, dass an diesem klassischen Denkansatz bzw. an dieser klassischen Problemerklärung gezweifelt werden darf (Wilke 1998).

Wird eine Tätigkeit über längere Zeit in einer nach vorne gebeugten Position ausgeführt, führt dies zwangsläufig zu einer Kompression der inneren Organe (Lehmann 1983). Die Autoren Vink und Dul halten die nach vorne gerichtete und zwischen 20°–60° eingenommene Rumpfbeugung für inakzeptabel hinsichtlich der Belastungs- und Erholungsdauer. Während der Ausübung der im Sitzen zu verrichtenden Tätigkeit verharrt der Arbeitnehmer mit seinem Kopf oft in einer nach vorn gebeugten Haltung. Neben den möglichen Folgen wie lokaler Muskelermüdung und dem Aufkommen eines unangenehmen Gefühls durch intramuskuläre Drucksteigerungen können darüber hinaus vaskuläre Probleme entstehen, die sich u.a. durch Kopfschmerzen oder Schwindel bemerkbar machen (Arbeidsinspectie 1988). Bei der

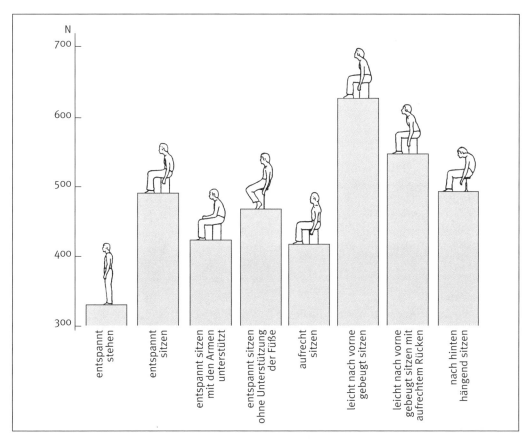

Abb. 3.4 Intradiskale Druckbelastungen *(Chaffin und Andersson 1984)*

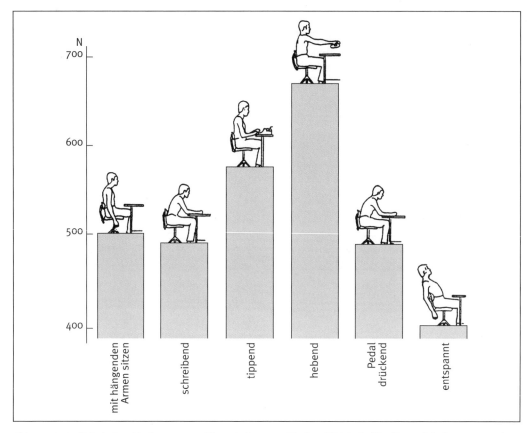

Abb. 3.5 Intradiskale Druckbelastungen während einer spezifischen Tätigkeit *(Chaffin und Andersson 1984)*

Arbeit am Bildschirm ist bekannt, dass durch fehlende oder nicht optimal eingestellte Armstützen sowie durch die in vielen Fällen falsch eingestellte Arbeitsfläche (z. B. die Höhe des Schreibtisches) die Arbeitnehmer häufig unter Ermüdungsbeschwerden und Sensibilitätsstörungen leiden (Kuijer 1992, Hermans 1994).

Stehende Tätigkeit
Die fortschreitende Automatisierung sowie die Zunahme von Robotereinsätzen führt zu einer Reduzierung von stehenden Arbeitstätigkeiten. Allerdings gibt es noch viele Arbeitsbereiche, in denen die anfallende Arbeit eine stehende Arbeitshaltung des Arbeitnehmers erfordert. Klassische Beispiele hierfür sind die Arbeit am Fließband sowie die Bedienung und Überwachung von ansonsten automatisch laufenden Maschinen. Obwohl die Ausübung einer stehenden Tätigkeit gegenüber der Ausübung einer sitzenden Tätigkeit prinzipiell vorteilhafter ist, bestehen auch hier für die Gesundheit des Arbeitnehmers einige Nachteile (Fritz 1985, Lehmann 1983). Sowohl der Energieverbrauch als auch die Belastung des Blutkreislaufs sind im Vergleich zur sitzenden Tätigkeit im Stehen höher. Diese Erscheinungen beruhen u. a. auf einem reduzierten Muskelpumpmechanismus, auf der ungünstigeren hydrostatischen Arbeit der Blutgefäße und auf dem Höhenunterschied zwischen sitzender und stehender Position. Darüber hinaus ist sowohl die Rücken- als auch die Beinmuskulatur im Stehen aktiver. Im Gegensatz zum Sitzen muss der Körper im Stehen auf einer kleineren Körperunterstützungsfläche ausbalanciert werden und die Wahrscheinlichkeit

einer asymmetrischen Körperhaltung ist größer (Arbeidsinspectie 1988, Voskamp 1991). Eine häufig vorkommende Arbeitshaltung ist die nach vorn gerichtete Rumpfbeugung. Diese Position erfordert zusätzlich eine höhere Anspannungsbelastung der Rumpfmuskulatur. Die oben beschriebene Haltung entsteht häufig bei Tätigkeiten, bei denen die Hände entweder weit entfernt vom Körper oder sehr tief positioniert werden müssen.

Auf diese Problematik hat Peereboom bereits 1996 hingewiesen, wobei er festgestellt hat, dass die Einnahme einer stehenden Arbeitshaltung, die länger als vier Stunden am Tag andauert oder länger als eine Stunde ununterbrochen ausgeführt werden muss, für den Arbeitnehmer und seine Gesundheit unakzeptabel ist.

Die Kombination von stehender und sitzender Tätigkeit

Die Beurteilung, ob eine Tätigkeit eher sitzend oder stehend ausgeführt werden soll, ist oft schwierig. Im praktischen Alltag ist es meist so, dass ein Arbeitnehmer über den ganzen Tag gesehen verschiedene Arbeitshaltungen einnimmt. Der Schweißer z. B. führt einen Teil seiner Arbeit im Stehen aus, bestimmte Situationen erfordern von ihm aber die Einnahme einer sitzenden oder knienden Position.

Die Einordnung der Positionen „Hocken" und „Knien" als sitzende oder stehende Tätigkeit ist nicht einfach. Die Einnahme der oben angeführten Positionen verursacht vor allem im Knie- und Sprunggelenkbereich sowie im Bereich der kleinen Fußgelenke eine starke Belastung. Darüber hinaus fehlt der Person in hockender Position eine stabile Unterstützungsfläche, wodurch die Rumpf- und Beinmuskulatur zur Erhaltung der Balance vermehrt anspannen muss. In kniender Position wird das Körpergewicht vor allem von den Kniegelenken getragen, was zu einer Irritation der Kapsel und der Weichteile führen kann. Zusätzlich wird aufgrund der ungünstigen Gelenkpositionen beim Hocken und Knien die normale Blutzirkulation von und zu Beinen und Rumpf behindert (Voskamp 1991).

In der Einleitung zu diesem Abschnitt wurde bereits erwähnt, dass sowohl das lang anhaltende Verbleiben in einer Arbeitshaltung wie auch das längere Drücken eines Knopfes als statisch belastend bezeichnet werden kann. Diese letztgenannte statische Kraftausübung ist häufig bei der Ausübung von Handarbeit. Laut Voskamp (1991) findet die statische Belastung bereits bei einer Muskelanspannung von etwas mehr als 20% der maximal aufwendbaren Kraft statt. In der Regel werden bei der Ausübung von Handarbeiten häufig und meist für längere Zeit sowohl im Handgelenkbereich als auch im Bereich der kleinen Fingergelenke extreme Gelenkpositionen eingenommen, die darüber hinaus mit einer relativ großen und langanhaltenden Kraftanstrengung einhergehen. Diese können wiederum spezielle Beschwerdebilder im muskulo-tendinogenen Bereich und an den Kapselstrukturen hervorrufen (z. B. Tendinitis oder Tendosynovitis) (Arbeidsinspectie 1988). Zusätzlich besteht dabei die Gefahr, dass im Innenbereich der Hand bestimmte Strukturen unter langanhaltenden Druck geraten und Kompressionsbeschwerden auftreten. Ein in diesem Zusammenhang häufiges Beschwerdebild ist das Karpaltunnelsyndrom.

3.3.2
Dynamische Belastung

Neben den eher statischen Tätigkeiten und Arbeitshaltungen kann die Arbeitstätigkeit auch von verschiedenen kurzzeitigen Aktivitäten und Arbeitshaltungen gekennzeichnet sein; hierzu gehören z. B. Aufgaben, die mit Zug- und Druckbewegungen oder mit Hebe- und Trageaktivitäten einhergehen. Arbeiten, bei denen das Individuum fortwährend in Bewegung ist und nicht länger als 3 Sekunden in ein und derselben Haltung verbleibt, fallen ebenfalls in die Kategorie „dynamische Belastung". Peereboom (1996) spricht hierbei von einer „dynamischen Arbeitshaltung". Im Vergleich zu den statischen Aktivitäten haben dynamische Handlungen und Aktivitäten in der Regel einen energetisch belastenderen Charakter (Peereboom 1996, Voskamp 1991). In Situationen, in denen die großen Muskelgruppen schwere bzw. anstrengende Arbeit verrichten müssen, können in der Energieversorgung und im Energieverbrauch deutliche Veränderungen beobachtet werden. Zu den energetisch belastenden Aktivitäten gehören z. B. das Tragen und Heben von Gegenständen, Laufen, schnelles Treppe steigen und Rad fahren. Die energetische Belastung ist eine physiologische Reaktion des Körpers, die durch die vom Körper zu leistende Arbeit zustande kommt (Peereboom 1996). Die physiologische Reaktion lässt sich an Veränderungen des Atmungssystems, des Blutkreislaufes und des Stoffwechsels erkennen. Die energetische Belastung zeichnet sich durch die dynamische Arbeit der großen Muskelgruppen aus; die mindestens ein Drittel der gesamten Muskelmasse des menschlichen Körpers einnehmen. Kommt es in diesem Zusammenhang zu einer Überbelastung, dann kann ein Gefühl von allgemeiner körperlicher Müdigkeit registriert werden. Heidinger (1999) spricht bereits von einer arbeitsbedingten Überbelastung, wenn die Herzfrequenz des Arbeitnehmers ungefähr 30–40 Schläge höher liegt als sein normaler Ruhepuls. Wird die Überbelastung chronisch, kann sich der Körper oftmals nur unzureichend erholen, wodurch u. a. eine zunehmende Anfälligkeit für (Infektions-)Krankheiten entstehen kann.

Das Ausmaß der Beschwerden ist dabei abhängig von der Form, der Intensität und der Dauer der dynamischen Arbeit sowie der Arbeitsumstände (z. B. klimatologische Umstände, Lärm). Lacroix warnte bereits 1994 vor einer Unterschätzung der energetischen Reaktion des Körpers, die schon während der Verrichtung von statischer Arbeit auftritt. Während der Verrichtung von dynamischen Aktivitäten steigt das Sauerstoffbedürfnis der beanspruchten Muskulatur. Um diesem Anspruch gerecht zu werden, steigt dementsprechend die Herzfrequenz, das Schlagvolumen und dadurch das Herzminutenvolumen. Der gemittelte arterielle Druck verändert sich dabei nur wenig. Bei der Verrichtung von statischer Arbeit ist aufgrund von einer eingeschränkten Zunahme der Herzfrequenz und des Herzminutenvolumens bei einem konstanten Schlagvolumen eine starke Zunahme des gemittelten arteriellen Drucks zu verzeichnen. Daraus folgt, dass die Verrichtung von statischer Arbeit sowohl kardial als auch kardiovaskulär als stark belastend eingestuft werden kann und für ältere Arbeitnehmer (die z. B. früher bereits kardiovaskuläre Beschwerden hatten) ein deutliches Risiko darstellen kann. „Energetische" Risikogruppen oder -berufe sind z. B. Pflasterer, Müllmänner, Postboten und Arbeitnehmer in Wäschereien sowie in stahlverarbeitenden Betrieben wie Gießereien.

Dynamische Arbeitshaltung
Nimmt ein Arbeiternehmer nicht länger als 3 Sekunden dieselbe Arbeitshaltung ein, wird dies als „dynamische Arbeitshaltung" bezeichnet. Die Arbeiten, die von Raumpflegern, Pflasterern, Maurern und Postboten ausgeführt werden, beinhalten vor allem dynamische Arbeitshaltungen. In der Praxis sieht man jedoch häufig eine Kombination von statischen und dynamischen Arbeitshaltungen. Eine OP-Schwester beispielsweise übt in dem Moment, in dem sie einen Körperteil eines Patienten während des Eingipsens hoch hält, statische Arbeit aus. Wenn sie jedoch während einer Operation die OP-Instrumente holt und

Tab. 3.1 Indikatoren für den Energieverbrauch bei speziellen Arbeitshandlungen oder Aktivitäten *(Voskamp 1991)*

Arbeitshaltung	Energieverbrauch
Sitzen	1 kJ/min
Knien	3 kJ/min
Hocken	5 kJ/min
Stehen	2,5 kJ/min
gebückt Stehen	4 kJ/min
Laufen	7–15 kJ/min
Bergsteigen ohne Last mit einem Steigungswinkel >10°	3 kJ pro zurückgelegtem Höhenmeter

Tab. 3.2 Indikatoren für den Energieverbrauch bei speziellen Arbeitsvorgängen *(Voskamp 1991)*

Art der Arbeit	Energieverbrauch
Arbeiten mit den Händen	
• leicht	1–2,5 kJ/min
• mittel	2,5–4 kJ/min
• schwer	4–5,5 kJ/min
Arbeiten mit einem Arm	
• leicht	2,5–5 kJ/min
• mittel	5–7,5 kJ/min
• schwer	7,5–10 kJ/min
Arbeiten mit zwei Armen	
• leicht	6–8,5 kJ/min
• mittel	8,5–11 kJ/min
• schwer	11–13,5 kJ/min
Arbeiten mit dem gesamten Körper	
• leicht	11–17 kJ/min
• mittel	17–25 kJ/min
• schwer	25–35 kJ/min
• sehr schwer	35–50 kJ/min

wegbringt oder anreicht bzw. wieder entgegennimmt, dann wird von ihr eine dynamische Arbeitshaltung gefordert. Der Physiotherapeut wechselt ebenfalls bei der Ausübung seines Berufs statische Arbeitshaltungen mit dynamischen Aktivitäten ab. Peereboom (1996) gibt in seinem so genannten „Ampelmodell" an, dass ein Arbeitnehmer bereits Gesundheitsrisiken davontragen kann, wenn er seinen Rücken für einen Zeitraum von 5–10 Minuten pro Stunde oder 24–40 Mal pro Stunde mehr als 20° gedreht und/oder nach vorne gebeugt hat.

Ziehen und Drücken

Den Aktivitäten Anheben und Tragen wurde in der Vergangenheit sehr viel, den Aktivitäten Ziehen und Drücken relativ wenig Aufmerksamkeit gewidmet. Von Ziehen und Drücken wird gesprochen, wenn eine Last mit den Händen (ohne diese anzuheben) horizontal bewegt wird (Arbeidsinspectie 1988). Bei diesen Handlungen können sowohl der Lendenwirbelsäulenbereich als auch die Arme einschließlich des Schultergürtels sehr stark belastet werden. Dabei ist die Stärke der Rückenbelastung vor allem abhängig von der eingenommenen Arbeitshaltung. Diese Arbeitshaltung wird u. a. durch den Einsatz eines oder beider Arme, der Platzierung der Hände, der Größe und der Form der zu bewegenden Last und von dem eventuell vorhandenen Neigungswinkel zum Boden bestimmt. Im Allgemeinen gilt, dass das Ziehen eines Gegenstandes den Lendenwirbelsäulenbereich im Verhältnis mehr belastet als das Drücken desselben Gegenstandes. Wenn ein optimaler Bein- und Rückeneinsatz nicht möglich ist, z. B. aufgrund einer ungünstigen Arbeitshöhe oder einer Schwelle, kann die Belastung im Schultergürtel- und Armbereich stark zunehmen. Müssen die Hände über Schulterhöhe platziert werden, so besteht ein zunehmendes Risiko, Überbelastungs- oder Kompressionsbeschwerden im Bereich der muskulo-tendinogenen Strukturen im Schultergürtel davonzutragen (z. B. am M. supraspinatus) (Hagberg 1984).

Mital, Nicholson und Azoub (1993) sind der Meinung, dass die Obergrenze der Kraft für das Ziehen oder Schieben einer Last bei 300 Newton liegt und dass das In-Bewegung-halten der Last bei 200 Newton liegt (ein Newton entspricht ungefähr der Kraft, die einem Gewicht von 1 kg die Beschleunigung von 1 m/s^2 erteilt). Darüber hinaus ist die Belastung während des Ziehens und Drückens von der Reibung zwischen Last und Boden und zwischen Schuhwerk des Arbeitnehmers und Boden abhängig. Chaffin und Andersson (1984) kritisierten, dass dieser Aspekt bei der Beurteilung der Bewegungen Ziehen und Drücken in der Vergangenheit deutlich unterschätzt wurde. Diese Unachtsamkeit bedeutete seiner Zeit, dass eine der wichtigsten Ursachen von „non-vehicle-related" Unfällen mit tödlichem Ausgang dem Ausgleiten und Fallen zugeschrieben werden musste. Je größer die Reibung zwischen Boden und Last, desto höher die Belastung für den Arbeitnehmer. Eine höhere Reibung zwischen Boden und Schuhwerk verbessert dagegen die Abstoßmöglichkeiten des Arbeitnehmers.

Abb. 3.6
Eine ungünstige Arbeitshaltung verursacht starke Belastungen im Schulter-Armbereich.
(Arbeidsinspectie 1988)

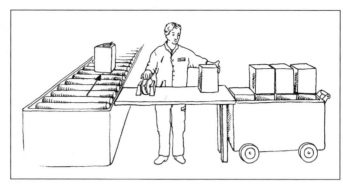

Peereboom (1996) beschreibt so genannte „Zieh-, Drück- und Stoßkräfte". Dabei geht es nicht alleine um das Fortbewegen von Lasten, sondern auch um das Eindrücken eines Pedals oder Fußhebels und um das Ziehen bzw. Drücken eines Arbeitsgeräts (z. B. einer Säge). Abhängig von der eingesetzten Kraft, der Frequenz und der Dauer der Handlung können sich lokal begrenzte körperliche Probleme zeigen, wie lokale Muskelermüdung und (Überbeanspruchungs-)Beschwerden im Band- und Gelenkbereich. Vor allem Maschinenschlosser, Kranmaschinisten, Hebekranführer und Arbeitnehmer in ähnlichen Berufen setzen sich dabei einem hohen Gesundheitsrisiko aus. Das Ausführen von Zieh- und Drückaktivitäten mit dem gesamten Körper wird vor allem von Arbeitnehmern von Umzugsunternehmen, von Vertriebsunternehmen des Straßenbaus und von Lagerarbeitern sowie Angestellten im Einzel- und Großhandel ausgeführt.

Heben und Tragen
Heben und Tragen sind Belastungsformen, die sowohl in berufsspezifischen als auch in Situationen aus dem Hobbybereich, wie z. B. bei Haushaltstätigkeiten oder beim Sport oder anderen Hobbys, oft vorkommen und regelmäßig zu Beschwerden am Haltungs- und Bewegungsapparat führen. In den Niederlanden führen ungefähr 20% der berufstätigen Bevölkerung mehr als 2 Stunden täglich Aufgaben aus, die das Heben und/oder Tragen von schweren Lasten beinhalten (Peereboom 1996).

Das Heben von schweren Lasten wird z. B. tagtäglich von folgenden Berufstätigen ausgeführt: Pflegepersonal, Physiotherapeuten, Fliesen- und Pflastersteinleger, Müllmänner, Möbelpacker, Maurer, Gepäckträger, Lagerarbeiter, Mitarbeiter von Auktionshäusern.

Unter Heben wird eine Handlung verstanden, bei der ein Gegenstand mit der Hand bzw. den Händen ergriffen wird und ohne mechanische Hilfsmittel verlagert wird, ohne dass sich der Ausführende vom Standort entfernt (Peereboom 1996). Beschwerden im Lendenwirbelsäulenbereich, insbesondere im Bereich der Zwischenwirbelscheiben (Disci intervertebrales) und ihrer Wirbelberührungsflächen, im Schulter-Nackenbereich und im Bereich der Hüft- und Kniegelenke zählen zu den Folgen, die aufgrund von zu häufigem Heben und Tragen entstehen können (Abb. 3.6). Personen, die mindestens 25 Mal am Tag ein Gewicht von zirka 11 kg heben, unterliegen einer größeren Gefahr, einen Bandscheibenvorfall (Hernia nuclei pulposi) zu entwickeln als Personen, die angeben, niemals etwas zu heben (Kelsey 1984). Muss bzw. wird die Hebeaktivität darüber hinaus ständig wiederholt, entwickelt sich daraus schnell ein Schaden im Bereich der Endplatten der Wirbel (Van Dieen 1996). Personen, die mehr als 25 kg heben, haben sogar ein zweimal größeres Risiko, Beschwerden im Lendenwirbelbereich zu entwickeln als Personen, die nicht heben (Walsh 1989).

Das Heben mit großer Kraftanstrengung soll zu einer großen Beschleunigung des

Rumpfes führen. Diese Beschleunigungen können große Kompressionskräfte auf die Wirbelsäule ausüben und das Risiko vergrößern, im Bereich der Lendenwirbelsäule Beschwerden zu entwickeln (Arbeidsinspectie 1988, Faber 1995). Vor allem am Anfang und am Ende der Hebeaktivität treten so genannte Spitzenbelastungen aufgrund der großen Beschleunigung auf. In einer Untersuchung hinsichtlich des Vorkommens von Beschwerden am Haltungs- und Bewegungsapparats bei Physiotherapeuten fanden Bork, Cook, Rosecrance u. a. (1996) heraus, dass 58 % der Therapeuten Beschwerden angaben, die durch das „schnelle" Heben und durch das plötzliche Auffangen von Patienten verursacht werden. Hol, Stam und Van Dieen (1992) wiesen darauf hin, dass das Heben von Lasten zu einer Abnahme der gesamten Körperlänge der Versuchsperson während der Belastungsphase führte. Sie bemerkten, dass diese Körperlängenabnahme Risiken für die Wirbelsäule mit sich mitbringen kann. Hinsichtlich der Hebehaltung geben Pheasant und Stubbs (1991) an, dass sowohl die Rumpfrotation als auch die Rumpfbeugung einen wichtigen Einfluss auf das Ausmaß der Wirbelsäulenbelastung haben. Bei einer extrem Rumpfhaltung sollte die Hebelast selbst zur Verhinderung von Gesundheitsbeschwerden wenn möglich um 50 % des Gewichts reduziert werden.

Ein möglicherweise unterschätztes Risiko ist das ungeschulte Verhalten bzw. die Unerfahrenheit bei der Ausführung von Hebehandlungen bei den Ausführenden. In diesen Fällen spricht man von einem Mangel an „feedforward control" (Faber 1995). Normalerweise antizipiert die Person, die etwas anheben möchte, zuvor die Situation auf mögliche Störfaktoren, die während des Hebens auftreten können. Die anschließende Bewegungsausübung wird von der Schätzung des zu hebenden Gewichtes und von der Wahl der Hebemethode bestimmt. Wenn eine richtige „feedforward control" fehlt, kann die Person schnell ihr Gleichgewicht verlieren, fallen und einen Rückenschaden erleiden. Oerlemans (1988) fügt hinzu, dass eine unerwartete oder falsch eingeschätzte Last eine exzessive Belastung für die Wirbelsäule bedeutet. Bei erfahrenen Hebern konnte im Vergleich zu unerfahrenen Personen ein deutlich niedrigeres Spannungsniveau im Lendenwirbelsäulenbereich festgestellt werden.

Das National Institute of Occupational Safety and Health (NIOSH) beschreibt in seiner „Rechenmethode" zur Beurteilung von Hebesituationen, dass das ideale Heben von folgenden Punkten abhängig ist:

- dem horizontalen Abstand zwischen Hebelast und der Person (der horizontale Faktor)
- dem vertikalen Abstand zwischen den Händen und dem Boden (der vertikale Faktor)
- dem vertikalen Abstand, über den die Last verlagert wird (der Verlagerungsfaktor)
- dem Winkel, den die Hebelast während des Hebens im Verhältnis zur sagittalen Ebene macht (der asymmetrische Faktor bzw. Rumpfdrehung)
- der Anzahl der Wiederholungen, mit der die Last pro Minute gehoben wird (der Frequenzfaktor)
- der Qualität des Kontaktes zwischen Händen und Hebelast (der Kontakt- bzw. Grifffaktor)

(Vink und Dul 1991)

Je ungünstiger die Beurteilung der individuellen Variablen ausfällt, desto größer soll die Gefahr bezüglich der Entstehung möglicher Gesundheitsprobleme sein (Abb. 3.7).

Die Art und Weise, wie ein Objekt bzw. eine Last zu heben ist, war häufig Gegenstand wissenschaftlicher Studien. Dabei wurde vor allem die biomechanische Seite des Hebens näher betrachtet und untersucht (Abb. 3.8).

Chaffin und Andersson (1984) z. B. unterscheiden zwischen der „Stooped-lifting"- und der „Squatted-lifting"-Methode. Bei der „Squatted-lifting"-Methode beugt die Person die Knie und hält den Rücken in aufrechter Position. Bei der „Stooped-lifting"-Methode hingegen beugt die Person den Rücken und hält die Knie gestreckt (Abb. 3.9).

Wird nun ein größerer bzw. mittelschwerer Gegenstand mit der *„Squatted-lifting"*-

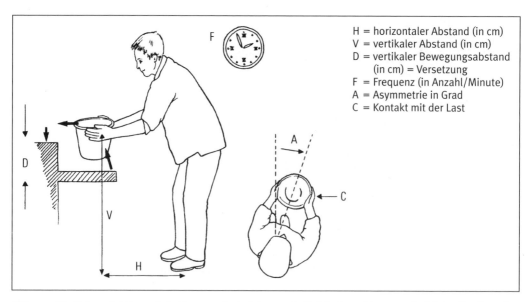

Abb. 3.7 Die Hebevariablen und die Grenzwerte, bei denen die Gefahr hoch ist, gesundheitliche Beschwerden zu entwickeln *(Vink und Dul 1994)*

Faktor	Vorzugswert	hohes Schadensrisiko
G	–	> 25 kg
H	≤ 25 cm	> 63 cm
V	75 cm	> 175 cm
D	≤ 25 cm	> 175 cm
F	< 1/min	15/min
A	0°	> 135°
C	Handgriff/Einkerbung	–

Methode angehoben, so sollen während des Hebens im Vergleich zur „Stooped-lifting"-Methode deutlich mehr Kompressionskräfte auf die Wirbelsäule einwirken und dadurch einen größeren intradiskalen Druck verursachen.

Bei der *„Stooped-lifting"-Methode*, bei der die Person den Rücken nach vorne beugt und die Knie im gestreckten Zustand hält, entstehen im Vergleich zur „Squatted-lifting"-Methode größere Verschiebungskräfte in dorsoventraler Richtung der Wirbelsäule. Welche Auswirkungen diese Verschiebungskräfte auf die Wirbelsäulengelenke und die Zwischenwirbelscheiben haben, ist noch unklar (Van Dieen 1996).

Brown verglich 1975 drei verschiedene Hebetechniken miteinander: das Heben mit geradem Rücken und gebeugten Beinen, das Heben mit gebeugtem Rücken und geraden Beinen und das Heben nach Wahl, also im eigenen Stil. Dabei stellte er fest, dass das Heben mit geradem Rücken und gebeugten Beinen den höchsten Energieverbrauch aufweist. Der Grund für den hohen Energieverbrauch könnte in der Tatsache liegen, dass der Rücken während der gesamten Hebehandlung aktiv aufrecht gehalten werden muss. Darüber hinaus erfordert die Handhabung des aufgrund der Haltung „labilen" Gleichgewichts mehr Muskelaktivität (Oerlemans 1988). Der hohe Energieverbrauch könnte zu einer schnelleren

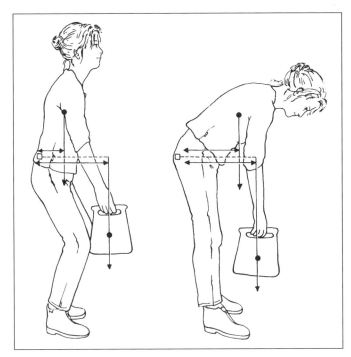

Abb. 3.8
Die Biomechanik des Hebens
(Arbeidsinspectie 1988)

lokalen muskulären sowie allgemeinen Ermüdung der Person führen und Beschwerden im Wirbelsäulenbereich initiieren.

Das Heben während des Kniens und Hockens zu analysieren, ist sehr schwierig. Die zu hebende Last bestimmt nicht allein die Belastung, die der Arbeitnehmer während des Hebens erfährt. Auch die von ihm eingenommene Arbeitshaltung trägt dazu bei. Peereboom (1996) bemerkt, dass das Heben von Lasten, die schwerer als 5 kg sind, zu Gesundheitsproblemen führen kann.

Eine strikte Trennung der Aktivitäten Heben und Tragen ist unmöglich. Die Akti-

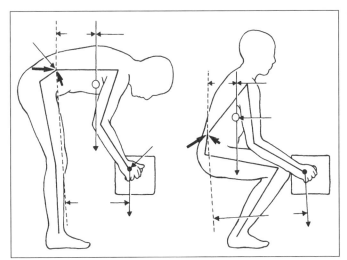

Abb. 3.9
„Stooped-lifting"-
und „Squatted-lifting"-Methode
(Chaffin und Andersson 1984)

vität „Tragen" wird beispielsweise von Mitarbeitern von Auktionshäusern, des Großhandels, von Umzugsunternehmen und des gesamten Baugewerbes sehr häufig ausgeführt. Sowohl am Anfang als auch am Ende jeder Trageaktivität findet auch eine Hebeaktion statt. Peereboom (1996) beschreibt das Tragen als „eine Handlung, bei der ein Objekt mit den Händen gehalten und ohne mechanische Hilfsmittel in horizontaler Richtung verlagert wird".

Die Faktoren wie Form und Umfang des zu tragenden Objekts sind ebenso wie die Handfassung, die Art des Tragens (z. B. asymmetrisch oder symmetrisch) und die Umgebung des Arbeitsraumes mitbestimmend für das Ausmaß der mechanischen Belastung und den damit zusammenhängenden gesundheitlichen Risiken, die der Arbeitnehmer erfährt. Die Arbeits- und Tragedauer, der zu Fuß zurückgelegte Weg und die Wärmebelastung während der Arbeit (Raumklima) geben darüber hinaus Hinweise auf die energetische Belastung des Arbeitnehmers.

Mital, Nicholson und Ayoub (1993) geben an, dass das Tragen von Gegenständen, die schwerer als 27 kg sind, zu gesundheitlichen Risiken führen kann. Vink und Dul (1994) hingegen sagen, dass bereits das beidhändige Tragen von Lasten, die schwerer als 25 kg sind, Beschwerden am Haltungs- und Bewegungsapparat verursachen kann; für das einhändige Tragen liegt die Grenze schon bei 6 kg.

3.3.3
Wiederkehrende (repetierende) Belastungen

Wiederkehrende Belastungen werden durch das wiederholte Ausführen von bestimmten Handlungen bzw. Aktivitäten verursacht. Vink und Dul (1994) verstehen unter dem Begriff „wiederkehrende Handlungen" relativ kurz andauernde Bewegungen, die zu einer Handlung gehören und die fortwährend in ungefähr derselben Art und Weise wiederholt werden. Peereboom (1996) fügt dem hinzu, dass es sich erst um wiederkehrende Handlungen handelt, wenn diese mindestens zwei Stunden am Tag oder eine Stunde ohne Unterbrechung ausgeführt werden. Die Kombination einer hohen Handlungsfrequenz mit großem Krafteinsatz oder belastenden Bewegungen der Körpersegmente bzw. Gelenke ist bestimmend für die daraus resultierende Belastung des Arbeitnehmers.

Wiederkehrende Handlungen erfolgen meist mit einer bestimmten Frequenz. Dabei ist es wichtig, sich zu vergegenwärtigen, dass nicht jede Zyklusdauer gleich lang ist. Der Begriff Zyklus steht in diesem Fall für die Durchführung einer Aufgabe; ein Zyklus umfasst eine Handlung vom Anfang bis zum Ende mit den dazugehörenden Bewegungen. Koningsveld und Huppes (1993) nutzen den Begriff Zyklus in der folgenden Umschreibung des Terms wiederkehrende Bewegungen: eine Bewegung ist wiederkehrend, wenn ein Zyklus des Musters kürzer als 90 Sekunden ist und dieser Zyklus mindestens eine Stunde am Tag durchgeführt wird.

Es ist nicht einfach, die verschiedenen Zyklen voneinander zu unterscheiden, und die Anzahl der wiederkehrenden Handlungen muss nicht mit der Anzahl der Zyklen übereinstimmen. Wenn die Handlungsfrequenz zunimmt und dadurch die Zyklusdauer abnimmt, besteht die Möglichkeit, dass die wiederkehrende Arbeit in statische Arbeit übergeht. Die Muskulatur erhält nicht genügend Zeit, sich von der Aktivität zu erholen und arbeitet schließlich statisch weiter.

Zwanzig Prozent
Langendoen-Sertel (1996) weist darauf hin, dass mehr als 20 % der beruflich am Bildschirm Tätigen Gesundheitsbeschwerden aufgrund der stets wiederkehrenden Arbeit haben. Einem solchen erhöhten Gesundheitsrisiko setzen sich auch Fließbandarbeiter, Mitarbeiter in Schlachtereien oder der Fisch verarbeitenden Industrie, in der Landwirtschaft Tätige, Packer, Maurer und Stuckateure bzw. Verputzer, Tellerwäscher, Frisöre, Pianisten, Sekretärinnen und Sekretäre sowie

Kassiererinnen, aber auch Physiotherapeuten aus. In all diesen Berufsbereichen werden häufig wiederkehrende Handlungen durchgeführt. Im Berufsbild der Physiotherapeuten betrifft dies vor allem Tätigkeiten im manipulativen Bereich (Bork 1996). 2 % der Berufstätigen weisen dagegen ein geringes Gesundheitsrisiko auf, da sie in ihrem Tätigkeitsbereich selten wiederkehrende Arbeitsabläufe haben; diese Personen sind vor allem in der Politik oder in Führungspositionen tätig (Peereboom 1996).

Beschwerden im Bereich der Wirbelsäule, im Nacken, im Schultergürtel, in den Ellbogen, den Handgelenken und den Knien können als typische Probleme häufig wiederkehrender Arbeitsabläufe gesehen werden (Vink und Dul 1994). Die am stärksten betroffenen Strukturen sind Sehnen, Muskel-Sehnenübergänge, Sehnenscheiden und neurovaskuläre Strukturen. Bekannte Beispiele sind die Überbelastungsbeschwerden, die sich als Karpaltunnelsyndrom, Morbus Quervain („Tension-neck-syndrom"), karpale ganglia oder Epikondylitis medialis und lateralis äußern. In der englischsprachigen Literatur werden in diesem Zusammenhang folgende Beschwerdebilder genannt: „Cumulative trauma disorders"(CTD's), „Upper limb syndrom", „Occupational overuse syndrome" (OOS), „Occupational cervico-brachial disorders"(OCD) und „Repetitive strain injuries"(RSI's) (Williams 1992, Peereboom 1996). Bei dem zuletzt genannten Begriff „Repetitve strain injuries" geht es nicht nur um die Ausführung von wiederkehrenden Handlungen oder Bewegungen, wie man vielleicht aufgrund der englischen Wortkombination „Repetitive strain" vermuten würde. Es geht vielmehr um zwei zusammenhängende Probleme, die kurz mit RSI 1 und RSI 2 angedeutet werden (Langendoen-Sertel 1996, Schreibers 1995). Das RSI 1-Problem beruht auf chemisch-physiologischen Prozessen aufgrund von langanhaltenden, klein-statischen Kontraktionen. Hierfür ist vor allem die Schulter-Nackenregion anfällig. Das RSI 2-Problem basiert auf mechanischen Abläufen. Beispiele hierfür sind übermäßige Reibungsmomente zwischen Sehne und Sehnenscheide oder Kompressionsmomente auf die Muskulatur oder die Nerven.

Im Allgemeinen können durch wiederkehrende Arbeiten, bei denen der Arbeitnehmer z. B. seine Gelenke endgradig belastet oder mit schlecht angepasstem Handwerkszeug arbeitet, Beschwerden provoziert werden. Situationen, bei denen während der wiederkehrenden Handlungen mit Lasten gearbeitet wird, die schwerer als 4 kg sind und bei denen die betroffenen Gelenke länger als 30 Minuten ununterstützt tätig sind, können zu gesundheitlichen Beschwerden führen. Peereboom (1996) geht im Gegensatz zu den Äußerungen von Vink und Dul davon aus, dass lediglich dann von wiederkehrender Arbeit gesprochen werden kann, wenn die zu hebende Last nicht mehr als 3 kg wiegt. Ist die Last größer, dann spricht Peereboom von „Hebehandlungen". Darüber hinaus besteht ein wichtiger Zusammenhang zwischen wiederkehrenden Handlungen und kurzzyklischer Arbeit. Der Term „kurzzyklische Arbeit" steht vorwiegend für die organisatorische Seite und das Wohlbefinden des Arbeitnehmers während der Arbeit (Koningsveld 1993). In diesem Bereich können Probleme durch einen Mangel an Einflussnahme- und Lernmöglichkeiten (die Arbeit ist uninteressant und es besteht ein hoher Arbeitsdruck) verursacht werden. Kurzzyklische Arbeit kann mentale Belastungsfolgen nach sich ziehen.

Wiederkehrende Arbeiten führen nicht nur zu Beschwerden im Bereich der oberen Extremitäten. Arbeitnehmer, die wie Näher(innen) und Pianisten z. B. viel mit Fußpedalen arbeiten, können durch die Kombination von häufig extremen Gelenkständen und die wiederholt mit relativ großem Krafteinsatz zu betätigenden Pedale Überbelastungsprobleme im Bereich des Sprunggelenks sowie im gesamten Fußbereich bekommen (Arbeidsinspectie 1988) (Abb. 3.10).

Andere Risikofaktoren, wie z. B. Kälte oder Erschütterungen, schlecht passende Arbeitshandschuhe oder -schuhe und Belastungen an

Abb. 3.10
Wiederkehrende Handlungen (ausgeführt mit der unteren Extremität) *(Arbeidsinspectie 1988)*

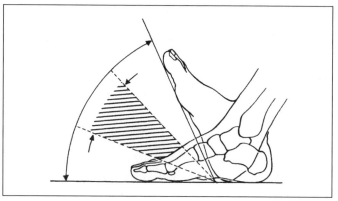

anderer Stelle im Körper können diese Beschwerden am Haltungs- und Bewegungsapparat mit initiieren.

Studienfragen

1. Physisch belastende Faktoren führen nicht immer zu Beschwerden am Haltungs- und Bewegungsapparat. Stellen Sie dar warum.
2. Definieren Sie den Begriff „statische Belastung".
   In welchen Situationen ist der Physiotherapeut selbst von statischen Belastungen betroffen? Erklären Sie warum.
   Was ist der Unterschied zwischen statischer Belastung und wiederkehrender (repetierender) Belastung? Gibt es auch Momente, in denen beide Belastungstypen ineinander übergehen? Wenn ja, wann? Belegen Sie Ihre Antwort an einem praktischen Beispiel.
3. Nennen Sie vier Vor- und Nachteile von sitzender Arbeit im Vergleich zu stehender Arbeit.
4. In welchen Situationen hat der Physiotherapeut mit statischen Kraftanstrengungen zu tun und wann finden dynamische Kraftanstrengungen statt? Erklären Sie dies.
5. Erklären Sie das Verhältnis zwischen dynamischer Arbeit und energetischer Belastung.
   Welche Folgen können aufgrund von energetischer (Über-)belastung im Beruf des Straßenbauers auftreten?
6. Welche Faktoren bestimmen die Höhe der Belastung bei Zieh- und Schiebehandlungen? Versuchen Sie selbst eine Erklärung aufzustellen, warum Schiebehandlungen weniger belastend sind als Ziehhandlungen.
7. Definieren Sie die Begriffe „Heben und Schieben".
   Welche Gewebestrukturen sind bei den Hebeaktivitäten vorwiegend betroffen und warum?
   Beschreiben Sie die „Squatted-lifting"- und die „Stooped-lifting"-Methode.
   In welcher Situation sollte die „Squatted-lifting"-Methode eingesetzt werden und in welcher die „Stooped-lifting"-Methode? Stellen Sie dar warum.
8. Was ist der Unterschied zwischen wiederkehrenden Handlungen und kurzzyklischer Arbeit?
   In welchen Berufen wird wiederkehrende Arbeit ausgeführt? Erklären Sie anhand von Beispielen warum.
   Erklären Sie, warum ein Rennfahrer aufgrund von wiederkehrenden Handlungen Beschwerden entwickeln kann.

Begriffe

dynamische Belastung	Abwechseln von verschiedenen kurzdauernden Aktivitäten oder Arbeitshaltungen sowie Tätigkeiten, bei der die Person fortwährend in Bewegung bleibt und nicht länger als drei Sekunden dieselbe Haltung einnimmt

3.4 Zusätzliche Risikofaktoren bei der Arbeit

In der Regel beschäftigt sich der Physiotherapeut in seiner Arbeit mit den physischen Belastungsfolgen der Arbeit. Diesen so genannten „Folgeeffekten", die oftmals einen eher chronischen Charakter haben, liegen häufig mechanische oder energetische Über- bzw. Unterbelastungen zugrunde. Es konnte nachgewiesen werden, dass andere direkt oder indirekt einwirkende Risikofaktoren bei der Arbeit nachteilige Effekte auf den Haltungs- und Bewegungsapparat haben können (Beurskens 1993, Peereboom 1996, Voskamp 1991). Ein bekanntes Beispiel hierfür ist die Ermüdung der Augen vieler am Bildschirm tätiger Arbeitnehmer. Die Ursache hierfür kann zu langes Fokussieren des Bildschirms, eine schlechte Bildschirmauflösung oder eine schlechte Farb-, Kontrast- und Helligkeitseinstellung sein. Bei anhaltenden Beschwerden können nicht nur Kopfschmerzen auftreten, sondern durch das intensive und angespannte Schauen auch Überlastungsbeschwerden in der Schulter-Nackenregion entstehen (Ministerie van Sociale Zaken en Werkgelegenheid 1993).

Auch spezielle Arbeitszeiten können für den Arbeitnehmer eine gravierende Belastung darstellen. So kann das Arbeiten im Schichtdienst beim Arbeitnehmer ein Entgleisen seines zirkadianen Rhythmus verursachen. Der „zirkadiane Rhythmus" beschreibt den 24-Stunden-Rhythmus für die Körperfunktionen, wie z. B. den Schlaf-Wach-Rhythmus und den Blutdruck. Die meisten Körperfunktionen laufen in der Nacht eher auf Sparflamme. Bei Nachtarbeiten ist daher die Belastbarkeit der Arbeitnehmer niedriger. Eine tagsüber normale Belastung kann nachts schnell zu einer Überbelastung des Muskel-Skelett-Systems führen (Docter 1992, Provinciaal Veiligheidsinstituut 1991).

Drei Hauptgruppen
Wir unterscheiden in diesem Abschnitt drei Hauptgruppen von additiven Risiken innerhalb des Arbeitsumfeldes. Die erste Gruppe beinhaltet die *physisch-chemischen Risikofaktoren der Arbeit*. Hierzu gehören Umgebungsfaktoren wie das (Raum-)Klima, chemische und toxische Stoffe und Strahlungen. Die möglichen Belastungsfolgen für den Arbeitnehmer können sehr eingreifend sein. Krebserkrankungen, Haut- und Augenverbrennungen sowie Vergiftungen sind Beispiele der schädlichen Folgen, die der Arbeitnehmer erleiden kann. Die Folgen dieser Risiken haben indirekt (einen meist negativen) Einfluss auf den Haltungs- und Bewegungsapparat der betroffenen Person; sie fallen zunächst aus dem primären Arbeitsfeld des Physiotherapeuten heraus. Zur Verhinderung solcher Belastungsfolgen ist der Hygienefachmann der entsprechende Ansprechpartner. Er ist Spezialist auf den Gebieten Sicherheit und Gesundheit, seine Aufgabe ist es, Arbeitsrisiken zu erkennen, zu analysieren und zu minimieren bzw. wenn möglich abzusichern.

Zur Gruppe der physisch-chemischen Risikofaktoren der Arbeit gehören auch die verschiedenen Schwingungsformen. Schallschwingungen, die durch Lärm verursacht werden, sind ein Beispiel für eine subjektiv empfundene Schwingungsform, die oft als störend empfunden wird. Die Folgeerscheinungen, die durch Schallschwingungen ausgelöst werden, liegen jedoch auch außerhalb des physiotherapeutischen Behandlungsbereichs.

Die Folgeerscheinungen, die aufgrund mechanischer Schwingungsformen entstehen, fallen dagegen sehr wohl in den Tätigkeitsbereich des Physiotherapeuten. Mechanische Schwingungen bzw. Erschütterungen können entweder auf den gesamten Körper (Körperschwingungen bzw. „whole-body-vibrations") oder nur lokal begrenzt übergehen wie bei den pneumatischen Geräten („hand-arm-vibrations") (Docter 1992). Mechanische Schwingungsformen können direkte Belastungsfolgen am Haltungs- und Bewegungsapparat auslösen, und diese werden von den Physiotherapeuten auch regelmäßig in der Praxis festgestellt. Bei den entsprechenden Patienten handelt es sich oft um Arbeiternehmer, die im Straßenbau tätig sind, um Bauarbeiter, die aufgrund von der Bedienung der Schlag- und Bohrgeräte Durchblutungsstörungen (z. B. Morbus Raynaud) entwickeln oder um Lastkraftwagenfahrer, die aufgrund von schlechten Stoßdämpfern oder einer unzureichenden Fahrerkabinenfederung degenerative Veränderungen im Bereich der Oberflächen der Wirbel oder der Zwischenwirbelscheiben erleiden.

Die zweite Gruppe der hinzukommenden Risiken beinhaltet die Probleme bzw. *Risiken, die im Bereich der mentalen Belastung (psychosoziales Risiko)* liegen. Ebenso wie durch die physische Belastung kann auch durch die mentale Belastung eine Über- oder Unterbelastung entstehen. Belastende Faktoren wie z. B. Aufgabeninhalt oder Schwere der Aufgabe können für die Über- bzw. Unterbelastung verantwortlich sein. Darüber hinaus spielt die Variabilität der Informationsverarbeitungskapazität des zentralen Nervensystems eine wichtige Rolle auf der „Belastbarkeitsseite" (Docter 1992, Kompier 1989). Die (mentale) Belastbarkeit ist von den wechselnden Möglichkeiten der Informationsverarbeitung im Gehirn abhängig. Ereignisse, wie z. B. Krankheiten oder der Verlust eines Familienangehörigen, können einen direkten (meist negativen) Einfluss auf die Belastbarkeit bzw. auf das Verarbeitungsvermögen des Arbeitnehmers haben. Die Folgeerscheinungen, die der Arbeitnehmer aufgrund der Einwirkung von psychosozialen Risikofaktoren entwickelt, werden in der Regel von Arbeitspsychologen behandelt. Obwohl in diesen Fällen die primäre Problematik nicht in den Aufgabenbereich des Physiotherapeuten fällt, ist es wichtig, dass der Physiotherapeut sich mit dieser Problematik auseinandersetzt. Das Ausführen von eintönigen Aufgaben oder das Arbeiten unter Zeitdruck kann zu Rücken-, Nacken- und Schulterbeschwerden führen (Bongers 1992). Eine Reduzierung des Krankenstandes kann nicht alleine durch die Verminderung der physischen Belastung erreicht werden. In diesem Zusammenhang müssen auch die mentalen Anforderungen, die die Arbeit an die Arbeitnehmer stellt, berücksichtigt werden.

Die dritte Gruppe der hinzukommenden Risiken bei der Arbeit besteht aus den *Risiken, die am Arbeitsplatz selbst vorhanden sind.* Es werden die Risikofaktoren zusammengefasst, durch die die Beschwerden und Erkrankungen am Haltungs- und Bewegungsapparat durch das Zusammenspiel verschiedener am Arbeitsplatz vorhandener Faktoren verursacht werden (Abb. 3.11).

Ein zu niedriger Schreibtisch mit einem nicht höhenverstellbaren Schreibtischstuhl, ein schlecht belüfteter Arbeitsplatz mit unzureichender Beleuchtung, die Anforderung, häufig zwei Aufgaben gleichzeitig ausführen zu müssen (was ein hohes Maß an Konzentration erfordert) sind Beispiele für mögliche Risiken am Arbeitsplatz. Hier ist der Physiotherapeut gefordert, spezifisches Wissen und Einsichten zu sammeln, um die Komplexität der Materie bezüglich der Störfaktoren am Arbeitsplatz zu verstehen, die letztendlich zu einer physischen Überbelastung des Arbeitnehmers führen kann.

In verschiedenen ergonomischen Handbüchern wird oft noch eine vierte Gruppe von additiven Risiken beschrieben, die *biologischen Umgebungsfaktoren.* Die damit zusammenhängenden Berufskrankheiten, die durch Allergien und Infektionen verursacht werden, kommen häufig bei Menschen vor, die im Gartenbau und in der Landwirtschaft oder im Bereich des Gesundheitswesens tätig sind (Docter 1992, Provinciaal Veiligheidsinstituut

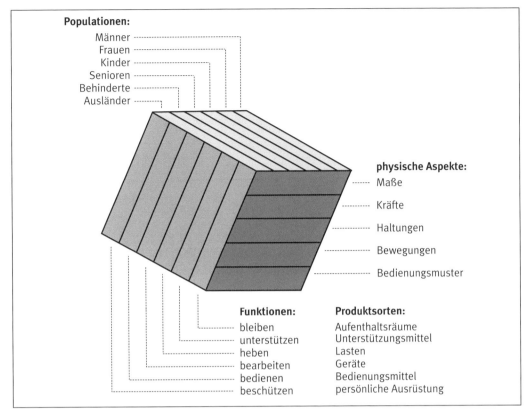

Abb. 3.11 Die multivariablen Risiken am Arbeitsplatz *(Molenbroek)*

1991). Zu diesen Risiken können sowohl der Hygienefachmann als auch der Toxikologe oder der Betriebsarzt befragt werden. Da dieser Bereich nicht in das Aufgabengebiet des Physiotherapeuten gehört, entfällt die weitere Besprechung in diesem Buch.

Studienfragen

1. Nennen Sie vier additive Risikofaktoren bei der Arbeit, die Beschwerden am Haltungs- und Bewegungsapparat verursachen können. Erklären Sie dies bitte.
2. Welche Hauptgruppen von additiven Risiken werden in Abschnitt 3.3 genannt?
   Aufgrund der unterschiedlichen Inhalte der einzelnen Hauptgruppen kann und wird der Physiotherapeut nicht überall involviert sein. In welcher Hauptgruppe sollte sich der Physiotherapeut hinsichtlich der möglichen Probleme gut auskennen? Erklären Sie warum?
3. Erklären Sie den Unterschied zwischen „Körperschwingungen" und „Hand-Arm-Schwingungen".
   Nennen Sie zu jeder Schwingung zwei körperliche Folgen für den Arbeitnehmer.
4. Eine zu hohe mentale Belastung kann Probleme verursachen. Welche dieser Probleme können Beschwerden im Schulter-, Nacken- und Rückenbereich verursachen? Stellen Sie dar warum.
5. Ein Dozent einer Schule für Physiotherapie kommt als Patient zum Physiotherapeuten. Welche arbeitsbedingten Faktoren können Beschwerden am Haltungs- und Bewegungsapparat verursachen?

Begriffe

zirkadianer Rhythmus	beschreibt den 24-Stunden-Rhythmus (biologische Uhr) für die verschiedenen Körperfunktionen, wie z. B. für den Schlaf-Wach-Rhythmus, den Blutdruck, die Herzschlagfrequenz, die Körpertemperatur, die Atmung, die Leber- und die Nierenfunktion (Docter 1992)
Toxizität	Ein Produkt wird als toxisch eingestuft, wenn es für die Gesundheit schädlich ist (Provinciaal Veiligheidsinstituut 1991).

3.4.1 Die physisch-chemischen Risikofaktoren bei der Arbeit

KEES ROMME

Zu den physisch-chemischen Risikofaktoren bei der Arbeit gehören Chemikalien, Gase, Dämpfe, Beleuchtung, Schall bzw. Geräuschpegel, (Raum-)Klima, mechanische Schwingungen und Strahlung. In diesem Abschnitt werden lediglich die physischen Risikofaktoren näher beschrieben, die für den Physiotherapeut und seine Arbeit von Bedeutung sind. Die oben genannten Risikofaktoren verursachen kurz- oder langfristig körperliche Beschwerden. Ein Beispiel hierfür ist die Belastung, die ein Arbeitnehmer bei der Übertragung von Hand-Arm-Schwingungen oder Körperschwingungen erfährt. Krankheitsbilder, wie z.B. das OPS (Organ-Psychosyndrom), entwickeln sich langsam, die körperlichen Beschwerden treten nicht direkt beim ersten Kontakt auf, sondern erst nach einiger Zeit, so dass es häufig schwer fällt, die genaue Ursache festzustellen. Das Organ-Psychosyndrom kann z.B. bei Arbeitnehmern beobachtet werden, die über einen längeren Zeitraum mit lösungsmittelhaltigen Stoffen gearbeitet haben, wie z.B. Maler, Graffiti-Sprayer und Teppichverleger. Die körperlichen Beschwerden, die bei Arbeitnehmern dieser Berufe beobachtet werden können, liegen oft im motorischen Bereich. Die auffälligsten Erscheinungen sind die Verschlechterung der Koordination von Armen und Beinen und das Aufkommen von Tremoren.

Mechanische Schwingungen

Eine mechanische Schwingung kann als eine Bewegung einer Masse um ihren eigenen Gleichgewichtszustand herum definiert werden. Eine harmonische Schwingung ist gekennzeichnet durch die Frequenz (angegeben in Hertz = Anzahl der Schwingungen pro Sekunde) und die Amplitude (Schwingungsausschlag). Die Intensität wird über die Fortbewegung (m), die Geschwindigkeit (m/s) und die Beschleunigung (m/s^2) wiedergegeben. Bei Schwingungen am Arbeitsplatz wird die Beschleunigung als Maß für die Intensität genutzt. Normalerweise besteht eine Schwingung aus negativen und positiven Beschleunigungen, die mittlere Beschleunigung ist in dem Fall Null. Darum nutzt man die so genannte effektive Beschleunigung (Root mean Square-waarde (RMS)). Die effektive Beschleunigung stellt einen Zusammenhang zwischen dem Energiegehalt der Schwingung und den dadurch möglichen schädlichen Effekten am menschlichen Körper her.

In Deutschland sind (wie in vielen anderen Ländern auch) jeden Tag Hunderttausende von Arbeitnehmern mechanischen Schwingungen und Erschütterungen ausgesetzt. Ungefähr 75 % der Betroffenen erfahren täglich Körperschwingungen, „whole-body-vibrations" (WVB) genannt. Hierbei wirken die Schwingungen über eine Stützfläche (meistens die Sitzfläche eines Stuhls oder der Fußboden) auf den Körper ein. Die nachfolgend genannten Berufsgruppen sind häufig davon betroffen: Lastkraftwagenfahrer, Busfahrer, Zugführer, Straßenbahnfahrer, Traktorfahrer, Gabelstaplerfahrer und Kranführer.

3.4 Zusätzliche Risikofaktoren bei der Arbeit

Darüber hinaus sind auch die Besatzungsmitglieder von Schiffen und Hubschraubern sowie alle Arbeitnehmer, die mit schweren Maschinen bzw. Geräten arbeiten, davon betroffen.

Eine Untersuchung, die von der Fachgruppe für Sicherheitslehre an der Technischen Universität in Delft (NL) durchgeführt wurde, kam zu dem Ergebnis, dass der Umfang der Schwingungs- und Erschütterungsproblematik sehr groß ist (Tab. 3.3).

Zirka 5 – 7 % der Werktätigen in den Niederlanden erfahren täglich verschiedene Schwingungsniveaus, wobei bei langandauernder Einwirkung ein gesundheitlicher Schaden erwartet werden kann (Tab. 3.3, Kategorie 1 und 2). Eine dritte Gruppe von Werktätigen (Kategorie 3) ist ebenfalls Schwingungsniveaus ausgesetzt, die Ermüdungsbeschwerden verursachen können und auf längere Sicht möglicherweise einen schädlichen Einfluss auf die Gesundheit des Arbeitnehmers ausüben können.

Tab. 3.3 Schätzung der Risikopopulation in den Niederlanden *(Oortman Gerlings, Van Drimmelen und Musson 1987)*

Körperschwingungen

Berufsgruppe	Zahl der Arbeitnehmer	Intensität* (m/s²)	Bedienungsdauer pro Tag
1. Fahrer	300.000	0,63 – 1,25	8 Stunden
davon wiederum	10.000	1,25 – 2,5	8 Stunden
2. Fahrer	100.000	0,63 – 1,25	4 Stunden
3. Kranführer, Industriearbeiter sowie die Besatzungen der Flug- und Schifffahrt	75.000	0,16 – 0,32	8 Stunden
davon wiederum	10.000	0,32 – 0,63	8 Stunden
und	10.000	0,16 – 0,32	24 Stunden

*Ausgedrückt in gemessener effektiver Beschleunigung
1. Straßen-, Schienen- und Geländefahrzeuge; u.a. Lkw, Busse, Gabelstapler, Traktoren
2. Straßen-, Schienen- und Geländefahrzeuge; betrifft dieselben Fahrzeuge wie unter 1. aufgezeigt, lediglich mit eingeschränkter Benutzung (vor allem Lieferwagen und Traktoren in der Landwirtschaft)
3. Hydraulische Kräne, Oberkräne, Turmkräne, Kranführer, Verdichtungsmaschinen, Walzen etc.; Industriearbeiter

Hand-Arm-Schwingungen

Berufsgruppe	Zahl der Arbeitnehmer	Intensität*(m/s²)	Bedienungsdauer pro Tag
1. Arbeiter mit schwingendem Handgerät	10.000	5 – 10	4 Stunden
2. Arbeiter mit schwingendem Handgerät	100.000	5 – 10	1 Stunde
3. Arbeiter mit stoßendem Handgerät	10.000	10 – 40	4 Stunden
4. Arbeiter mit stoßendem Handgerät	20.000	10 – 40	1 Stunde

* Ausgedrückt in gemessener effektiver Beschleunigung in die Hauptrichtung
1. u. a. Motorkettensägen, Schleif- und Bohrgeräte, einachsige Traktoren
2. betrifft dieselben Geräte wie unter 1. genannt, jedoch mit eingeschränkter Nutzung
3. u. a. Fausthammer, pneumatische Garten- und Baumscheren, Nietpistolen
4. betrifft dieselben Handgeräte wie unter 3. genannt, nur mit eingeschränkter Benutzung

Die tägliche Arbeitszeit, in der ein Arbeitnehmer die oben genannten Geräte bedient, beträgt in der Regel mehr als 6 Stunden am Tag. Zusätzlich zu den genannten Schwingungen und Erschütterungen der Geräte gibt es in diesen Berufen meist noch andere belastende Faktoren, wie langes Sitzen, schlechte Ergonomie in den Kabinen (z. B. die Reichweite zu Bedienungsknöpfen, schlechte Stühle), Lärm, Stress, ungünstiges (Raum-)Klima und die nicht zu unterschätzende Staubbelastung.

Ein weiteres Ergebnis der Untersuchung der Fachgruppe für Sicherheitslehre der Technischen Universität Delft (NL) ist, dass es zusätzlich zu den oben dargestellten noch eine weitere Kategorie von Arbeitnehmern gibt, die Hand-Arm-Schwingungen ausgesetzt sind, da sie stoßende Handgeräte benutzen (Abbruchhammer, Stanzmaschinen, Nietpistolen, Presslufthammer, Nagel- bzw. Klammerpistolen) (Oortman Gerlings 1987). Nach den heute geltenden Normen soll bei einem gemessenen effektiven Beschleunigungswert von 18 m/s^2 (normaler Wert für Abbruchhammer) die Hälfte der Arbeiter nach 25 Jahren „tote Finger" (Morbus Raynaud oder „vibration-induced white finger disease") bekommen, selbst bei einem Bedienungszeitraum von nur 25 Stunden pro Jahr. Das Risiko von Gelenkbeschwerden käme noch hinzu. Darüber hinaus sind diese Arbeiternehmer auch noch einem Lärmpegel von 100–120 dB(A), Staub, Abgasen und Kälte ausgesetzt. Bei den zu verrichtenden Aufgaben handelt es sich durchweg um schwere körperliche Arbeiten, die oftmals in nach vorne gebeugter Haltung ausgeführt werden. Arbeitnehmer, die mit schwingenden Handgeräten arbeiten (z. B. Bohr-, Schleif- und Poliergeräten), haben im Allgemeinen ein geringeres Risiko gesundheitlicher Schäden, da die Intensität deutlich geringer ist und die Bedienungsdauer oft nur einen kleinen Teil des Tages ausmacht.

Effekte

Im normalen Arbeitsumfeld sind harmonische bzw. gleich bleibende Schwingungen eher selten (Abb. 3.12). Kombinationen von verschiedenen Schwingungsformen sind z. B. periodische Schwingungen (z. B. Unwucht von rotierenden Geräten), stochastische Schwingungen (z. B. beim Fahren über einen schlech-

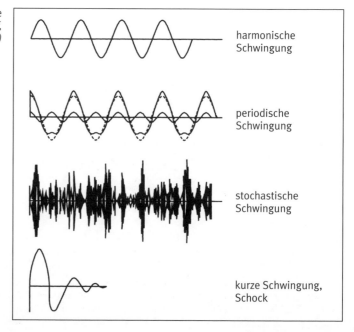

Abb. 3.12 Verschiedene Schwingungsformen *(Hulshof, Bongers und Boshuizen 1991)*

ten Weg) und kurzandauernde Schwingungen oder Erschütterungen (z. B. beim Überfahren eines Schlaglochs).

Die periodischen und stochastischen Schwingungen können mit Hilfe der Frequenz- und Beschleunigungsbestimmung analysiert werden. Die Frequenzanalyse ermittelt, aus welchen Einzelschwingungen die Gesamtschwingung zusammengesetzt ist. Darüber hinaus wird die Beschleunigung pro Frequenzgebiet bestimmt. Wurden viele Erschütterungen registriert, liegt das Problem bei der Bestimmung der effektiven Beschleunigung durch die Feststellung des Mittelwertes. Bei den Messungen werden deshalb die vorkommenden Erschütterungen innerhalb eines Schwingungssignals als „Crestfactor" oder höchster Wert bzw. Messspitze angegeben: das Verhältnis zwischen der maximal auftretenden Beschleunigung (dem Spitzenwert) in einem begrenzten Zeitraum und der mittleren effektiven Beschleunigung in diesem Zeitraum. Die nachfolgend aufgezählten Schwingungskennzeichen sind ebenso wie die bereits oben genannten Schwingungskennzeichen von Bedeutung.

- *Die Kontaktstelle am Körper*
  Hierbei können Körperschwingungen mit einem Frequenzbereich von 0,1–80 Hertz und Hand-Arm-Schwingungen mit einem Frequenzbereich von 4–1000 Hertz unterschieden werden.
- *Die Schwingungsrichtung*
  Hierbei unterscheidet man Schwingungen in horizontaler (x und y) und in vertikaler (z) Richtung.
- *Die Bedienungsdauer*
  Die Fahrer bzw. Führer der Fahrzeuge sind den Schwingungen einen großen Teil ihres Arbeitstages ausgesetzt. Es gibt noch keinerlei Erkenntnisse, in welchem Maße Schwingungseffekte durch das Einnehmen von Ruhepausen aufgehoben werden können. Die Erstellung eines Arbeits-Ruhe-Schemas bietet daher (im Gegensatz zur körperlichen energetischen Arbeit) noch wenig bzw. keine Linderung. Dies gilt jedoch nicht, wenn die Schwingungsintensitäten über der Norm liegen, die für einen 8-stündigen Arbeitstag ausgelegt ist. Das Einnehmen von Ruhepausen vermindert dann das Risiko, einen Gesundheitsschaden zu erleiden.

- *Das Vorkommen von Resonanzen*
  Bei diesem Phänomen nimmt die Amplitude stark zu, wenn die Frequenz der Schwingung mit der „Eigenfrequenz" des Systems übereinstimmt (z. B. das Einstürzen einer Brücke durch eine im Gleichschritt marschierende Kolonne). Beim menschlichen Körper liegt die größte Empfindlichkeit in Längsrichtung bei 4–8 Hertz, in der horizontalen Fläche bei 1–2 Hertz und beim Hand-Arm-System bei 8–16 Hertz. Ein Beispiel für dieses Resonanzphänomen ist das Auftreten von Reisekrankheiten, die sowohl bei Fahrten mit dem Auto, dem Schiff oder mit dem Flugzeug auftreten können, bei denen die Schwingungen vorwiegend das Gleichgewichtsorgan treffen.

Die Effekte, die aufgrund von Einwirkung von Körperschwingungen entstehen, können in biomechanische Effekte, in vaso-spastische Effekte, in Einflüsse auf das neurovegetative und metabolische System und auf die perzeptiv-mentalen Funktionen unterteilt werden. Die biomechanischen Effekte beinhalten alle Effekte auf Knochen, Bänder und Gelenke wie:

- Rückenabweichungen (Musson und Burdorf 1987), beschleunigte und verfrühte degenerative Veränderungen der Wirbelsäule (Spondylosis, Ankylose, Scheuermann und die HNP's kommen bei den betroffenen Werktätigen ungefähr anderthalb mal häufiger vor als in einer vergleichbaren Gruppe von nicht-betroffenen Werktätigen). Dabei ist das Erleiden eines gesundheitlichen Schadens wahrscheinlich abhängig von mehreren verschiedenen Mechanismen (Abb. 3.13).
- Verschleiß in Sprung-, Knie- und Hüftgelenken bei stehender Arbeit auf schwingenden Plattformen

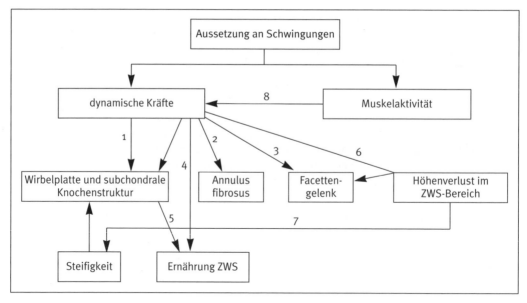

Abb. 3.13 Belastung der Wirbelsäule und der Zwischenwirbelscheiben durch Körperschwingungen *(Monshouwer und Stassen 1989)*

- Verschleiß in Finger-, Hand-, Ellbogen- und Schultergürtelgelenken durch das Arbeiten mit schwingenden Handgeräten
- Beeinflussung der Bauch- und Beckenorgane (vor allem bei Frauen) (Hämorrhoiden, skrotale Läsionen)

Im neurovegetativen und metabolischen System äußert sich dies oft in einer Erhöhung der Muskelspannung der Haltemuskulatur. Dies führt zu einer 30-prozentigen Zunahme des Energieverbrauchs, wodurch die Herzfrequenz und der Blutdruck ansteigen, die Magensekretion verstärkt wird und der Ruhetonus von Magen- und Darmmuskulatur erhöht wird (Köhne 1982).

Der vaso-spastische Effekt entsteht während der Arbeit mit Handgeräten, die ihre Schwingungen auf die Hände und Arme übertragen (siehe auch Effekte Hand-Arm-Schwingungen). Die kleinen Blutgefäße werden durch die erhöhte Muskelspannung zugedrückt, wodurch die Durchblutung in diesem Bereich stagniert (weiße Finger). In Kombination mit Kälte tritt dieser Effekt schneller auf (Morbus Raynaud). Der Schwingungsbereich, in dem dieser Effekt vorkommt, liegt zwischen 40–200 Hertz. Der größte Effekt entsteht bei 120 Hertz.

Die Beeinflussung der perzeptiv-mentalen Funktionen ist abhängig von der Intensität und der Frequenz der Schwingungen. Beispiele für diese Effekte sind die Beeinflussung der Sehschärfe beim Nahsehen (20–90 Hertz), die Beeinflussung des feinen Muskelgefühls, Schlafstörungen und negative Einflüsse bei Arbeiten, die viel Konzentration erfordern.

Die Effekte der Hand-Arm-Schwingungen werden unterteilt in Erkrankungen der Muskulatur, der Gelenke und der Knochen sowie in Erkrankungen des Blutgefäß- und des Nervensystems. Die dabei beobachtbaren Symptome an Muskeln, Gelenken und Knochen sind u. a.:

- Muskel- und Gelenkschmerz
- Muskelatrophie
- Verformung der Gelenkoberflächen
- Knorpelveränderungen
- Vakuolen am Rand der Gelenkoberflächen

Diese Symptome können im Bereich der Handwurzelknochen, im Ellbogengelenk und im Schultergelenk auftreten.

Erkrankungen des Blutgefäß- und Nervensystems sind:
- Morbus Raynaud (allgemeiner Begriff für die Erscheinung kalter Finger oder Füße)
- weiße Finger („vibration-induced white fingers", abgekürzt VWF)

Die Symptome des *Morbus Raynaud* werden nicht nur durch Schwingungen verursacht. Untersuchungen haben gezeigt, dass Arbeitnehmer, die im Arbeitsalltag Schwingungen ausgesetzt sind, anfälliger für diese Krankheit sind. Zehn Prozent der Bevölkerung weisen leichte Formen des Morbus Raynaud auf, bei Arbeitnehmern, die Schwingungen ausgesetzt sind, sind es fast 90 Prozent (Griifin 1980). Das Symptom der weißen Finger (Gemne 1987) wird in 4 Stadien eingeteilt:
1. weiße Fingerspitzen (mit oder ohne Kribbeln oder Gefühlverlust)
2. ein oder mehrere weiße Finger, Gefühlsverlust vor allem im Winter
3. mehrere weiße Finger sowohl im Winter als auch im Sommer
4. regelmäßig weiße Finger (meist alle) das gesamte Jahr über

In der Zeitschrift für soziale Medizin (1982) werden einige Krankheitsbilder beschrieben, bei denen Schwingungen im Arbeitsalltag so gut es geht ausgeschlossen werden müssen. Beispiele hierfür sind:
- durch Vorerkrankungen leicht verletzbare Augen und Ohren
- Beschwerden am Haltungs- und Bewegungsapparat (Lenden- und Halswirbelsäule, Muskelerkrankungen, Nervenverletzungen, Tremoren, Morbus Parkinson etc.)
- verminderte energetische Belastbarkeit (CARA, Emphysem, Status nach Myokardinfarkt)
- verminderte mentale Belastbarkeit (Epilepsie, organisch-zerebrale Erkrankungen)

Diese Kontraindikationen können als Leitfaden bezüglich der Belastbarkeit zukünftiger Arbeitnehmer bei Einstellungsuntersuchungen und in Vorsorgeuntersuchungen dienen.

Studienfragen

1. Nennen Sie fünf konkrete Situationen aus der Arbeitspraxis, bei denen die Einwirkung von Schwingungen langfristig Gesundheitsbeschwerden verursachen kann.
2. Nennen Sie einige Gesundheitseffekte, die aufgrund der Einwirkung von Körperschwingungen auftreten können.

Begriffe

Amplitude	maximaler Ausschlag einer harmonischen Schwingung
effektive Beschleunigung (RMS)	der mittlere effektive Wert der Beschleunigung einer Schwingung. Die Schwingung bewegt sich um einen Nullpunkt; die Beschleunigungswerte werden erst quadriert, dann gemittelt und zum Schluss wird die Wurzel gezogen.
Frequenz	Anzahl der Schwingungen pro Sekunde
harmonische Schwingung	eine Schwingung, die mit Hilfe einer Punktprojektion dargestellt wird und die eine gleichförmige Kreisbewegung um die Mittellinie dieses Kreises macht (Sinusbewegung)
metabolisches System	Stoffwechselsystem

Organ-Psychosyndrom	Malerkrankheit mit verschiedenen Auswirkungen (Kopfschmerz, vermindertes Lernvermögen, Tremor, Koordinationsverminderung und Vergesslichkeit), deren Ursachen in einer zu hohen Lösungsmittelkonzentration und einer zu langen Gesamtarbeitszeit mit Lösungsmitteln liegen.
Crestfactor	das Verhältnis zwischen der maximal vorkommenden gemessenen Beschleunigung und der mittleren gemessenen effektiven Beschleunigung in einem bestimmten Zeitraum
stochastische Schwingungen	Schwingungen, die willkürlich in Frequenz und Amplitude (z.B. das Fahren über einen schlechten Weg) sind
vaso-spastischer Effekt	Effekte auf das Gefäßsystem, bei denen sich die Gefäße zusammenziehen und verengen (das Entstehen von weißen Fingern)
vulnerable Augen	leicht verletzbare Augen durch Vorerkrankungen

3.4.2 Die psychosozialen Risikofaktoren bei der Arbeit

CARLA SCHELLINGS

Die Ursache für arbeitsbedingte Beschwerden am Haltungs- und Bewegungsapparat wird oft im Bereich der körperlich belastenden Faktoren gesucht. Die psychische Belastung kann jedoch auch eine Rolle bei der Entstehung von derartigen Beschwerden spielen. Der Begriff „psychische Belastung" am Arbeitsplatz umfasst alle Elemente der Arbeit, die von der betroffenen Person sowohl mentale als auch emotionale Verarbeitungsprozesse erfordern.

In Tab. 3.4 sind einige Fragestellungen aufgeführt, mit denen psychosoziale Faktoren (Faktoren, die ein höheres Risiko an Arbeitsstress hervorrufen können) innerhalb der Arbeitssituation und die damit eventuell zusammenhängenden Beschwerden am Haltungs- und Bewegungsapparat aufgespürt werden sollen.

Die Aufmerksamkeit für die psychosozialen Faktoren wächst, da nur ein Teil der Beschwerden mit den bereits bekannten Risikofaktoren zu erklären ist (z.B. statische Belastung, schwere körperliche Arbeit und wiederkehrende Bewegungen). Obwohl der Zusammenhang zwischen stressverursachenden Arbeitsumständen und Beschwerden am Haltungs- und Bewegungsapparat immer wieder bestätigt wird, ist noch sehr wenig darüber bekannt, wie diese Faktoren aufeinander wirken. So ist z.B. bekannt, dass Menschen mit RSI-Beschwerden oft eine hohe psychische Belastung angeben. Trotzdem bleibt die Frage, in welcher Gruppe von Risikofaktoren die Ursachen gesucht werden müssen. Zu den risikoträchtigen Gruppen gehören auf jeden Fall die Berufe, auf die der Begriff „uninteressante Arbeit" passt. In einem Artikel von Houtman, Kompier, Smulders u. a. wurde der Begriff „uninteressante Arbeit" näher erläutert: Es handelt sich meist um eintönige Arbeit, bei der kaum Weiterentwicklungsmöglichkeiten bestehen, der Übergang bzw. die Verbindung zwischen berufsschulischer Ausbildung bzw. bereits gesammelter Erfahrung und Arbeitswelt nicht übereinstimmt und keine Aufstiegschancen bestehen. Dies betrifft z. B. Arbeitnehmer, die am Fließband oder fast ausschließlich am Bildschirm arbeiten oder auch Krankenschwestern bzw. Krankenpfleger, Mitarbeiter von Callcentern, Empfangspersonal, Operatoren und in einigen Fällen auch Physiotherapeuten.

Bongers, De Winter, Kompier u. a. (1993) haben verschiedene internationale Studien miteinander verglichen, die den Zusammenhang zwischen psychosozialen Belastungsfak-

Tab. 3.4 Psychosoziale Risikofaktoren bei der Arbeit *(Van Veldhoven 1996)*

Arbeitstempo/Arbeitsmenge	Muss der Arbeitnehmer in Relation zu schnell arbeiten oder zu viel Arbeit verrichten?
mangelnde Aufgabenvielfalt	Gibt es bei der auszuführenden Arbeit verschiedene Aufgaben?
mangelnde Aufgabenautonomie	Inwieweit kann der Arbeitnehmer bestimmen, wie und in welchem Moment die Arbeiten ausgeführt werden?
mentale Belastung	Inwieweit sind Hirnfunktionen wie Gedächtnis, Konzentration und Aufmerksamkeit gefordert?
emotionale Belastung	Inwieweit wird der Arbeitnehmer mit emotionalen Problemen, Drohungen oder Aggressionen von anderen konfrontiert?
mangelnde Aufgabeninformation	Inwieweit ist der Arbeitnehmer über das Ziel und das Resultat seiner Arbeit informiert?
Aufgabenveränderung	Inwieweit werden eingreifende Veränderungen eingebracht, die eine Anpassung des Arbeitnehmers erfordern?
Rollenkonflikt	Inwieweit bestehen widersprüchliche Aufgabenelemente oder Konflikte mit anderen über den Aufgabeninhalt?
Rollenundeutlichkeit	Inwieweit ist es für den Arbeitnehmer deutlich, welche Rolle bzw. Haltung von ihm erwartet wird?
mangelnde Unterstützung von Seiten der Kollegen	Inwieweit erfährt der Arbeitnehmer Unterstützung von seinen Kollegen?
mangelnde Unterstützung von Seiten der Betriebsleitenden	Inwieweit fühlt sich der Arbeitnehmer von der Betriebsleitung unterstützt?
soziale Isolierung	Inwieweit hat der Arbeitnehmer die Möglichkeit, während der Arbeit soziale Kontakte aufzunehmen?
Mangel an Einspruchsmöglichkeiten	Inwieweit kann der Arbeitnehmer Dinge mitbestimmen, die seine Arbeit betreffen?
mangelhafte Kommunikation	Inwieweit ist der Arbeitnehmer über die Beschlüsse der Geschäftsführung und die Resultate der Organisation informiert?
Mangel an Weiterbildungsmöglichkeiten und beruflichen Aufstiegsmöglichkeiten	Inwieweit kann sich der Arbeitnehmer innerhalb seines Funktionsbereichs und der Organisation weiterentwickeln?
Zukunftsängste	Inwieweit kann sich der Arbeitnehmer sicher sein, dass er seinen Arbeitsplatz behält?
unzureichende Entlohnung	Inwieweit ist der Arbeitnehmer zufrieden mit seiner Entlohnung?

toren bei der Arbeit und Beschwerden am Haltungs- und Bewegungsapparat beschreiben. Sie weisen darauf hin, dass seit kurzem die potentiell ätiologische Bedeutung derjenigen psychosozialen Faktoren, die Beschwerden am Haltungs- und Bewegungsapparat auslösen können, allgemein eine zunehmende Beachtung findet. Analysen über die Rolle dieser Variablen, die in der Behandlung der Beschwerden am Haltungs- und Bewegungsapparat eine Rolle spielen, könnten einen wichtigen Beitrag zum besseren Verständnis und zur Reduktion von arbeitsbedingten Beschwerden am Haltungs- und Bewegungsapparat sowie zur Minderung der Arbeitsunfähigkeitsquote leisten.

Die oben genannte Untersuchung beinhaltet drei mögliche Erklärungsansätze für den Zusammenhang von psychosozialen Faktoren, Stress und individuellen Charaktereigenschaften auf der einen Seite und den Beschwerden am Haltungs- und Bewegungsapparat auf der anderen Seite (Abb. 3.14):

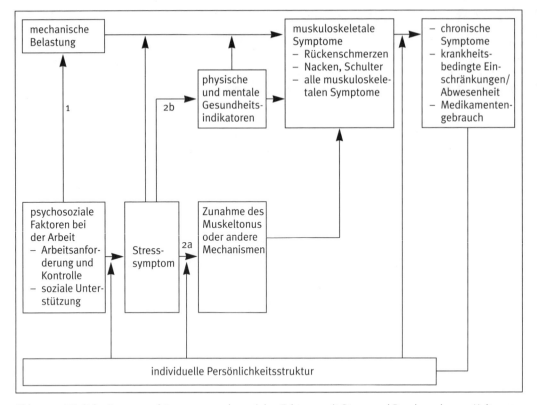

Abb. 3.14 Mögliche Zusammenhänge von psychosozialen Faktoren mit Stress und Beschwerden am Haltungs- und Bewegungsapparat *(Bongers, De Winter, Kompier u.a. 1993)*

1. Psychosoziale Faktoren innerhalb der Arbeitssituation beeinflussen Haltung, Bewegung und auszuübende Kraft. Hierbei geht es um die direkte Beeinflussung der Arbeitssituation bzw. um die Art und Weise, wie jemand arbeitet.
2. Erhöhter Arbeitsstress kann zu erhöhter Muskelspannung führen. Wenn jemand Mühe hat, die Anforderungen, die die Arbeit an ihn stellt, zu erfüllen, spricht man von Arbeitsstress. Hierdurch können Symptome, wie z. B. erhöhte Muskelspannung auftreten.
3. Erhöhter Arbeitsstress kann zu einer negativeren Einschätzung der entstandenen Symptome und zu einer Verminderung der eigenen Kapazität führen, diese Symptome zu bewältigen. Hierbei geht es um die Art und Weise, wie die Person mit ihren Beschwerden umgeht.

Nachfolgend werden die drei Erklärungsansätze näher erläutert.

1. Der Einfluss der psychosozialen Faktoren innerhalb der Arbeitssituation auf Haltung, Bewegung und auszuübende Kraft

Das Krankenpflegepersonal, das in personalunterbesetzten Pflegeheimen arbeitet, übt einen körperlich anstrengenden Beruf aus. Die Tätigkeiten „Heben" und „Patienten beim Gehen unterstützen" kommen im Arbeitsalltag des Pflegepersonals häufig vor. Bereits bei der Betrachtung der physischen Belastung fallen bestehende Risikofaktoren, wie z. B. das Gewicht der Heimbewohner und die oft ungünstige Haltung bei Hebetätigkeiten, auf. In diesem Bereich könnte die physische Belastung mit Hilfe von Hebehilfen und Hebeinstruktionen reduziert werden. Allerdings zeigt die Realität, dass das Pflegepersonal oft die Hebevorgänge weiter auf ungünstige Art ausführt, da der Arbeitsdruck so hoch ist, dass die Hebehandlungen sehr schnell erledigt werden und keine Zeit für den Einsatz von Hebehilfen genommen wird. Wenn nun lediglich der Behandlung von Rückenbeschwerden und dem Training von rückengerechter Hebehaltung Aufmerksamkeit geschenkt wird, besteht weiterhin das Risiko, dass die Beschwerden langfristig gesehen wiederkehren.

Anhand dieses Beispiels wird klar, dass der Arbeitsdruck ein wichtiger Faktor bei der Entstehung und dem Fortbestehen von Beschwerden am Haltungs- und Bewegungsapparat ist. Anhand eigener nicht publizierter Analysen, deren Daten mit Hilfe des Fragenkatalogs „Erleben und Beurteilung der eigenen Arbeit" (VBBA) gesammelt wurden, konnte der Zusammenhang zwischen psychosozialer Arbeitsbelastung, Arbeitsstress und den Beschwerden am Haltungs- und Bewegungsapparat ein wenig beleuchtet werden. Die gesammelten Daten der Untersuchung stammen von einer relativ kleinen Untersuchungsgruppe (324 befragte Personen). Bei der Auswahl der befragten Personen wurde von Anfang an auf eine gleichmäßige Verteilung bezüglich der Geschlechter, des Lebensalters und der Berufsarten geachtet. Die Beschwerden am Haltungs- und Bewegungsapparat wurden in dieser Untersuchung mit Hilfe des niederländischen Basismoduls „Periodiek Arbeidsgezondheitskundig Onderzoek (PAGO)" der „Stichting Kwaliteitsbevordering Bedrijfsgezondheidszorg (SKB)" erfragt. Zirka 10 % der Befragten gaben an, dass sie mehrere unterschiedliche Beschwerden am Haltungs- und Bewegungsapparat haben. Genannt wurden: Schulter-Nackenbeschwerden, Rückenschmerzen sowie Beschwerden im Arm- und Beinbereich. Wenn nun diese Gruppe auf statistische Weise mit dem Rest der Untersuchungsgruppe verglichen wird (hinsichtlich der Ergebnisunterschiede im Bereich der psychosozialen Faktoren), fallen folgende signifikante Unterschiede auf:
- weniger Aufgabenvariationen
- höhere physische Anstrengungen
- vermehrte Probleme mit den Kollegen
- Probleme mit der Betriebsleitung

Diese Resultate zeigen, dass die Personen, die angeben, mehrere unterschiedliche Beschwerden am Haltungs- und Bewegungsapparat zu haben, in der Regel wenig Abwechslung in ihrem Aufgabenbereich haben, ihre Arbeit als anstrengender empfinden und mehr Probleme mit den Kollegen und der Betriebsleitung erfahren.

Wenn nun die Gruppe, die lediglich über Rückenbeschwerden klagt (25 % der befragten Personen), für sich beschaut wird, ergeben sich folgende signifikante Unterschiede zum Rest der Untersuchungsgruppe:
- weniger Variationen in der Aufgabe
- höhere emotionale Belastung
- höhere physische Anstrengungen
- Probleme mit den Kollegen
- Probleme mit der Betriebsleitung
- schlechte Kommunikation

Diese Resultate führen zu dem Schluss, dass Personen mit Rückenbeschwerden neben den Problemen, die auch in der Gruppe mit mehreren unterschiedlichen Beschwerden angegeben wurden, zusätzlich eine höhere emotionale Belastung innerhalb ihrer Arbeit empfinden und einen Kommunikationsmangel angeben. Dies weist daraufhin, dass ein Zusammenhang zwischen bestimmten Beschwerden am Haltungs- und Bewegungsapparat und psychosozialen Arbeitsfaktoren besteht. Die Resultate sagen jedoch nichts über einen kausalen Zusammenhang aus. Entstehen die Rückenbeschwerden nun durch die Anspannung aufgrund der schlechten Kontakte mit den Kollegen oder verschlechtern sich die sozialen Kontakte dadurch, dass jemand mit Rückenbeschwerden anders eingesetzt wird und hierdurch Konflikte mit Kollegen entstehen?

Eine Langzeituntersuchung zum Zusammenhang von psychosozialer Arbeitsbelastung und Beschwerden am Haltungs- und Bewegungsapparat wird innerhalb des Niederländischen Instituts für Arbeitsumstände durchgeführt (NIA-TNO) und wird in Zukunft sicher mehr Einblicke in diese Zusammenhänge geben (Houtman 1994).

2. Der Einfluss des erhöhten Arbeitsstresses auf die Muskelspannung

Wenn die psychische Belastung innerhalb der Arbeit das Maß der psychischen Belastbarkeit des Mitarbeiters übersteigt, führt dies zu (Arbeits)stress. Im Allgemeinen spricht man von Stress, wenn eine Person nicht in der Lage ist oder sich nicht dazu imstande fühlt, die an sie gestellten Anforderungen zu leisten (Kompier 1990). Arbeitsstress äußert sich in einer Reihe von Symptomen. Im Folgenden sind die wichtigsten Äußerungsformen von Arbeitsstress aufgelistet.

Symptome von Arbeitsstress
- Probleme im Bereich des Wohlbefindens
  - die Arbeit macht keinen Spaß
  - Mangel an Organisationsengagement
  - Überlegungen, sich eine neue Stelle zu suchen
- Probleme mit der Spannung
  - emotionale Reaktionen: heftiger als sonst auf Situationen innerhalb der Arbeit reagieren (Wutausbrüche, Weinkrämpfe)
  - Müdigkeit während der Arbeit, das Empfinden, nicht mehr mithalten zu können
  - Erholungsbedürfnis: nach der Arbeit benötigt der Arbeitnehmer viel Zeit, um sich zu erholen
  - Grübeln: lästige Arbeitssituationen gehen einem noch lange durch den Kopf
  - Schlafstörungen: Ein- und Durchschlafprobleme, da die Arbeit einem nicht aus dem Kopf geht

(Van Veldhoven 1996)

In einigen Fällen liegt die Ursache also innerhalb der Arbeitssituation, bei anderen der oben genannten psychosozialen Risikofaktoren liegt die Ursache in anderen Bereichen. Die eingeschränkte Belastbarkeit des Arbeitnehmers kann ein weiterer Grund für die entstandenen Probleme sein. Oft besteht eine Kombination von Missständen innerhalb der Arbeitssituation und einer eingeschränkten Belastbarkeit des Arbeitnehmers, die dafür sorgt, dass jemand Stresssymptome erfährt.

Das Erholungsbedürfnis ist eine wichtige Richtgröße für die vom Arbeitnehmer empfundene Spannung, die die Arbeit bei ihm auslöst. Die Revision der Arbeitsbelastung (wie bereits in Abschnitt 3.2 angesprochen), bei der das Erholungsbedürfnis des Arbeitnehmers mit berücksichtigt wird, stammt von Meijman (1989, 1991). Sein Belastungs-Erholungsmodell richtet sich auf die Effekte, die aufgrund einer länger andauernden erhöhten Aktivierung entstehen (Abb. 3.15). Aus einer Untersuchung von Meijman (1989), an der u. a. Busfahrer teilnahmen, zeigte sich, dass ein psychisch sehr intensiver Arbeitstag eine längere Erholungszeit erfordert als ein relativ ruhiger, mit Pausen ausgestatteter Arbeitstag. Langanhaltende Müdigkeit geht oft mit einer Zunahme der Muskelspannung und mit Muskelschmerzen einher.

Das folgende Beispiel aus der Praxis illustriert die Hypothese, dass Arbeitsstress zu

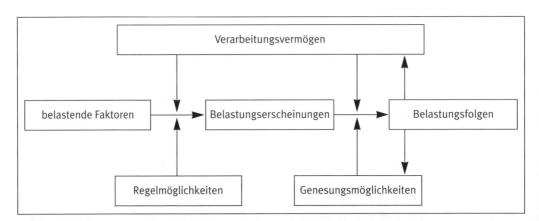

Abb. 3.15 Das Belastungs-Erholungsmodell von Meijman *(Van Veldhoven 1996)*

einer höheren Muskelspannung (und somit zu Beschwerden) führt.

Eine in einer Anwaltskanzlei tätige Sekretärin hat üblicherweise verschiedene Aufgaben zu erfüllen (Textverarbeitung, Telefonate annehmen, Klienten empfangen, Kaffee bereitstellen, kopieren u. a. m.). Ihre Arbeitgeber erwarten von ihr ein hohes Arbeitstempo und viel Flexibilität. Es kommt häufig vor, dass sie eine Aufgabe kurzfristig liegen lassen muss, wenn eine andere Aufgabe direkt ihre gesamte Aufmerksamkeit erfordert. So kommt es ebenfalls häufiger vor, dass sie gerade für ihren einen Chef ein Schriftstück für einen Gerichtstermin in Bearbeitung hat und ihr anderer Chef sie bittet, für ihn sofort einen Brief zu schreiben und diesen möglichst schnell bei der Post aufzugeben. So auch an diesem Tag, an dem es deshalb mit ihrem zweiten Chef zu einem heftigen Streitgespräch kommt. Am Ende verlässt dieser wütend und mit Entlassungsdrohungen das Vorzimmer. Sie fühlt sich angespannt und gehetzt. Den Rest des Tages versucht sie, die zwei Schriftstücke fertig zu stellen und macht deshalb keine Pause. Als sie die Anwaltskanzlei verlässt, bleiben ihr nur noch 5 Minuten, um noch etwas für das Abendessen zu besorgen. Zu Hause angekommen spürt sie, wie sich bei ihr Spannungskopfschmerzen und Schulterschmerzen entwickeln. Darüber hinaus entwickelt sich noch ein Streit mit ihrem Freund, der kein Verständnis dafür aufbringen kann, dass sie aufgrund ihrer Beschwerden keine Lust hat, mit ihm ins Kino zu gehen. Ihre anschließenden Versuche, sich zu entspannen, schlagen fehl. Sie schläft schlecht und geht am darauf folgenden Tag lustlos und unausgeruht zur Arbeit.

Wenn eine solche Stresssituation über einen längeren Zeitraum anhält, können sich aus den ursprünglichen, eher anspannungsbedingten Kopfschmerzen und Schulterbeschwerden chronische Nacken- und Schulterbeschwerden entwickeln. Eine nur auf das Beschwerdeniveau gerichtete Behandlung würde wohl zeitlich befristet Erleichterung verschaffen, aber die Gefahr ist groß, dass die Beschwerden zurückkehren. Bessere Absprachen mit ihren Vorgesetzten bezüglich der Arbeitssituation oder das Erlernen eines anderen Arbeitsstils würden neben der Behandlung der Beschwerden in diesem Fall auf längere Sicht effektiver sein.

Die körperlichen Veränderungen, die aufgrund einer stressbelasteten Situation am Haltungs- und Bewegungsapparat entstehen können, können mit den körperlichen Prozessen erklärt werden, die unter Spannungszuständen auftreten. Wenn sich eine Person in einer für sie bedrohlichen Situation befindet, kommt es zu physiologischen Reaktionen. Die wichtigsten Kennzeichen hierbei sind ein erhöhter Adrenalinspiegel, eine erhöhte Atemfrequenz und ein erhöhter Herzschlag sowie eine Erhöhung der Muskelspannung. Diese physiologischen Reaktionen unterliegen einem Prozess, der vor allem vom autonomen Nervensystem ausgeht. Dieser Prozess wurde 1929 von Walter Cannon „fight-or-flight-reaction" genannt. Der Körper präpariert sich, um einen Feind anzugreifen oder um vor ihm zu flüchten. Die Einschätzung der Situation und die eigenen Möglichkeiten bestimmen, welches Verhalten das Richtige ist. Wenn es über einen längeren Zeitraum nicht möglich ist, der Bedrohung entgegenzuwirken oder vor ihr wegzulaufen, bleibt der Körper in diesem erhöhten Aktivitätszustand. Nach einiger Zeit kann dies unterschiedliche psychische und körperliche Beschwerden u. a. am Haltungs- und Bewegungsapparat verursachen.

Die bereits oben zitierte Eigenanalyse des Datenbestandes des Fragenkatalogs über „Erleben und Beurteilen der Arbeit" gibt darüber hinaus noch mehr Informationen über den Zusammenhang zwischen den Beschwerden am Haltungs- und Bewegungsapparat und den Symptomen des Arbeitsstresses. Die Befragten, die Beschwerden am gesamten Haltungs- und Bewegungsapparat angaben (10 % der Gesamtbefragten), unterschieden sich in den folgenden Punkten signifikant vom Rest der Untersuchungsgruppe:

- sie gehen lustlos zur Arbeit
- sie haben ein erhöhtes Erholungsbedürfnis

- sie grübeln mehr
- sie entwickeln mehr emotionale Reaktionen

Menschen, die über verschiedenartige Beschwerden am gesamten Haltungs- und Bewegungsapparat klagen, sind in der Regel müder als der Durchschnitt, scheuen sich mehr vor dem Arbeitstag, grübeln viel über ihre Arbeit und zeigen mehr emotionale Reaktionen auf der Arbeit (z. B. schnell irritiert sein).

Betrachtet man die 25 % der Befragten, die nur über Rückenbeschwerden klagen, dann fällt auf, dass diese Befragten verglichen mit dem Rest der Untersuchungsgruppe neben den bereits oben genannten Arbeitsstresssymptomen auch eine höhere Fluktuationsneigung haben, d.h. sie denken häufiger als der Durchschnitt über einen Arbeitsplatzwechsel nach. Ein in der Realität häufig vorkommendes Beispiel aus dem Bereich des Gesundheitswesen ist die Überlegung einer Krankenschwester, aufgrund ihrer Rückenbeschwerden den Beruf zu wechseln.

3. Der Zusammenhang zwischen Arbeitsstress, der Einschätzung der entstandenen Symptome und der eigenen Kapazität, mit diesen Symptomen umzugehen

In der gesundheitspsychologischen Literatur wird dem Begriff „*Coping*" viel Aufmerksamkeit geschenkt. Lazarus definierte 1981 „Coping" (Bewältigung) wie folgt: Coping ist eine problemlösende Verhaltensform, wenn das individuelle Wohlbefinden bedroht wird und die Person nicht auf bestehende Routinefertigkeiten und Möglichkeiten zurückfallen kann. Die Einschätzung der eigenen Stressbewältigungsmöglichkeiten ist dabei bestimmend für die Wahl der Umgangsform. Ein Beispiel aus der Praxis, in der eine stressbeladene Situation einen negativen Einfluss auf das Handhaben der Beschwerden am Haltungs- und Bewegungsapparat hat, wird in dem nun folgenden Beispiel über einen als Bauführer tätigen Mann im Haus- und Wohnungsbau dargestellt.

Herr K. wird seit einigen Monaten von Rückenschmerzen mit Ausstrahlungsschmerzen in die Beine geplagt. Er macht sich hierüber große Sorgen, da er vor einem Bandscheibenvorfall Angst hat. Seine Arbeit beinhaltet die Koordinierung und Regelung von Bauprojekten, wodurch er oft und manchmal auch lange im Auto sitzen muss, um von einer zur anderen Baustelle zu gelangen. Zu seinen Aufgaben gehört auch die Überwachung der Einhaltung der Sicherheitsvorschriften auf der Baustelle. So muss er z. B. dafür sorgen, dass die Gerüste solide und stabil aufgebaut sind und die auf der Baustelle tätigen Arbeitnehmer an ihre Pflicht erinnern, Schutzhelme und Sicherheitsschuhe zu tragen. Seit einem halben Jahr steigt der Arbeitsdruck stark an, da die Baugesellschaft, für die Herr K. tätig ist, mehr Aufträge als üblich angenommen hat und diese auch schärfer kalkuliert, um weiterhin die Konkurrenz hinter sich zu lassen.

Zu seinen körperlichen Beschwerden sind nun auch noch Stresssymptome, wie z. B. Schlafstörungen, Unlust zur Arbeit zugehen, Gereiztheit im Umgang mit seinen Mitarbeitern, hinzugekommen. Er ist es gewohnt, immer alle Aufgaben anzunehmen und sagt nie nein. Er merkt jedoch, dass ihm die Verantwortung für seine Mitarbeiter zu viel wird. Allerdings denkt er immer noch, dass, wenn er nicht selbst alles regelt, dann sicher an irgendeiner Stelle etwas schief geht. Seine Müdigkeit wirkt sich negativ auf seine Rückenbeschwerden aus. Wenn er morgens aufsteht, empfindet er den neuen Tag schon als unüberwindbar und beginnt direkt über die vielen Stunden zu grübeln, die er wieder im Auto verbringen muss. Er hat das Gefühl, sich aufgrund seiner Rückenbeschwerden nicht so gut konzentrieren zu können und dies ängstigt ihn, Fehler zu machen. Er weiß, dass er das alles eigentlich viel ruhiger betrachten und angehen muss, aber aus Angst, Fehler zu machen und zu fallen, strengt er sich noch mehr an und setzt sich damit selbst noch mehr unter Druck.

In ähnlich gearteten Fällen ist es ratsam, die Aufmerksamkeit auf die Versagensängste und die Grübeleien zu richten, da diese die betroffene Person davon abhalten, ihren Körper zu schonen. Eine rein beschwerdenorientierte Behandlung berücksichtigt lediglich die Symptome und wird daher nur im geringem Umfang den gewünschten Erfolg herbeiführen.

Neben der Einschränkung der psychosozialen Risiken innerhalb der Arbeit (Verminderung der Aufgabenbelastung, bessere Unterstützung, die Herrn K. die Möglichkeit gibt, sich weniger verantwortlich zu fühlen) ist es wichtig, dass seine Belastbarkeit vergrößert wird. Gespräche mit einem Arbeitspsychologen oder mit einem Sozialarbeiter über seinen Arbeits- und Copingstil würden Herrn K. in die Lage versetzen, anders mit seiner Arbeit und seinen Beschwerden umgehen zu können.

Psychische Krankheitsbilder und Beschwerden am Haltungs- und Bewegungsapparat
Ernsthafte Probleme innerhalb der Arbeitssituation, die sich aufgrund von psychosozialer Arbeitsbelastung und Arbeitsstress entwickeln können, können zu psychischen Krankheitsbildern, wie z. B. Überspanntheit und Depression führen. Jemand, der aufgrund seiner Arbeit überspannt ist, kann und will nicht länger die Anstrengungen leisten, die die Arbeit von ihm verlangt. Von diesen Arbeitnehmern wurde in der Vergangenheit meist über einen längeren Zeitraum hinweg eine hohe psychische Belastbarkeit erwartet, ohne ihnen gleichzeitig die Möglichkeit einer psychologischen Betreuung zu bieten. Vor allem in emotional belasteten Berufen, wie z. B. im Gesundheitswesen oder im Dienstleistungsbereich, besteht ein hohes Risiko, in einen überspannten oder „ausgebrannten" (burn-out) Zustand zu geraten. Diese Krankheitsbilder gehen oft mit Beschwerden am Haltungs- und Bewegungsapparat einher; in der Regel sind in diesen Fällen der Nacken, die Schultern und der Rücken schmerzhaft. Viele der betroffenen Personen sprechen nur über ihre körperlichen Beschwerden, da sie sich schämen oder es sich selbst nicht eingestehen möchten, dass ihre Psyche bzw. ihr Geist unter den Belastungen leidet und sich eventuell auch verändert hat.

Die Ursache für psychiatrische Krankheitsbilder, wie z. B. Psychosen und Depressionen, liegt normalerweise nicht an der Arbeitssituation selbst, allerdings können die psychiatrischen Krankheitsbilder aufgrund der psychosozialen Risiken bei der Arbeit schlimmer werden. Bei solch ernsthaften Störungen kann eine psychomotorische Hemmung oder Agitation auftreten. Wenn die Vermutung nahe liegt, dass der Patient an einem dieser Krankheitsbilder leidet, sollte der Hausarzt des Patienten sofort darüber informiert werden.

Studienfragen

1. Definieren Sie den Begriff „psychische Belastung der Arbeit".
2. Nennen Sie drei Symptome von Arbeitsstress.
3. Nennen Sie ein Beispiel aus ihrer direkten Umgebung, aus dem der Zusammenhang zwischen Stress und Beschwerden am Haltungs- und Bewegungsapparat deutlich wird.
4. Beziehen Sie zu dem folgenden Satz Stellung: Ein großer Teil der Beschwerden am Haltungs- und Bewegungsapparat der werktätigen Patienten wird durch psychosoziale Arbeitsumstände verursacht.
5. Welche Möglichkeiten sehen Sie für die Zusammenarbeit zwischen Physiotherapeuten und Psychologen, wenn es um die Risikominimierung hinsichtlich der Sportverletzungen bei Profifußballspielern geht?

Begriffe

psychosoziales Arbeitsrisiko	umfasst alle Elemente der Arbeit, die eines mentalen oder emotionalen Verarbeitungsprozesses bedürfen
Stress	die Folge einer Situation, in der die Anforderungen, die an jemanden gestellt werden, höher sind, als die Person sie erfüllen kann
Arbeitsstress	Folge einer Arbeitssituation, in der die psychosoziale Belastung größer ist, als die Person verarbeiten kann

3.4.3
Die Risiken am Arbeitsplatz

KEES ROMME

Betrachtet man die Risiken am Arbeitsplatz näher, dann fällt auf, dass es (wie bereits beschrieben) eigentlich nie um ein einzelnes Risiko an sich geht, sondern dass es sich um eine Kombination von belastenden Faktoren handelt, die sich aus den verschiedenen Bereichen wie Arbeitsinhalt, Arbeitsumstände, Arbeitsverhältnisse und Arbeitsvoraussetzungen zusammensetzt. Daneben ist die Möglichkeit der Einflussnahme für den Arbeitnehmer wichtig. Damit hat er die Möglichkeit, seine Arbeitsbedingungen selbständig bezüglich der Arbeitsumgebung und seines eventuell vorhandenen Bewältigungsverhaltens (Copingstils) zu verändern. Darüber hinaus sollte auch im Hinblick auf die Belastbarkeit der Person bei der Arbeit die private Situation der Person berücksichtigt werden. Ein Beispiel hierfür wäre, dass der Arbeitgeber von seinem Arbeitnehmer mehr Leistung verlangt, so dass der Arbeitnehmer deshalb seine häuslichen oder versorgenden Aufgaben vernachlässigt oder aus diesem Grund seine Hobbys, den Sport und andere gesellschaftliche Aktivitäten aufgibt.

In diesem Abschnitt sollen mit Hilfe einiger Beispiele die oben genannten *Kombinationen der Faktoren* und die daraus resultierenden *Gesundheitseffekte* wiedergegeben werden. In den drei nachfolgenden Übersichten werden für die drei Berufsgruppen Büroangestellte, Bauarbeiter und Arbeitnehmer im Gesundheitsdienst lediglich die wichtigsten belastenden Faktoren beschrieben.

Bürotätigkeiten

Die Arbeit im Büro findet zu einem großen Teil am Computer statt. Die Zahl der Arbeitsstunden, die am Bildschirm verbracht werden, nimmt stark zu, so dass die gesetzlich vorgeschriebene Normstundenzahl regelmäßig überschritten wird (siehe „Verordnung über Sicherheit und Gesundheitsschutz bei der Arbeit an Bildschirmgeräten", Heidinger, Jaspert und Duelli 1999). Die am häufigsten vorkommenden gesundheitlichen Beschwerden, die von den im Büro tätigen Personen angegeben werden, sind Probleme mit den Augen, Nacken- und Schulterbeschwerden sowie Kopfschmerzen. Die Nacken- und Schulterbeschwerden basieren oft auf einer schlechten Arbeitshaltung, die wiederum auf schlecht eingestellten Büromöbeln oder auf der Betätigung der Computermaus ohne oder nur mit unzureichender Unterarmunterstützung auf dem Schreibtisch beruht. Die Beschwerden im Bereich der Augen können z. B. durch schlechte Beleuchtung, direkte Sonneneinstrahlung, trockene Luft oder eine schlecht eingestellte Brille ausgelöst werden. Der wichtigste Grund für diese Art der Beschwerden muss jedoch eher in der häufigen und meist über einen sehr langen Zeitraum (meist mehr als 6 Stunden pro Tag) ausgeführten Bildschirmarbeit gesehen werden, die in der Regel in einer verspannten Haltung und mit verbraucherunfreundlicher Software durchgeführt werden muss. Darüber hinaus wird dieser Zustand zum Teil von einem schlechten Verhältnis zu den Vorgesetzten und eventuell auch zu den Kollegen (schlechte Arbeitsatmosphäre) begleitet, die Möglichkeiten der Einflussnahme sind oft gering, da die Tätigkeiten gänzlich in Arbeitsvorschriften (z. B. ISO-Qualitätssysteme) festgelegt sind. Dazu kommt noch ein hoher Arbeitsdruck.

Belastende Risikofaktoren eines Büroarbeitsplatzes in Bezug auf den Bildschirmarbeitsplatz
- oft einseitige Tätigkeiten, die täglich wiederkehren (regelmäßig mehr als 6 Stunden pro Tag)
- viele Aufgaben sind in Protokollen und Arbeitsvorschriften festgelegt (wenig Selbstständigkeit)
- hoher Arbeitsdruck
- schlecht eingerichteter Arbeitsplatz, was Büromöbel und Computer betrifft
- eine Konzepthalteeinrichtung fehlt
- Bildschirmkontrast in Bezug auf Umgebung/ Konzept
- Reflektionen der Beleuchtung auf den Bildschirm und ungünstiger Lichteinfall

- Raumklima (Zug, zu warm, zu kalt)
- Luftqualität, z.B. trockene Luft, staubige Umgebung, biologische Verunreinigungen („sick-building syndrome"), chemische Verunreinigungen (Ozon, Tinte)
- statische Arbeit, wenig Bewegung
- schlechte Brille bzw. ohne Sehhilfe: Ermüdungsbeschwerden
- Verhältnis zu den Kollegen
- Verhältnis mit Vorgesetzten und Mitarbeitern
- Organisationsstruktur, zu wenig Mitspracherecht
- geringe Aufstiegschancen
- Entlohnung/Zusatzgelder für besondere Leistungen
- geringe Arbeitsplatzsicherheit (Reorganisationen, Einsatz von Hilfskräften oder von Zeitarbeitern)

(Hageraats 1991, Ligteringen und Van Duivenboden 1991, Valkenburg 1991, mit einigen Ergänzungen durch den Autor)

Eine Ausnahme hiervon ist das Vorkommen von Nackenbeschwerden, die durch die Benutzung einer verkehrten Sehhilfe (z.B. einer Variluxbrille, die das Auge für alle Sehabstände korrigiert) entstehen. Regelmäßig sieht man vor allem ältere Arbeitnehmer (älter als 45 Jahre) mit einer nach hinten gebeugten Kopfhaltung vor dem Bildschirm sitzen. Diese Haltung beruht auf der Nutzung der eigenen privaten Brille, die meist nicht für die Arbeit am Bildschirm bzw. für das Ablesen der Bildschirmschriften über einen Abstand von 50–70 cm geeignet ist. Der Arbeitnehmer versucht über diese Haltung, schärfer sehen zu können. Schon die Vorschrift einer bildschirmgeeigneten Brille bei der Arbeit am Bildschirm könnte die Beschwerden vermindern oder gar aufheben.

Bauarbeiter

Im Baugewerbe ist das Arbeitsunfähigkeitsrisiko sehr hoch (CTSV 1996). Die medizinischen Ursachen für den Krankheitsausfall und den Eintritt in die Arbeitslosigkeit beruhen weitgehend auf den Erkrankungen des Bewegungsapparats und zu einem geringeren Teil auch auf psychischen Problemen. Die Beschwerden sowie die Erkrankungen am Haltungs- und Bewegungsapparat entstehen aus unzähligen arbeitsgebundenen Aspekten. Die Spezialisierungen in den einzelnen Bereichen des Baugewerbes führen dazu, dass die Arbeitnehmer der einzelnen Betriebe immer häufiger gleiche Tätigkeiten in einem hohen Arbeitstempo ausführen müssen (Gerüstbauer, Gipsblockmonteur, Maurer etc.).

Belastende Risikofaktoren im Baugewerbe
- oft einseitige Tätigkeiten, Bauarbeiter sind oft auf eine bestimmte Funktion spezialisiert (Maurer, Betongießer, Betonbohrer, Erdarbeiter etc.)
- häufig hoher Arbeitsdruck
- unsichere Situationen (ausrutschen, fallen, Einsturzgefahr, unzureichende Sicherheitsvorkehrungen z.B. bei Arbeiten an Straßen)
- hohe physische Belastung (Hebesituationen der Gipsblockmonteure, häufig gebeugte und gedrehte Arbeitshaltungen der Maurer, das Arbeiten über Kopf der Stuckateure, das Arbeiten auf den Knien der Straßenbauer)
- Lärmbelastung (viele Funktionen haben eine Tagesbelastung von mehr als 80 dB(A))
- Schwingungen und Erschütterungen (Körper- und Hand-Arm-Schwingungen)
- Klima
- gefährliche Stoffe
- Verhältnis zu den Kollegen
- Verhältnis zu den Vorgesetzten und zu den Mitarbeitern
- Organisationsstruktur, Mitspracherecht
- Aufstiegsmöglichkeiten
- Entlohnung/Einmalzahlungen für besondere Leistungen, Weihnachtsgeld etc.
- Arbeitsplatzsicherheit
- ständiger Zeitdruck

(Hageraats 1991, Ligteringen und Van Duivenboden 1991, Valkenburg 1991)

Hilfsmittel zur Verminderung der physischen Belastung sind oft nicht vorhanden oder werden nicht eingesetzt. Eine diesbezüglich oft gehörte Bemerkung ist, dass der Einsatz der Hilfsmittel zu viel Zeit kostet und dies zu Lasten der „Produktion" geht. Ein weiteres Problem ist die Art und Weise, wie die großen Bauunternehmer für die einzelnen Projekte werben. Das öffentliche Anbieten der Projekte erfordert sehr scharfe Preiskalkulationen. Die verschiedenen Bauunternehmer versuchen, möglichst günstig den Auftrag für das Projekt für sich zu entscheiden und dies geht einerseits zu Lasten der unterbesetzten Personaldecke und andererseits zu Lasten der gewünschten Anschaffung technischer Mittel (wie z. B. Hilfsmittel, Hebekräne und Aufzüge). Die Investition in mechanische Hilfsmittel, die der physischen Entlastung dienen sollen und in Sicherheitsvorrichtungen, die zur Verhinderung von Unfällen eingehalten werden sollen, ist äußerst unzureichend. Ein anderer häufig hinzukommender Risikofaktor, der körperliche Beschwerden verursachen kann, ist der hohe Arbeitsdruck. Diesem Zeitdruck ist auch Herr K. aus dem zu Beginn dargestellten Beispiel ausgesetzt; als Bauführer ist er für alles verantwortlich, was die Planung und die Organisation der Bauaktivitäten betrifft.

Tätigkeiten im Gesundheitssektor

Im Gesundheitswesen ist die Zahl der Abwesenheitstage recht hoch. In den Niederlanden beispielsweise liegt die Zahl über dem Landesdurchschnitt (CTSV 1995). Die Gründe hierfür liegen in der gesetzlich vorgeschriebenen Freistellung aufgrund der geltenden Schutzrichtlinien für bestehende Schwangerschaften und deren Entbindungen, aufgrund von psychischen Beschwerden und Beschwerden am Haltungs- und Bewegungsapparat. Die Beschwerden im Bereich des Haltungs- und Bewegungsapparates werden durch die physische Belastung während der täglichen anfallenden Hebehandlungen und durch die häufig nach vorne gebeugte Arbeitshaltung verursacht.

Belastende Risikofaktoren im Gesundheitssektor
- Zunahme der Arbeitsbelastung, da lediglich die intensiv Pflegebedürftigen in den Krankenhäusern, den Pflegeheimen und den Altersheimen aufgenommen werden
- Vergreisung der Bevölkerung; Zunahme des medizinischen Konsums
- Reorganisationen, Fusionen, veränderte Patientenbetreuung
- Verhältnis zu den Vorgesetzten und den Mitarbeitern
- wenig Aufstiegschancen

- körperliche Belastung (viel und häufig schwer heben, der durch bestehende Schwangerschaften entstehende Arbeitskraftausfall wird von der Krankenhausleitung oft nicht sofort mit Ersatzkräften kompensiert, so dass die restlichen auf der Station arbeitenden Pfleger und Schwestern die Arbeit zusätzlich übernehmen und dadurch stärker belastet werden)
- perzeptiv-mentale Belastung (vor allem im Intensiv-Pflegebereich)
- psychosoziale Belastung durch unregelmäßige Dienste, Arbeitsbelastung und Arbeitsdruck
- (Raum-)Klima und Klimaeinstellung in den Gebäuden (z.B. hohe Umgebungstemperaturen, die auf die Patienten abgestimmt sind)
- chemische Belastung (häufiger Hautkontakt mit Seifen, Desinfektionsmitteln, Zytostatika, Lösungsmitteln etc.)
- biologische Belastung (Hepatitis B, HIV, Viren, Magen- und Darminfektionen)

(Hageraats 1991, Ligteringen und Van Duivenboden 1991, Valkenburg 1991)

Diese physische Belastung führt vor allem bei schwangeren Berufstätigen schnell zu einer Überbelastung, wodurch möglicherweise bereits vor dem Beginn des Mutterschutzes Abwesenheitstage anfallen. Langfristige, in der Industrie eingesetzte Lösungen, wie z. B. Robotereinsatz oder Automatisierung der Tätigkeiten bzw. der einzelnen Produktionsschritte, sind im Gesundheitssektor nicht möglich.

Im Gesundheitssektor werden die Mitarbeiter häufig mit allen Facetten des Lebens und ihrer Problematik konfrontiert (z. B. mit dem Tod, dem Leiden und der eigenen Ohnmacht). Regelmäßig entstehen hierbei Situationen, in denen die Mitarbeiter entgegen ihrer eigenen Lebensanschauung handeln müssen oder eigene verdrängte Lebenserfahrungen und -probleme wieder wach werden. In solchen Situationen wird der Umfang der Versäumnistage oder -monate von folgenden Fragen mitbestimmt: Wie stabil steht der Mitarbeiter im Leben und inwieweit kann er die Vorkommnisse relativieren?

In den letzten Jahren sind sowohl die Arbeitsbelastung als auch der Arbeitsdruck stetig gestiegen. Die Behandlungszeiten, die das Pflegepersonal für Patienten zur Verfügung hat, werden immer kürzer. Das bedeutet, dass der Patient in einem eng bemessenen Zeitraum nur die nötigen Pflegehandlungen erhält und nicht mehr. Die menschliche Komponente tritt bei dieser Art der Arbeit häufig in den Hintergrund. Beobachtungen zufolge konnte festgestellt werden, dass fast jeder, der auf diese Art und Weise über viele Jahre hinweg gearbeitet hat, früher oder später das Gefühl des „Ausgebranntseins" (burn-out) empfindet.

Studienfragen

1. Beschreiben Sie ausführlich, welche Ursachen die Nacken- und Schulterbeschwerden mit regelmäßig auftretenden Kopfschmerzen eines Mitarbeiters haben können, der am Fließband stets wiederkehrende Montagehandlungen (Tempo: 8 Handlungen pro Minute) verrichtet.
2. Nennen Sie mögliche Engpässe im Bereich der Arbeitsumstände bei Gabelstaplerfahrern, die auf lange Sicht zu gesundheitlichen Beschwerden führen können. Nennen Sie außerdem noch einige Verbesserungsvorschläge, um die erwähnten Engpässe zu verhindern oder zu verbessern.
3. Erläutern Sie: Ein gutes Arbeitsklima verringert die Gefahr von gesundheitlichen Beschwerden.

4 Untersuchung und Behandlung

4.1 Einleitung

Der Physiotherapeut wird immer häufiger mit Beschwerdebildern am Haltungs- und Bewegungsapparat konfrontiert, die direkt oder indirekt mit den spezifischen Problemen der Arbeitssituation des Patienten zu tun haben. In Kapitel 2 wurde bereits darauf hingewiesen, dass es sich bei den so genannten „arbeitsbedingten Beschwerden" um physische Belastungsfolgen handelt, die zu einer zeitlich begrenzten oder auch zu einer dauerhaften Arbeitsunfähigkeit führen können. Um ein adäquates Behandlungskonzept erstellen zu können, sollte der Physiotherapeut entweder einen Überblick über die möglichen Ursachen der arbeitsbedingten Beschwerden des Patienten haben oder über die spezifischen Risikofaktoren der Arbeitssituation (belastende Faktoren) informiert sein. Darüber hinaus sollte der Physiotherapeut sich ein Bild über das physische Verarbeitungsvermögen bzw. über die Belastbarkeit der betreffenden Person machen. Hierzu benötigt der Physiotherapeut eine methodisch aufgebaute und zielgerichtete Untersuchungsstrategie. Bis heute fehlte in der Physiotherapie eine solche spezifische Untersuchungsstrategie (KNGF 1992).

Nachfolgend wird in diesem Kapitel die bei arbeitsbedingten Beschwerden anwendbare, *physiotherapeutische Untersuchungs- und Behandlungsstrategie* vorgestellt (Abb. 4.1). Diese Untersuchungsstrategie basiert auf dem „Methodischen Physiotherapeutischen Handeln" und dem Arbeitsbelastungsmodell von Van Dijk. Einige spezifische Ergänzungen runden die Untersuchungsstrategie ab. Der Physiotherapeut führt so auf systematische Art und Weise schrittweise alle Untersuchungsphasen des physiotherapeutischen Untersuchungsprozesses durch (siehe auch 2.3):

- die Anmeldung durch den Patienten oder den überweisenden Arzt
- die Anamnese und die physiotherapeutische Untersuchung (der diagnostische Prozess)
- die Formulierung der Schlussfolgerung und die eventuelle Aufstellung eines Behandlungsplans
- den Behandlungsprozess
- die Evaluation und den Abschluss des Hilfegewährungsprozesses (Van Ravensberg 1997, KNGF 1998)

Der normale physiotherapeutische Untersuchungsprozess bleibt leider noch zu sehr bei der Formulierung der Funktionsstörungen aufgrund von Gewebebeschädigungen oder Gewebeschaden hängen (z. B. Muskelkraft, Mobilität, Schmerz). Diese Unzulänglichkeit kann letztlich zu einer unzweckmäßigen und ineffektiven physiotherapeutischen Behandlung führen (Oostendorp 1997). Die in diesem Kapitel beschriebene Untersuchungsstrategie versucht dagegen nicht nur die Belastung und die Belastbarkeit auf Gewebeniveau zu formulieren (lokale Belastung und Belastbarkeit), sondern richtet sich auf das Analysieren der Einschränkungen im Bereich der Fertigkeiten, Aktivitäten oder Handlungen, die sich auf die Arbeitssituation und die spezielle Arbeitsproblematik des Patienten beziehen. Die Beschreibung einer Fertigkeit oder Handlung liefert spezifizierte Informationen für die Erstellung eines Behandlungskonzepts (Peereboom 1996). In Anlehnung an De Vries und Wimmers (1992 und 1995) wird hier von einer (arbeits-)handlungsorientierten Vorgehensweise gesprochen. Denn es ist der Patient, der meist sehr genau angibt, bei welchen spezifischen Arbeitshandlungen er bei seiner Arbeitstätigkeit Probleme hat (z. B. Bücken, Reichen, Tippen).

Mit Hilfe der Untersuchungsdaten wird die momentane physische Belastbarkeit mit den Anforderungen der Arbeitssituation verglichen. Oostendorp, Wams und Hendriks (1997) nennen dies „Funktionierungsprofil". Das Funktionierungsprofil wird definiert als Abstimmung zwischen den belastenden Faktoren und dem Verarbeitungsvermögen des Patienten. Dabei wird geschaut, ob der Arbeitnehmer sowohl die selbst gestellten Anforderungen als auch die von seiner Arbeitsumgebung an ihn gestellten Anforderungen hinsichtlich seines täglichen Funktionierens im Arbeitsleben erfüllen kann. Anders gesagt untersucht man, welche spezifischen Anforderungen der Patient erfüllen muss, um an seinen Arbeitsplatz zurückkehren zu können (Ziel der Reintegration).

Die „*Arbeitsanamnese*" ist eine Ergänzung auf dem Weg des Methodischen Handelns. Sie ist ein Teil der Anamnese des Methodischen Physiotherapeutischen Handelns und spielt eine bedeutende Rolle beim Analysieren der spezifischen Belastungsfaktoren (oder Anforderungen) bei der Arbeitssituation des Patienten. Mit Hilfe von gezielten Fragen, die z. B. den Arbeitsinhalt oder die Arbeitsumstände des Patienten näher beleuchten, ist der Physiotherapeut anschließend in der Lage, die physischen Anforderungen besser einzuschätzen, die die Arbeitsfunktion des Patienten mit sich mitbringt. Bei den physischen Anforderungen oder belastenden Faktoren handelt es sich u. a. um die Dauer, die der Patient sitzend oder stehend verbringen muss, den Fußweg, den Zieh- oder Drückabstand, die zu tragenden Gewichte.

Wichtig zu erwähnen ist, dass in der Anamnese die Suche nach Funktionsstörungen bestehen bleibt. Es ist allerdings nicht sinnvoll, diese Variablen unabhängig von den Einschränkungen in den Fertigkeiten oder Handlungen zu untersuchen (Wimmers 1992). Dem Maler, der aufgrund von Schmerzen in Höhe der Insertion des M. quadriceps femoris links (Störung aufgrund einer Gewebebeschädigung) die Leiter nicht mehr hinaufsteigen kann (Einschränkung der Fertigkeit), ist bei der Lösung seines Problems nicht nur mit einer ausführlichen Mobilitätsuntersuchung seines Kniegelenks geholfen. Die Verminderung der Schmerzen kann innerhalb dieser Untersuchung als ein Teil des Behandlungsprozesses gesehen werden, der auf die Verbesserung der Einschränkung beim Treppen- bzw. Leitersteigen ausgerichtet ist.

Den Ausgangspunkt für die physiotherapeutische Behandlungsstrategie bilden die Schlussfolgerungen aus dem Vergleich der momentanen physischen Belastbarkeit des Patienten und der an ihn gestellten Anforderungen in der Arbeitssituation. Die Ziele der Behandlung (sowohl die kurzfristig als auch die langfristig angestrebten Ziele) beziehen sich auf den Patienten und seine spezifische Arbeitssituation. Wie bereits in Abschnitt 2.3.2 beschrieben, ist der primäre Ausgangspunkt der physiotherapeutischen Intervention die Wiederherstellung bzw. die Optimierung des physischen Verarbeitungsvermögens oder der Belastbarkeit des Patienten. Dazu gehört auch die Verminderung oder das Entfernen der belastenden (Risiko-)faktoren der Arbeitssituation.

Nach Knibbe (1987) sollte der Inhalt der Behandlung nicht „pathologiezentriert", sondern „*problemzentriert*" sein. Für eine optimale Intervention auf der physischen Belastbarkeitsseite des Patienten bedeutet dies, dass die speziellen Handlungsprobleme im Vordergrund stehen. Mit Hilfe einer funktionellen Behandlung und eines funktionellen Trainings sollten die problematischen (Arbeits-)handlungen bzw. Fertigkeiten des Patienten verbessert werden können (Van Wingerden 1998). Natürlich stellt die Verbesserung der vorliegenden Störungen einen Teil der Zielsetzungen des Behandlungsplans dar, denn sie dient als Voraussetzung für die Minimierung der spezifischen Einschränkungen. Klassische Be-

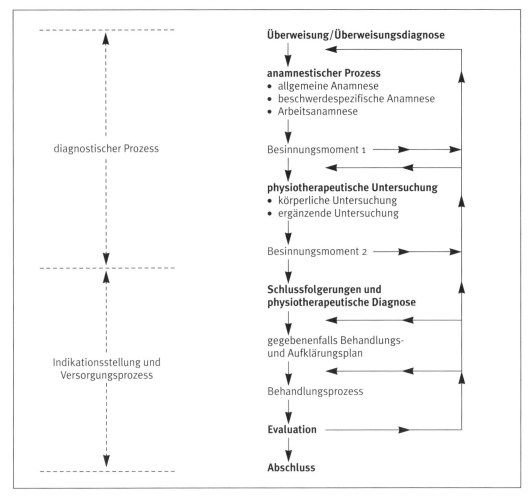

Abb. 4.1 Die Untersuchungs- und Behandlungsstrategie bei arbeitsbedingten Beschwerden am Haltungs- und Bewegungsapparat *(abgeleitet von Van Ravensburg, Oostendorp und Heerkens 1997, KNGF 1998)*

handlungsmethoden, wie z. B. Massagetechniken, Bewegungstechniken und physiotechnische Mittel, bilden von jeher das Instrumentarium des Physiotherapeuten (KNGF 1992).

Aufklärung und Beratung
In Abschnitt 2.3.2 wurde darauf hingewiesen, dass neben der Behandlung des Patienten und dem Training der „problematischen Handlungen" die Aufklärung einen wichtigen Platz einnimmt. Der Physiotherapeut kann den Patienten mit Hilfe einer gezielten und systematischen Aufklärung auf die spezifischen Risiken bei der Arbeit hinweisen und ihm Lösungsvorschläge bzw. Alternativen dazu nennen (Knibbe 1987, Kok 1990, Knibbe 1994, Verhulst 1994, Van der Burgt 1997, Oostendorp 1997). Die Umsetzung der Aufklärungsarbeit im praktischen Alltag kann direkt zu Beginn der Behandlung erfolgen, indem der Physiotherapeut parallel zur Erstellung des Behandlungsplans einen Aufklärungsplan bzw. eine Aufklärungsstrategie für den Patienten formuliert. Gleichzeitig sollte die methodische Vorgehensweise für die Anwendung des Aufklärungsplans und seinen Inhalt festgelegt werden. Der Aufklärungsplan bildet dann einen Teil des Methodischen Handelns.

Darüber hinaus ist es wichtig, dass der Physiotherapeut die Aufklärung auf den Patienten abstimmt, also eine maßgeschneiderte Aufklärung („Tailoring") entwirft. Die Aufklärung berücksichtigt z. B. auch die Motive (Beweggründe) des Patienten, der diese Ratschläge anwenden soll. Der Patient sollte sich mit dem Programminhalt identifizieren können. Gerade diese Maßarbeit bietet dem Physiotherapeuten wichtige Möglichkeiten, Verhaltensveränderungen und die Fortsetzung des neu erlernten Verhaltens systematisch zu unterstützen (Van der Burgt 1997). In Abschnitt 4.3.1 wird die Formulierung und Ausführung der Aufklärung näher erläutert.

Die in diesem Kapitel beschriebene Untersuchungs- und Behandlungsstrategie ist keine Garantie für eine effektive Behandlung arbeitsbedingter Beschwerden am Haltungs- und Bewegungsapparat. Der Physiotherapeut ist oft nicht in der Lage, den Ursprung der Arbeitsproblematik zu untersuchen und zu behandeln, daher ist es manchmal notwendig, den Patienten über andere Disziplinen zu informieren und ihn gegebenenfalls dorthin zu verweisen. Oostendorp, Wams und Hendriks (1997) geben an, dass bei anhaltenden progressiven arbeitsbedingten Beschwerden eine Überweisung zu einem multidisziplinären Begleitungsteam der angemessene Weg sein kann. Dank des umfangreichen Angebots an spezieller Sachkenntnis besteht die Möglichkeit, spezielle Aufgaben oder Handlungen nachzuahmen, um dadurch eine genauere Aussage über eine mögliche Arbeitswiederaufnahme zu bekommen. Dem Patienten kann eine individuelle Trainingssituation angeboten werden, die einem 2–8-stündigen Arbeitstag gleicht und ihm die Möglichkeit bietet, sich optimal auf die Wiederaufnahme seiner Arbeit vorzubereiten. Dieses Prinzip ist auch unter dem Namen „Work hardening" bekannt (Demers 1992). Diese Angebote werden z. B. in Rehabilitationszentren oder speziellen Rückenschulen gemacht.

Allerdings gibt es auch Fälle, in denen die arbeitsbedingten Probleme des Patienten so komplex sind, dass auch eine stufenweise Wiedereingliederung in den Arbeitsprozess nicht mehr möglich ist. In diesen Fällen besteht die Möglichkeit, eine neue eventuell vergleichbare Funktion zu suchen oder eine Umschulung in einen neuen Bereich bzw. Beruf durchzuführen (Pressel 1999). Die Wahl findet aufgrund eines sozialmedizinischen Gutachtens des behandelnden Arztes statt.

Der Betriebsarzt kann um Rat gefragt werden, wenn eine stufenweise Wiedereingliederung noch möglich erscheint. Hierzu werden mit Hilfe einer Befragung und einer Arbeitsplatzbegehung die belastenden Faktoren und Belastungsmuster festgestellt. Die letztendliche Wahl zur Erhaltung oder Wiedererlangung eines Arbeitsplatzes, zu Berufsfindungsmaßnahmen und zur Arbeitserprobung, Umschulung oder Fortbildung verlangt die Zusammenarbeit der Ärzte und der anderen therapeutischen Berufe, (Arbeits-)Psychologen, Sozialarbeiter, Pädagogen, Techniker und Ergonomen. Der Physiotherapeut kann hierzu einen Beitrag liefern, indem er die Resultate der Behandlung (ob die Behandlungsziele erreicht oder nicht erreicht wurden) sowie das momentane physische Belastbarkeitsniveau oder Verarbeitungsvermögen des Patienten protokolliert.

Studienfragen

1. Welche methodische und zielgerichtete Untersuchungsweise wird in den letzten Jahren innerhalb der Physiotherapie genutzt?
Was fehlt dieser Untersuchungsweise inhaltlich in Bezug auf die arbeitsbedingten bzw. arbeitsspezifischen Probleme? Erklären Sie warum.
Was sollte dieser Untersuchungsweise hinzugefügt werden? Begründen Sie.
2. Definieren Sie den Begriff „Funktionierungsprofil".
3. Warum sollte die Behandlung arbeitsbedingter Beschwerden nicht „pathologiezentriert", sondern „problemzentriert" sein?
4. Erklären Sie, warum das funktionelle Behandeln bzw. Trainieren des Patienten mit arbeitsbedingten Beschwerden so wichtig ist.

5. Warum sollte der Physiotherapeut den Patienten aufklären? Nennen Sie drei Gründe dafür.
6. Was hat „Tailoring" mit Aufklärung zu tun?
7. Erklären Sie, welche Vorteile das so genannte „Work hardening"-Prinzip für den Patienten hat.

Begriffe

Arbeitshandlung	Eine Arbeitshandlung formt die kleinste Einheit einer Aufgabe. Eine Aufgabe ist ein Teil einer Funktion. Ein Automechaniker (Funktion) hat z. B. als Aufgabe das Wechseln von Reifen. Eine benötigte Handlung dabei ist das Lösen der Schrauben (Peereboom 1996).
Handlung	eine Fertigkeit mit dem Ziel, eine bestimmte Beziehung zur Umgebung zustande zu bringen (Wimmers 1992)

4.2 Die Untersuchungsstrategie bei arbeitsbedingten Beschwerden

Ein Ziel dieses Buches ist die Beschreibung einer Untersuchungsstrategie, die auf Patienten mit arbeitsbedingten Beschwerden gerichtet ist. Die hier dargestellte Untersuchung ist das Resultat gebündelter Erfahrungen in Kombination mit dem Methodischen Physiotherapeutischen Handeln und dem Belastungsmodell von Van Dijk (1990).

In Abschnitt 2.3 wurde bereits darauf hingewiesen, dass es dem Physiotherapeuten an Kenntnissen, Erfahrung und Zeit mangelt, um den Arbeitsplatz des Patienten aufzusuchen und vor Ort eine genaue Analyse des Arbeitsproblems auszuführen. Die physiotherapeutische Untersuchung findet daher in der Praxis des Physiotherapeuten statt. Ist der Physiotherapeut nach dem diagnostischen Prozess der Überzeugung, dass ihm notwendige Informationen fehlen, so kann er Arbeitsmediziner oder andere Fachkundige, wie z. B. Arbeitspsychologen zu Rate ziehen. Der Physiotherapeut soll in jedem Fall mit Hilfe einer spezifischen Untersuchung in der Lage sein, Kenntnis von und Einsicht in die (Arbeits-)Risiken des Patienten zu erlangen, die eine mögliche Beziehung zu den spezifischen Belastungsfolgen haben könnten, mit denen der Patient zum Physiotherapeuten überwiesen wurde.

4.2.1 Der diagnostische Prozess

Der erste Kontakt zwischen Physiotherapeut und Patient findet bei der Übergabe des Rezeptes, das entweder vom Hausarzt des Patienten oder einem Facharzt ausgestellt sein kann, statt. Neben den üblichen Patientendaten, der ärztlichen Diagnose und der eventuell vorgeschriebenen Art der Behandlung steht im Allgemeinen nichts auf dem Rezept, weder notwendige noch ergänzende Informationen bezüglich der möglichen arbeitsbedingten Beschwerden am Haltungs- und Bewegungsapparat.

Nach dem formellen Teil kann der Physiotherapeut mit seinem diagnostischen Prozess beginnen. Das Ziel dieses Prozesses ist, mit Hilfe der Untersuchung einen Eindruck über die Art, den Ernst und das Ausmaß der Beeinflussbarkeit des Problems zu erlangen (KNGF 1998). Der Physiotherapeut sammelt Daten über spezifische Störungen in Funktionen (wie z. B. Kraft, Kondition, Gleichgewicht), Einschränkungen in Fertigkeiten bzw. Aktivitäten oder Handlungen und Problemen im Bereich der (sozialen) Partizipation. Bei arbeitsbedingten Problemen werden vor allem die Handlungsprobleme innerhalb der Arbeitssituation ausführlich und eingehend nachgefragt. Dies nennt man auch „arbeitshandlungsorientierte Vorgehensweise". Die erhaltenen Informationen und Daten geben einerseits einen Eindruck über das physische und mentale Verarbeitungsvermögen oder Belastbarkeits(niveau) des Patienten. Andererseits erfährt der Physiotherapeut, welche Handlungen möglicherweise Gesundheitsrisiken beinhalten oder spezifische Gesundheitsbeschwerden verursacht haben.

Darüber hinaus kann der Physiotherapeut mit Hilfe von problemorientierten Fragen und einer fundierten Untersuchung einen Eindruck von den physisch (mechanisch und energetisch) belastenden Faktoren und den Möglichkeiten des Patienten erlangen, Einfluss zu nehmen. Diese Übersicht ist notwendig, um eine eventuell bestehende Beziehung zwischen den Beschwerden des Patienten und der Arbeit des Patienten erkennen oder ausschließen zu können. Dabei sind letztendlich für den Therapeuten nicht die physischen Belastungserscheinungen primär wichtig, sondern die präsentierten Belastungsfolgen (zeitlich begrenzt oder permanent).

Der anamnestische Prozess

Die Anamnese kann als erster Schritt gesehen werden, die Probleme des Patienten auf dem Niveau der Störungen, Einschränkungen und (sozialen) Partizipation im Verhältnis zu seiner Arbeitssituation deutlich herauszuarbeiten. Darüber hinaus erhält der Physiotherapeut aus den Angaben des Patienten Hinweise für die anschließende körperliche Untersuchung. Während des Anamnesegesprächs versucht der Physiotherapeut auch einen Überblick über den Aufklärungsbedarf des Patienten, die von ihm gestellte Hilfefrage, seine Motivation, seine Erwartungen und sein Informationsbedürfnis zu erlangen. Zusammen mit der anschließenden physiotherapeutischen Untersuchung formt die Anamnese die Basis für den späteren Behandlungsprozess.

Die Anamnese, die bei Patienten mit arbeitsbedingten Beschwerden am Haltungs- und Bewegungsapparat ausgeführt wird, besteht aus drei Teilen: der allgemeinen Anamnese, der beschwerdespezifischen Anamnese und der Arbeitsanamnese. Die Anamnese sollte zielgerichtet und systematisch aufgebaut sein.

1. Die allgemeine Anamnese

Die allgemeine Anamnese entspricht einer eher „nicht-spezifischen" Anamnese. Sie dient als Vorbereitung auf die spezifischen Fragen, die in der nachfolgenden beschwerdespezifischen Anamnese und in der Arbeitsanamnese gestellt werden. Mit der allgemeinen Anamnese werden Informationen über den allgemeinen Gesundheitszustand (z. B. Herz-Kreislauf- und Lungenfunktion), frühere Krankheiten, Traumata und Operationen gesammelt. Ebenso erfährt der Physiotherapeut in diesem Teil der Anamnese etwas über den Gebrauch von Medikamenten, Alkohol und Nikotin (heute und in der Vergangenheit) sowie etwas über die Ausübung von sportlichen Aktivitäten oder Hobbys als auch etwas über die Mobilität des Patienten (z. B. ob und wie er noch Auto fährt). Darüber hinaus informiert sich der Physiotherapeut über die familiären Umstände des Patienten, ob er verheiratet ist und Kinder hat, ob er ein eigenes Haus zu versorgen hat etc.

2. Die beschwerdespezifische Anamnese

In diesem Teil der Anamnese informiert sich der Physiotherapeut über die spezifischen Beschwerden des Patienten. Die Fragen, die der Physiotherapeut hierzu stellt, beziehen sich zum einen auf die Probleme im Bereich der Funktionsstörungen, wie z. B. Schmerzen, Kraftverlust, Sensibilitätsstörungen oder vegetative Veränderungen. Ebenso werden die vom Patienten empfundenen Einschränkungen in von ihm ausgeführten Fertigkeiten (Aktivitäten oder Handlungen) erörtert. Wie lang kann der Patient an einem Stück stehen oder sitzen, wie gut gelingt ihm das Treppensteigen, kann er sich noch bücken? Diese Fragen werden unter Einbeziehung der Tätigkeiten seiner Arbeitssituationen gestellt: „Kommt der Schmerz, wenn Sie den Pinsel in der Hand halten?" oder „Treten Ihre Kniebeschwerden auf, wenn Sie die Leiter hinaufsteigen?" Nachdem der Physiotherapeut die beschwerdespezifischen Probleme des Patienten näher erörtert hat, versucht er noch in Erfahrung zu bringen, in wie weit der Patient selbst vielleicht einen Zusammenhang zwischen seinen Beschwerden und seiner Arbeitssituation bzw. seinen spezifischen arbeitssituativen Handlungen sieht.

Ein Ziel der Anamnese ist, den Verlauf der Beschwerden von Anfang an aufzudecken. Wie lange hat der Patient die Beschwerden schon? Ist die Ursache bekannt, die für die Entstehung der Beschwerden verantwortlich war?

Wie war der Verlauf der Beschwerden dann über die Wochen, Monate, Jahre hinweg? Gab es Veränderungen innerhalb des dargestellten Beschwerdebildes (mehr bzw. weniger Beschwerden), die mit den verschiedenen spezifischen (Arbeits-)umständen bzw. -situationen in Verbindung gebracht werden könnten? Sind die Beschwerden immer schlimmer geworden? Gibt es einen Zusammenhang zwischen den Fehlzeiten (in Tagen) und den Beschwerden? In diesem Zusammenhang sollte der Patient auch nach den stattgefundenen Interventionen und ihren Resultaten befragt werden. Darüber hinaus sollte der Physiotherapeut in Erfahrung bringen, welche Maßnahmen der Patient selbst zur Minimierung oder Aufhebung seiner Beschwerden unternommen hat und ob der Patient inzwischen wieder einen normalen Arbeitstag absolvieren kann oder auf arbeitstherapeutischer Basis arbeitet. Im Verlauf des Gesprächs erhält der Physiotherapeut darüber hinaus auch Informationen über Bedürfnisse, Erwägungen bzw. Einschätzungen, Emotionen und Lösungsstrategien des Patienten.

Für eine bessere Einschätzung des Beschwerdebildes bzw. -musters hinsichtlich eines möglichen Zusammenhangs zwischen den Beschwerden und der Arbeitssituation kann der Physiotherapeut den Patienten bitten, ein „Tagebuch" zu führen. Dieses Tagebuch sollte 24–48 Stunden geführt werden, damit es für die anschließende Auswertung aussagekräftig ist. In diesem Tagebuch soll der Patient alle täglich anfallenden Tätigkeiten aufschreiben, die Momente, in denen die Beschwerden auftreten, wie lang sie dann anhalten und wie stark sie empfunden werden. Diese Art der Momentaufnahme kann sowohl dem Physiotherapeuten als auch dem Patienten einen besseren Überblick über mögliche Zusammenhänge zwischen den Beschwerden und den spezifischen (Arbeits-)Aktivitäten verschaffen.

3. Die Arbeitsanamnese

Mit Hilfe der Arbeitsanamnese versucht der Physiotherapeut herauszufinden, welche Anforderungen die Arbeitsumgebung an den Patienten (Arbeitnehmer) stellt. Die Anforderungen können sich auf die organisatorischen Aspekte der Arbeit oder auf die arbeitssituativen Faktoren der Arbeit beziehen. Der Physiotherapeut kann auf diese Weise die Anforderungen vorläufig einschätzen, die der Patient (Arbeitnehmer) bewältigen können muss, um wieder in seiner spezifischen Arbeitssituation funktionieren zu können. Es soll an dieser Stelle nochmals betont werden, dass es dem Physiotherapeuten um die physischen Aspekte der Arbeit und um das physische Verarbeitungsvermögen des Patienten geht.

Darüber hinaus wäre es für eine möglichst genaue Einschätzung durch den Physiotherapeuten wichtig zu wissen, ob der Patient eventuell „Nebentätigkeiten" oder „Schwarzarbeiten" ausführt. Es ist z. B. gut möglich, dass der Arbeitnehmer die Anforderungen, die seine reguläre Arbeitsumgebung an ihn stellt, ohne Probleme bewältigen kann, dass er aber aufgrund einer regelmäßigen Nebentätigkeit die dadurch entstehende Doppelbelastung nicht mehr schafft und sich in zunehmenden Maße körperliche Überlastungssymptome einstellen. Die Anforderungen, die die Arbeitsumgebung an den Arbeitnehmer stellt, werden in dem Arbeitsbelastungsmodell von Van Dijk

(1990) als „belastende Faktoren" oder „äußere Belastung" bezeichnet (siehe 3.1). Die nachfolgenden Fragen beschäftigen sich mit den vier beschriebenen Hauptgebieten Arbeitsinhalt, Arbeitsumstände, Arbeitsverhältnisse und Arbeitsvoraussetzungen.

Arbeitsinhalt
Zu diesem Bereich können folgende Fragen an den Patienten gestellt werden:
- Welche Funktion üben Sie in ihrem Arbeitsbereich aus? Welche Arbeitshandlungen gehören dazu bzw. welche führen Sie selbst aus? Welche speziellen Bewegungen gehören zu den von Ihnen ausgeführten Handlungen?
- In welcher Reihenfolge üben Sie Ihre Arbeitstätigkeiten aus? Womit beginnen Sie und wie sieht das Resultat aus?
- Wie schnell arbeiten Sie? Wie viele Handlungswiederholungen müssen Sie pro Minute oder pro Stunde schaffen und wie viele Stunden am Tag arbeiten Sie so?
- Wie schwer ist Ihre Arbeit? Wie schwer (in kg) sind die Gegenstände, die Sie heben oder tragen müssen? Wie lang ist die Gehstrecke, die Sie mit oder ohne Gegenstände regelmäßig zurücklegen müssen? Arbeiten Sie Ihrer Meinung nach über Ihre eigenen Kraftverhältnisse?
- Gibt es Vorschriften für die einzelnen speziellen Arbeitsmethoden (z. B. wie und wann zu heben)? Welche Hilfsmittel stehen Ihnen bei der Ausführung Ihrer Arbeitsaufgaben zur Verfügung?
- Tragen Sie die Verantwortung für Ihre Arbeit? Welche Verantwortung hinsichtlich Ihrer Aufgaben haben Sie? Ist dies formell geregelt?

Arbeitsumstände
Zu diesem Bereich können folgende Fragen an den Patienten gestellt werden:
- Wie kalt oder warm ist es während Ihrer Tätigkeit an Ihrem Arbeitsplatz? Arbeiten Sie oft draußen oder eher drinnen? Zieht es an Ihrem Arbeitsplatz oder ist es dort übermäßig feucht?
- Fallen Ihnen Schwingungen zur Last? Schwingt z. B. der Boden, auf dem Sie während Ihrer Arbeit stehen müssen oder müssen Sie als Arbeitnehmer eines Straßenbaubetriebes oft mit dem Presslufthammer arbeiten?
- Wie ist Ihr Arbeitsplatz eingerichtet, erreichen Sie alle von Ihnen benötigten Gerätschaften ohne Probleme?
- Besteht die Möglichkeit, dass Ihr Arbeitgeber Ihnen wenn nötig „angepasstes" Arbeitsmaterial zur Verfügung stellt (z. B. einen individuell einstellbaren Schreibtischstuhl)? Nutzen Sie bereits für Sie angepasste Arbeitsmaterialien?
- Nutzen Sie persönliche Schutzartikel, wie z. B. Sicherheitsschuhe oder Arbeitshandschuhe? Stehen Ihnen noch andere Sicherheitsartikel zur Verfügung (z. B. Atemschutzmasken, Sicherheitsbrillen oder Schutzhelme)?

Da wie bereits erwähnt der Physiotherapeut vor allem an den physischen Anforderungen bzw. Risikofaktoren interessiert ist, die die Arbeit an den Patienten stellt, sind die nachfolgenden Fragen eher als Ergänzung zu den bereits erhaltenen Informationen zu sehen.
- Ist es an Ihrem Arbeitsplatz eher dunkel oder sind Sie an Ihrem Arbeitsplatz grellem Sonnenlicht ausgesetzt?
- Gehören unangenehme Gerüche zu Ihrem Arbeitsplatz? Kommen Sie regelmäßig mit Chemikalien in Berührung? Sind Sie regelmäßig Krankheitskeimen ausgesetzt (z. B. hustende Patienten, Wundbehandlungen)?

Arbeitsverhältnisse
Zu diesem Bereich gehören Fragen über die Organisationsstruktur und die hierarchischen Verhältnisse innerhalb des Betriebes, in dem der Patient tätig ist. Die Gliederung des Betriebes sowie die Verteilung der Aufgaben und der Verantwortlichkeiten kann auf die Arbeitnehmer mental belastende Auswirkungen haben. Daher wird in diesem Bereich das mentale Verarbeitungsvermögen des Arbeitnehmers angesprochen. Probleme in diesem Bereich

liegen nicht primär innerhalb des physiotherapeutischen Arbeitsfeldes, allerdings können mental belastende Faktoren indirekt das physische Verarbeitungsvermögen des Menschen beeinflussen, so dass ein Interesse von Seiten des Physiotherapeuten durchaus gerechtfertigt ist. Der Einfluss der mental belastenden Faktoren auf das physische Verarbeitungsvermögen wird auch in den bekannten Bemerkungen deutlich: „Er lässt seinen Kopf hängen" oder „Die Last liegt ihm schwer auf den Schultern".

Darüber hinaus können die Antworten auf die Fragen aus diesem Bereich dem Physiotherapeuten einen Eindruck über das Interesse und die Begleitung von Seiten des Betriebes innerhalb der Arbeitsunfähigkeitsperiode des Arbeitnehmers vermitteln. Die folgenden Fragen können daher an den Patienten gestellt werden:

- Welche Funktion bekleiden Sie innerhalb des Betriebes und wie ist diese Funktion angesehen? (Je höher ein Arbeitnehmer sich in der betriebsinternen Hierarchie befindet, desto mehr Dispositionsfreiheiten und Weisungsbefugnisse er hat und desto mehr Verantwortung er trägt, desto geringer ist die Gefahr, bestimmte physische Gesundheitsprobleme zu erleiden.)
- Besteht die Möglichkeit, belastende Tätigkeiten mit körperlich weniger belastenden Arbeiten abwechselnd auszuführen?
- Besteht die Möglichkeit, die Arbeit mit den Kollegen im Wechsel (rotierend) auszuführen?
- Werden die Arbeitnehmer innerhalb des Betriebes nach ihrer Meinung gefragt und wird diese Meinung von der Betriebsleitung auch ernst genommen?

Arbeitsvoraussetzungen
Die Probleme, die in diesem Bereich auftreten, werden ebenso wie die Probleme aus dem Bereich der Arbeitsumstände von Psychologen und Sozialarbeitern bearbeitet. Allerdings gibt es in diesem Bereich auch wieder einige Fragen, deren Antworten dem Physiotherapeuten helfen können, arbeitsbedingte Probleme und Beschwerden des Patienten besser einordnen zu können.
- Wie ist Ihre Arbeits- und Ruhezeit eingeteilt? Können Sie selbst bestimmen, wann Sie Ihre Ruhezeiten nehmen möchten?
- Gibt es für Sie Möglichkeiten, Ihre berufliche Laufbahn zu planen? Können Sie diesen Verlauf selbst mit steuern?
- Gibt es in dem Betrieb, in dem Sie arbeiten, so etwas wie eine Belohnungs- bzw. Zusatzentlohnungsstruktur (z. B. dass man, wenn man mehr Steine (mehr m^2) in der gleichen Zeit verlegt, mehr Geld dafür verdient)?

Mit Hilfe der Antworten auf die Fragen aus diesen vier Hauptbereichen ist der Physiotherapeut darüber hinaus in der Lage, sich ein Bild über die Möglichkeiten der Einflussnahme seines Patienten innerhalb dessen Arbeitsstrukturen zu machen. In Abschnitt 3.2 wurde bereits darauf hingewiesen, dass die Möglichkeit der Einflussnahme den Arbeitnehmer in die Lage versetzt, Veränderungen hinsichtlich der Belastungsfaktoren vorzunehmen. Der Physiotherapeut kann die Möglichkeiten ermitteln, über die der Patient verfügt. Darüber hinaus sollte er in Erfahrung bringen, ob der Patient auch wirklich diese Möglichkeiten genutzt hat und wie er damit umgegangen ist. Diese Information spielt bei der Erstellung des Aufklärungsplans eine wichtige Rolle.

Nachdem das umfassende Anamnesegespräch abgeschlossen ist, sollte der Physiotherapeut sich einen Moment Zeit nehmen und über diesen ersten Teil seiner Gesamtuntersuchung nachdenken (Oostendorp 1996, Oostendorp1997). Der Physiotherapeut sollte sich in dieser „Besinnungspause" fragen, ob er aus dem Anamnesegespräch mit dem Patienten genügend Informationen und Anknüpfungspunkte erhalten hat, um die arbeitsbedingten Risiken des Patienten möglichst genau erfassen zu können. Darüber hinaus überprüft der Physiotherapeut auch, ob die von ihm gesammelten Informationen ausreichen, um die anschließende Untersuchung durchzuführen.

Es gibt Fälle, in denen der Zusammenhang zwischen den arbeitsbedingten Beschwerden und den belastenden Faktoren der Arbeit nicht mit Hilfe der „allgemeinen" Fragenliste festgestellt werden kann. Manchmal ist eine Arbeitssituation aufgrund der vielen verschiedenen Funktionen und Arbeitshandlungen so komplex, dass eine spezielle Fragenliste hinzugezogen werden muss, um eine bessere Einsicht in die Komplexität der arbeitsbedingten Probleme des betreffenden Patienten zu erlangen.

Zu Beginn dieses Abschnitts wurde darauf hingewiesen, dass die Anamnese zielgerichtet und systematisch erfolgen soll. Wenn nun der Einsatz einer speziellen Fragenliste ergänzend notwendig wird, sollte sowohl bei der eigenen Erstellung einer solchen Fragenliste als auch bei der Nutzung einer bereits bestehenden speziellen Fragenliste die methodologische Qualität der Fragenliste berücksichtigt bzw. beachtet werden. Die Aspekte Zuverlässigkeit, Validität und Responsivität bestimmen zum größten Teil die Objektivität des jeweiligen „Messinstruments". Leider mangelt es häufig an detaillierten Informationen über die methodologischen Aspekte der verschiedenen speziellen Fragenlisten, so dass die Wahl für das eine oder andere Messinstrument in der Regel durch das Angebot an Möglichkeiten bestimmt wird. Neben den methodologischen Anforderungen, die die Fragenliste erfüllen sollte, sollte sie darüber hinaus auch noch effizient einsetzbar sein. Die Zeit, die für das Fragen der Fragen oder für das Ausfüllen der Fragenliste vorgesehen ist, sollte nicht zu lang sein und die Fragen sollten gut verständlich gestellt sein.

Im Anhang sind einige Beispiele spezieller Fragenlisten aufgeführt. Weiterführende Informationen können bei den spezifischen Institutionen oder bei den aufgeführten Autoren erhalten werden.

Die physiotherapeutische Untersuchung

Die Basis für die körperliche Untersuchung und für die eventuell notwendige ergänzende Untersuchung bilden die Informationen, die der Physiotherapeut aus der Anamnese erhalten hat. Mit Hilfe der körperlichen Untersuchung ermittelt der Physiotherapeut die aktuellen Funktionsstörungen, wie z. B. Kraft, Mobilität, Muskellänge, Ausdauer und Gleichgewicht. Die diagnostischen Mittel, die dem Physiotherapeuten hierfür zur Verfügung stehen, sind dieselben Instrumente, die er auch bei einer „normalen" körperlichen Untersuchung nutzt, allerdings mit dem Streben, jede Messung so objektiv wie möglich auszuführen. Sicherlich können nicht alle der untersuchten Bewegungen ganz objektiv erfasst werden, für einige der Untersuchungstests stehen allerdings Hilfsmittel zur Verfügung (z. B. der Einsatz eines Handdynamometers, mit dem die Kraft der am Greifvorgang beteiligten Handmuskulatur ermittelt werden kann oder der Einsatz eines Goniometers bzw. der „Finger-Boden-Abstand", mit dem die allgemeine Beweglichkeit des Rumpfes in Grad bzw. Zentimetern gemessen wird).

Die aktuellen Einschränkungen in der Ausführung der vom Patienten benötigten Fertigkeiten, Aktivitäten und Handlungen, zu denen auch die Bewegungen Bücken, Heben, Sitzen, Treppesteigen und das Anreichen gehören, werden vom Physiotherapeut ebenfalls ermittelt. Diese Ermittlung der aktuellen Einschränkungen stellt einen der wichtigsten Aspekte der Untersuchung dar. Welche spezifischen Handlungen getestet werden, wurde mit Hilfe der Informationen aus der Anamnese bestimmt.

Der Physiotherapeut lässt dazu den Patienten zuerst eine Handlung ohne Zielsetzung, aber im Rahmen seines Problembereichs, ausführen. Dazu bittet er den Patienten z. B., sich zu bücken oder eine Greifbewegung auszuführen. Die Qualität und die Intention der Bewegung kann dabei beobachtet werden. Anschließend lässt der Physiotherapeut den Patienten dieselbe Handlung nochmals ausführen, diesmal allerdings in Form einer Arbeitshandlung. Das bedeutet, dass der Patient die problematische Handlung so ausführen soll, wie er dies an seinem Arbeitsplatz ausführen würde. Hierzu gibt der Physiotherapeut dem Patienten eine zielgerichtete Anweisung, wie z. B. „Können Sie bitte die vor Ihnen am Boden liegenden Gegenstände so aufheben, wie Sie dies während Ihrer Arbeit auch machen würden? Also in Ihrem eigenen Tempo und mit der von Ihnen angewandten Bücktechnik" oder „Können Sie auf Ihre Art und Weise den Malerpinsel bzw. den Schraubendreher ergreifen?" Mit Hilfe dieser Vorgehensweise erhält der Physiotherapeut nicht nur Informationen über die Art und Weise, wie der Patient eine Handlung ausführt, sondern auch einen Eindruck über sein Arbeitstempo, seine eigene Art zu handeln und mit welcher Kontrolle und Koordination der Patient diese Handlung ausführt.

Abschließend wird der Zusammenhang beurteilt, der zwischen den bestimmten Bewegungen und Handlungen des Patienten und deren Ausführung innerhalb bestimmter nachgeahmter risikoreicher Arbeitssituationen besteht. Bei der Beurteilung muss berücksichtigt werden, dass die Handlung (eventuell negativ) durch die zuvor oder danach auszuführende Aktivität bzw. durch die zuvor oder danach eingenommene Arbeitshaltung beeinflusst werden kann. De Vries und Wimmers (1995) sprechen hier von einem möglichen Verband der Beschwerden mit der Sequenz der Handlungen. Eine Sequenz steht hier für eine Aufeinanderfolge von Handlungen in der Zeit. Die Zeit, die für die Ausführung benötigt wird, die spezielle Reihenfolge der Handlungen als auch die Übergänge der Handlungen oder Haltungen innerhalb einer Sequenz können die Arbeitshandlung problematisch machen. „Als Landschaftsgärtner müssen Sie ja den Unrat auf dem Boden wegräumen. Können Sie mir bitte zeigen, wie Sie dies während Ihrer Arbeit ausführen, indem Sie nun die hier am Boden liegenden Gegenstände aufheben" oder „Stellen Sie sich vor, dass Sie während Ihrer Arbeit als Maler eben den Pinsel zur Seite gelegt haben. Nun möchten Sie mit dem Anstreichen fortfahren und nehmen den Pinsel wieder auf und beginnen zu streichen."

Die Informationen, die während der Beobachtungen gesammelt werden konnten, können weiter operationalisiert und objektiviert werden, indem zur gleichen Zeit spezielle Messinstrumente eingesetzt werden. Mit Hilfe von „funktionellen Statusfragenlisten", die sich auf spezielle Erkrankungen beziehen, können die Möglichkeiten des Patienten, Aktivitäten des täglichen Lebens auszuführen, sichtbar gemacht werden (Gommans 1997, Beurskens 1998). Beispiele für solche funktionellen Fragenlisten sind die „Quebec Back Pain Disability Scale" (Kopic 1995) (siehe Abb. 4.2) und die etwas umfangreichere „Roland Disability Questionnaire" (Gommans 1997).

Die Schmerzintensität kann beispielsweise mit Hilfe der „Visual Analogue Scale" (VAS) gemessen werden. Die Skala besteht aus einer horizontal verlaufenden Linie von 10 cm, sie beginnt links mit „0" (kein Schmerz) und endet rechts mit „10" (unerträglicher Schmerz) (siehe Abb. 4.3).

Bei der Einnahme von Körperhaltungen oder bei der Ausführung von bestimmten Handlungen können auch die dabei erfahrenen Belastungen registriert werden (Abb. 4.4). Mit Hilfe der „Lokal empfundene Beschwerden"-Methode (LEB-M) können auf einfache Art und Weise Belastungsempfindungen in der Muskulatur, den Sehnen, Ligamenten und Gelenken festgelegt werden.

Der Physiotherapeut kann zur Unterstützung seiner Beobachtungen und Analysen bezüglich der aktuellen Einschränkungen der Fertigkeiten und der Aktivitäten bzw. Handlungen auch audiovisuelles Material wie Fotos und Videoaufnahmen nutzen. Nach Absprache mit dem Patienten kann der Physiotherapeut dem Patienten auch hautfreundliche Markierungen am Körper befestigen und eine Messlatte oder ein Maßband in der Nähe des Patienten anbringen und somit die speziellen Handlungen sowohl qualitativ als auch quantitativ beurteilen. Darüber hinaus bietet der Einsatz von Foto- und Filmmaterial den großen Vorteil, dass dieses auch als visuell einsetzbares Aufklärungsmaterial angewandt werden kann. Dem Patienten kann so auf eindeutige Weise deutlich gemacht werden, was gut und was falsch ist, welche Hand-

„Quebec Back Pain Disability Scale"						
Schwierigkeit.						
Wie schwierig ist es heute für Sie, die folgenden Aktivitäten aufgrund Ihrer Rückenschmerzen auszuführen? (Markieren Sie bitte die Nummer, die zu der entsprechenden Schwierigkeitsstufe gehört)						
	Überhaupt nicht schwierig	Minimal schwierig	Etwas schwierig	Ziemlich schwierig	Sehr schwierig	Nicht ausführbar
1 aus dem Bett aufstehen	0	1	2	3	4	5
2 schlafen	0	1	2	3	4	5
3 im Bett umdrehen	0	1	2	3	4	5
4 Auto fahren oder im Auto sitzen	0	1	2	3	4	5
5 etwa eine halbe Stunde stehen	0	1	2	3	4	5
6 mehrere Stunden im Sessel sitzen	0	1	2	3	4	5
7 eine Treppe steigen	0	1	2	3	4	5
8 einige Hundert Meter gehen	0	1	2	3	4	5
9 mehrere Kilometer gehen	0	1	2	3	4	5
10 zu obersten Regalfächern hochreichen	0	1	2	3	4	5
11 einen Ball werfen	0	1	2	3	4	5
12 100 Meter rennen	0	1	2	3	4	5
13 Essen aus dem Kühlschrank nehmen	0	1	2	3	4	5
14 Bett machen	0	1	2	3	4	5
15 Strümpfe oder Strumpfhose anziehen	0	1	2	3	4	5
16 Badewanne saubermachen	0	1	2	3	4	5
17 Sessel verrücken	0	1	2	3	4	5
18 schwere Türen öffnen (ziehen oder drücken)	0	1	2	3	4	5
19 zwei Einkaufstaschen tragen	0	1	2	3	4	5
20 einen schweren Koffer anheben und tragen	0	1	2	3	4	5

Abb. 4.2 Ein Ausschnitt aus der „Quebec Back Pain Disability Scale" *(Kopic, Esdaile und Abrahamowicz 1995)*

lungen oder Körperhaltungen risikoreich sind und wie eine korrigierte Aktivität aussehen kann.

Wenn der Physiotherapeut nach dem Anamnesegespräch und der körperlichen Untersuchung der Meinung ist, dass es ihm noch an Informationen mangelt, um einen adäquaten maßgeschneiderten Behandlungsplan für den Patienten aufstellen zu können, so besteht für ihn die Möglichkeit, eine ergänzende Untersuchung auszuführen. In dieser ergänzenden Untersuchung nutzt der Physiotherapeut Messinstrumente, die nicht zur „normalen" physiotherapeutischen Untersuchung gehören.

Beispiele hierfür sind die Messungen, die zur Bestimmung des gesamten Leistungsvermögens des Patienten und der isokinetischen Kraftmessung gehören. Das Leistungsvermögen kann z. B. mit Hilfe eines Lauftests (z. B.

Name: . . . .   **Datum:** . . . .

Seien Sie bitte so freundlich und markieren Sie auf der untenstehenden Linie mit einem vertikalen Strich ihre momentane Schmerzintensität.

Das linke Ende der Linie steht für „kein Schmerz", das rechte Ende steht für „maximaler Schmerz". Achten Sie bitte bei der Markierung darauf, dass Ihr Strich die horizontale Linie nur an einer Stelle berührt, bei der Markierung mit einem Kreuz könnten Ungenauigkeiten auftreten.

kein Schmerz   maximaler Schmerz

0   10

Besondere Anmerkungen (z.B. die Einnahme von Medikamenten, ungewohnte Anspannungen, wichtige Ereignisse bei der Arbeit oder zu Hause, zu ungewohnten Zeiten gearbeitet oder ins Bett gegangen):

Abb. 4.3 Die „Visual Analogue Scale" (VAS) *(Winkel 1992, Oostendorp 1997)*

Lauftests über 6 oder 12 Minuten) oder eines Fahrradergometers ermittelt werden. Mit Hilfe von isokinetischen Messapparaturen können Winkelgeschwindigkeiten, Drehmomente und die erbrachte Arbeit der lokalen Muskulatur oder der Muskelgruppen während der isolierten Bewegungsaufgaben bestimmt werden. Allerdings muss hierbei berücksichtigt werden, dass die angesprochenen Messinstrumente sehr teuer sind und daher nur eine kleine Gruppe von Physiotherapeuten in der glücklichen Lage ist, diese Instrumente nutzen zu können.

4.2.2
Schlussfolgerungen und Fortsetzung

Die diagnostische Phase wird ebenso wie die anamnestische Phase mit einem kurzen Besinnungsmoment abgeschlossen. Bevor der Physiotherapeut seine Schlussfolgerungen formuliert und eine physiotherapeutische Diagnose stellt, sollte er überprüfen, ob er aus der bis dahin durchgeführten Untersuchung genügend Informationen erhalten hat. Überraschen die Ergebnisse, fehlen spezifische Informationen, müssen andere Disziplinen zu Rate gezogen werden? Wenn der Physiotherapeut davon überzeugt ist, für die Aufstellung einer physiotherapeutischen Diagnose genügend Informationen gesammelt zu haben, so kann er die physiotherapeutische Diagnose formulieren. Die physiotherapeutische Diagnose entspricht einem „berufsspezifischen Urteil

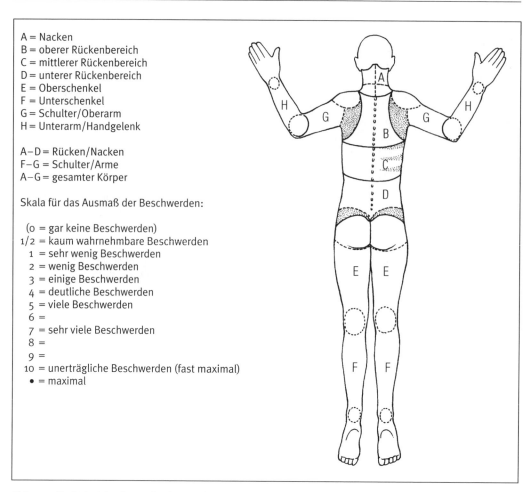

Abb. 4.4 Ein Beispiel, wie empfundene Belastungen protokolliert werden können *(Van der Grinten 1990)*

hinsichtlich des Gesundheitszustandes des Patienten, bezogen auf das bestehende Leiden" (Oostendorp 1996). Basierend auf den Informationen aus der Anamnese und dem Befund der körperlichen und eventuell ergänzenden Untersuchung werden die Störungen der Funktionen, die Einschränkungen der Fertigkeiten, Aktivitäten oder Handlungen und die (sozialen) Partizipationsprobleme benannt. Es wird ein Vergleich zwischen der momentanen (physischen) Belastbarkeit und den erwarteten Anforderungen der Arbeitssituation erstellt, das Funktionierungsprofil (Oostendorp 1997). Kommt der Physiotherapeut zu dem Ergebnis, dass eine physiotherapeutische Behandlung indiziert ist, dann wird zusammen mit dem Patienten ein Behandlungs- und Aufklärungsplan erstellt. Die Behandlungsziele werden beschrieben (im Kontext der behandelbaren Größen und Komponenten) und festgelegt, ebenso die Behandlungsstrategie, die Ausführung, die Behandlungsperiode und das erwartete Resultat. Konkrete Absprachen (z. B. Aufgaben für den Patienten), resümierende Momente und die eventuell notwendigen Nachsorgeaktivitäten werden schriftlich festgelegt.

Studienfragen

1. Aus welchen Einzelteilen setzt sich der diagnostische Prozess zusammen?

1. Was ist das Ziel des diagnostischen Prozesses?
2. Welche Daten möchte der Physiotherapeut zusammentragen?
   Nennen Sie für jeden Bereich ein Beispiel.
3. Was beinhaltet eine arbeitshandlungsorientierte Vorgehensweise?
4. Nennen Sie die Unterschiede, die zwischen der allgemeinen Anamnese, der beschwerdespezifischen Anamnese und der Arbeitsanamnese bestehen.
   In welche Bereiche ist die Arbeitsanamnese aufgeteilt?
   Nennen Sie zu jedem Bereich ein Beispiel (der zu befragende Patient ist Physiotherapeut!).
5. Welche Informationen, die für die Erstellung eines Aufklärungsplans wichtig sind, können mit Hilfe der Anamnese ermittelt werden?
6. Woraus setzt sich die physiotherapeutische Untersuchung zusammen?
   Welche Informationen möchte der Physiotherapeut damit erhalten?
   Warum ist Objektivität so wichtig?
7. Die Untersuchung der Fertigkeiten oder Handlungen besteht aus drei Phasen. Um welche Phasen handelt es sich dabei und was wird in den einzelnen Phasen genau untersucht?
8. Stellen Sie dar, wie die physiotherapeutische Diagnose zustande kommt.
9. Stellen Sie dar, wie ein Behandlungsplan und ein Aufklärungsplan für einen von arbeitsbedingten Beschwerden betroffenen Patienten im Allgemeinen aussieht.

Begriffe

Zuverlässigkeit oder Reproduzierbarkeit	Bei der Wiederholung eines (diagnostischen) Tests oder einer Messung zeigen die Messergebnisse wenig Variationen.
Responsivität	ergibt sich, wenn das Messinstrument in der Lage ist, die kleinsten Veränderungen in der Zeit zu messen und wichtige von unwichtigen Unterschieden zu unterscheiden
Validität	Zuverlässigkeit der Messung. Misst man, was man messen will bzw. misst das Messinstrument die (diagnostischen) Merkmale, die man messen will?

4.3 Die physiotherapeutischen Behandlungsmöglichkeiten bei arbeitsbedingten Beschwerden

In Abschnitt 1.1 steht der fiktive Fall über die Beschwerden von Herrn Spit, der sich beim Heben des Postsacks verhoben hatte. Die physiotherapeutische Untersuchung deckte folgende Symptome auf: eine äußerst flach verlaufende lumbale Wirbelsäule mit einer Muskelabwehrspannung des M. erector trunci und pseudoradikulären Schmerzbeschwerden im linken Bein. Nach einer dreiwöchigen Behandlungsphase war Herr Spit wieder so gut wie schmerzfrei. Der ihn behandelnde Physiotherapeut lehrte Herrn Spit die richtige Ausführung der Hebetechniken und gab ihm ein selbst entworfenes Hebeprotokoll mit nach Hause (Abb 4.5). Sechs Wochen später kam Herr Spit wieder zum Physiotherapeuten, da er erneut im lumbalen Bereich Schmerzen bekommen hatte, nachdem er einen Gegenstand während der Arbeit gehoben hatte.

Viele Physiotherapeuten machen regelmäßig die gleichen Erfahrungen mit Patienten, die – obwohl intensiv und meist auch erfolgreich behandelt – häufig nach kurzer Zeit wieder in ihr „altes" Beschwerdemuster zurückfallen. In der Vergangenheit haben ver-

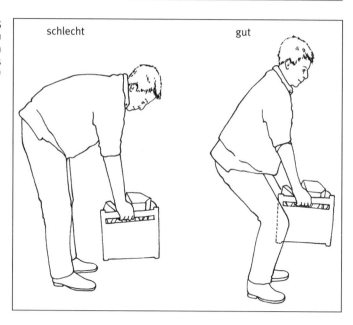

Abb. 4.5
Hebeinstruktionen sind „nur" ein Teil des physiotherapeutischen Behandlungsprozesses (Dul und Weerdemeester 1994)

schiedene Autoren das Problem der großen Anzahl von rezidivierenden Beschwerden innerhalb der physiotherapeutischen Praxis untersucht und beschrieben (Knibbe 1987a, 1987b, Kok 1990, Van Dieen 1996). Die Erklärungen für die scheinbare Unerreichbarkeit der aufgestellten Behandlungsziele sind vielzählig (Boudri 1983, Knibbe 1986, 1987b, Groenewegen 1989). Auffallend dabei ist jedoch, dass stets die folgenden drei Probleme auftauchen:
- Mangel an (zielgerichteten) präventiven Maßnahmen
- zu große Aufmerksamkeit auf die Behandlung der Funktionsstörungen
- Mangel an einer maßgeschneiderten Betreuung (z. B. der Mangel an resümierenden Momenten in der Behandlung)

Das Patientenbeispiel von Herrn Spit zeigt in der Tat, dass der behandelnde Physiotherapeut sich auf die Minimierung der Probleme innerhalb des Störungsniveaus (z. B. Schmerzverminderung) richtet. Der Physiotherapeut bietet dem Patienten daneben noch ein Hebeprotokoll an, da er vermutet, dass die Ursache für die Beschwerden des Patienten daher kommen. Die Frage, die jedoch hierbei gestellt werden muss, ist, ob dieses selbst entworfene Hebeprotokoll genau auf diesen speziellen Patienten zugeschnitten wurde. Berücksichtigt das Protokoll die spezifischen Merkmale des Patienten (z. B. seine Muskelkraft, seine Beweglichkeit, seine Körperlänge) und die spezifischen Anforderungen, die seine Arbeit an ihn stellt? Berücksichtigt der Physiotherapeut dabei die ergonomischen Normen bzw. Richtlinien für das Heben in spezifischen Arbeitssituationen? Hätte der Physiotherapeut nicht besser den Betriebsarzt zu Rate ziehen können? Die Absichten des Physiotherapeuten sind sicher gut, aber letztendlich versagte der von ihm erstellte Behandlungsansatz, da der Patient innerhalb relativ kurzer Zeit wieder mit denselben Problemen zum Physiotherapeuten zurückkehrt.

Häufig liegt das Problem für den Physiotherapeuten in der Untersuchung und in der anschließenden Formulierung der Behandlungsziele. In den vorangegangenen Abschnitten wurde die Vorgehensweise ausführlich beschrieben, die der Physiotherapeut während der Untersuchung einhalten sollte. Diese Vorgehensweise ermöglicht ihm letztendlich die Entwicklung einer optimalen Behandlungsstrategie. Die Behandlungsziele richten sich dabei auf ein optimales „Tuning" zwischen dem physischen Verarbeitungsvermögen des Patienten und den belastenden Faktoren innerhalb der Arbeitssituation. Für den Physiotherapeuten ist es wichtig, zusammen mit dem Patienten auf eine spezifische Arbeitsfunktion hinzuarbeiten, ungeachtet der Tatsache, ob der Patient ganz oder teilweise in seine „alte" Arbeitssituation zurückkehrt oder ob der Patient auf eine andere Arbeit vorbereitet werden soll. Ebenso wie in der Sportwelt muss sich der Patient einem „maßgeschneiderten Trainingsprogramm" unterziehen, das ihn schließlich in die Lage versetzt („to cope with"), die physischen Anforderungen der Arbeit meistern zu können. Dies bietet ihm die Möglichkeit, sowohl eine qualitative als auch quantitative Leistung zu erbringen, die für ihn und auch für seinen Arbeitgeber befriedigend ist. Das Trainingsprogramm beinhaltet Behandlungsziele, die einerseits von den Informationen des Patienten (Anamnesegespräch) und andererseits von den vom Physiotherapeut analysierten problematischen Arbeitshandlungen abgeleitet werden.

Hat der Patient z. B. Probleme, komplexe Aktivitäten oder Handlungen korrekt auszuführen, so ist es oft ratsam, zunächst die meist aus vielen Einzelhandlungen zusammengesetzte komplexe Handlung in singuläre Handlungen aufzuteilen. Für einen Maler, der während des Streichens der Zimmerdecke Beschwerden im rechten Arm bekommt, kann eine Aufteilung der komplexen Handlung „Anstreichen von Zimmerdecken" z. B. wie folgt aussehen:
- das Halten des Pinsels
- Handgelenksbewegungen in dorsale und palmare Flexionsrichtung
- Unterarm- und Ellbogenbewegungen
- kombinierte Schultergürtelbewegungen
- Aktivitäten im Bereich der zervikalen und thorakalen Wirbelsäule

Der Inhalt des Trainingsprogramms kann neben speziellen funktionellen Übungen auch solche Elemente beinhalten, die z. B. durch lokale Muskelverstärkung oder die Verbesserung der allgemeinen Ausdauer Voraussetzungen für die weitere Therapie schaffen.

Bei einigen Patienten kann es jedoch vorkommen, dass eine spezifische Arbeitshandlung nicht mehr ausgeführt werden kann oder nicht mehr ausgeführt werden darf. Der Physiotherapeut sollte dann zusammen mit dem Patienten nach alternativen Handlungen suchen und diese trainieren. In dem Beispiel des Malers könnte der Pinsel gegen eine Farbpistole eingetauscht werden, mit der der Maler die Objekte in Zukunft streichen könnte. Diese neue Handlung erfordert von dem Maler neue Bewegungsabläufe, so dass nicht nur der betroffene Arm des Malers in dieser Handlung geschult werden muss, sondern auch die weiteren Bewegungsabläufe des gesamten Körpers neu darauf eingestellt werden müssen.

Die „neue" Handlung bzw. Fertigkeit sollte darüber hinaus in die spezifische Arbeitssituation des Patienten integriert werden (können). Dies erfordert einen guten Einblick in die Aufgaben und die Arbeitsfunktion des Arbeitnehmers. Es ist darum wichtig, dass der Inhalt der neu formulierten Handlung den Fachkräften für Arbeitsproblematik, wie z. B. dem Betriebsarzt oder dem Betriebsphysiotherapeuten, vorgelegt wird. Sie verfügen über eine genauere Einsicht in die Arbeitssituation des Patienten und können den Physiotherapeuten mit Ratschlägen unterstützen und dem Inhalt der Behandlung eine gezieltere Richtung geben.

Wie bereits schon an anderer Stelle angemerkt ist es für die Erstellung eines Behandlungsplans sowohl für den Physiotherapeuten als auch für den Patienten von essentieller Wichtigkeit, sich ein Bild darüber zu verschaffen, was beide tun müssen, wissen müssen und weiterhin tun müssen, um ein optimales Behandlungsresultat zu erlangen und, was noch wichtiger ist, zu erhalten (Van der Burgt 1997). Dennoch fehlt dieser Aspekt in den meisten Fällen bei der Behandlung von arbeitsbedingten Beschwerden am Haltungs- und Bewegungsapparat. Die Behandlungsziele sollten z. B. so formuliert werden, dass auch der Patient hierfür offen ist, denn so ist er eher bereit, aktiv daran mitzuarbeiten (Van der Burgt 1997, Knibbe 1994). Bereits in Abschnitt 4.1 wurde darauf hingewiesen, dass die Verarbeitung von und der erfolgreiche Umgang mit belastenden Faktoren einen aktiven Einsatz des Patienten voraussetzt. Dies bedeutet, dass der Patient aktiv bei der Formulierung der Behandlungsziele und bei der Erstellung eines Behandlungsplans partizipiert.

Übrigens ist diese Vorgehensweise nicht neu. Schon seit einigen Jahren wird im Zusammenhang mit Projekten, die sich um die Verbesserung der Arbeitsumstände in Betrieben bemühen, dieses Partizipationsprinzip mit Erfolg angewandt (Vink 1994). Bei dieser partizipativen „ergonomischen" Vorgehensweise treffen alle Betroffenen aus einem Betrieb mit den Arbeitsmedizinern und anderen Fachkräften zusammen und ermitteln schrittweise Verbesserungen oder Erneuerungen, die das optimale Funktionieren des Arbeitnehmers fördern (Abb. 4.6).

Die Erlangung eines optimalen Behandlungsresultats (Reintegration des Patienten in seine Arbeitssituation) sowie dessen Erhaltung hängt einerseits von der Erstellung eines gut abgestimmten physiotherapeutischen Behandlungsplans und andererseits von der Entwicklung eines maßgeschneiderten Aufklärungsplans ab (siehe auch 4.1). Die dort beschriebenen Aufklärungsaktivitäten, wie z. B. das Vermitteln spezieller Hebeinstruktionen oder Ratschläge über die Einstellung der optimalen Arbeitshöhe des Mobiliars, laufen in den Behandlungen integriert ab (Abb. 4.7).

Neben der Vermittlung von praktischen präventiven Tipps bedeutet Aufklärung auch Kommunikation zu Dritten. So kann es vorkommen, dass die (physischen) Anforderungen, die die Arbeit an den Arbeitnehmer stellt, zu hoch erscheinen, wodurch eine mögliche Reintegration in die Arbeitssituation in Gefahr kommen kann. Es ist möglich, dass die Rückkehr in die Arbeitssituation geglückt ist, dass aber der Arbeitnehmer während der Ausübung seiner Arbeit über einen bestimmten Zeitraum hinweg „begleitet" werden muss. Darüber hinaus kann es auch vorkommen, dass der Physiotherapeut Informationen über die Möglichkeiten für den Patienten erfragen muss, an so genannten präventiven „Incompany-Programmen" oder Kursen, wie z. B. dem Betriebssport oder den dort angebotenen Rückenschuleprogrammen, teilnehmen zu können. All diese Maßnahmen erfordern eine schnelle und gezielte Kommunikation mit den verschiedenen Spezialisten wie den Betriebsärzten, den Fachkräften für Arbeitssicherheit und anderen Fachkräften für Arbeitsproblematiken. Dies bedeutet, dass der Physiotherapeut für eine erfolgreiche Intervention von

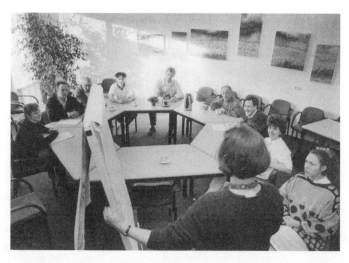

Abb. 4.6
Partizipative Ergonomie
(Foto: E. Spaargaren, Groningen)

Beweglichkeitsübungen

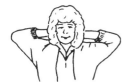

Greifen Sie mit beiden Händen in Ihren Nacken.

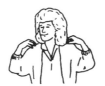

Berühren Sie mit den Händen Ihre Schultern.

Öffnen und schließen Sie Ihre Finger mit gestrecktem Handgelenk.

Greifen Sie mit beiden Armen hinter Ihren Rücken.

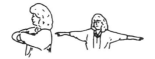

Kreuzen Sie Ihre Arme vor der Brust und strecken Sie sie dann zur Seite.

Heben Sie bei flach aufgelegter Handfläche jeden Finger einzeln an und legen ihn wieder ab.

Kopfkreisen

Beginnen Sie mit gesenktem Kinn und bewegen Sie Ihren Kopf mit dem Uhrzeigersinn und dann dagegen.

„Anhalter-Daumen"

Beginnen Sie mit nach außen gestrecktem Daumen und bewegen Sie dann den Daumen in die Handfläche hinein und zum kleinen Finger hin.

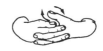

Daumenkreisen

Bewegen Sie Ihre Daumen vorsichtig umeinander herum.

Seite zu Seite

Beugen Sie Ihren Kopf zur rechten Schulter, dann zur linken, halten Sie jeweils kurz die Position.

Drehen Sie mit eng am Körper gehaltenen Oberarmen Ihre Hände so, dass abwechselnd die Handflächen nach oben zeigen.

Handgelenksbeugen

Beugen Sie Ihr Handgelenk mit lockeren Fingern und strecken Sie es dann wieder.

Schulterheben

Heben Sie Ihre Schultern und senken Sie sie dann wieder.

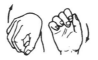

Handgelenkskreisen

Bewegen Sie Ihr Handgelenk vorsichtig im Kreis.

„O's machen"

Bringen Sie Daumen und Zeigefinger zusammen.

Abb. 4.7 Instruktionsblatt für Bildschirmbenutzer *(Rothman und Levine 1992)*

arbeitsbedingten Beschwerden am Haltungs- und Bewegungsapparat Kenntnisse und Einsichten in die Aktivitäten der Arbeitsmediziner und anderer Fachkräfte für Arbeitsproblematiken haben sollte und in der Lage sein sollte, mit den verschiedenen Disziplinen zusammenzuarbeiten.

Studienfragen

1. Nennen Sie drei Gründe, warum die Behandlungsziele bei Patienten mit arbeitsbedingten Beschwerden am Haltungs- und Bewegungsapparat nicht immer erreicht werden können.
2. Erklären Sie an einem Patientenbeispiel, was in der physiotherapeutischen Behandlung von arbeitsbedingten Beschwerden „Tuning" bedeutet.
3. Versuchen Sie zu erklären, warum in Betrieben, in denen die „partizipative Ergonomie" angewandt wird, ein niedrigerer Krankenstand und eine höhere Produktivität zu verzeichnen sind.
4. Was sollte parallel zur physiotherapeutischen Behandlungsstrategie bei arbeitsbedingten Beschwerden entwickelt werden und warum? Warum sollte dieser Teil auf „systematische" Weise ausgeführt werden?
Was bedeutet in diesem Zusammenhang der Begriff „maßgeschneidert"?

4.3.1
Aufklärung: informieren und beraten

„Wenn Sie etwas heben müssen, müssen Sie die Knie beugen und den Rücken gestreckt halten. Wenn Sie dann den Gegenstand in den Händen halten, strecken Sie Ihre Beine und heben den Gegenstand, ohne sich dabei mit dem Oberkörper zu drehen."

Parallel zur eigentlichen Behandlung des Patienten vermittelt der Physiotherapeut dem Patienten zur Unterstützung der Therapie Informationen. Diese sollen u. a. die Behandlung inhaltlich untermauern und dem Patienten die allgemein gültigen Regeln näher bringen, auf richtige Art und Weise z. B. zu heben, zu tragen und zu schieben. Das Informieren und Beraten des Patienten innerhalb der Behandlung gehört bereits zur „Patientenaufklärung" dazu. Die Informationen, die während der Behandlungsphase vermittelt werden, richten sich eher auf die Aufklärung über die Art der Beschwerden, den Behandlungsverlauf und die Bestandteile der Behandlungen. Die Beratung, die während der Behandlungsphase erfolgt, richtet sich auf das Instruieren in Bezug auf die Selbständigkeit (Selbstsorge) hinsichtlich der Lebens- und Arbeitsgewohnheiten oder auf die Begleitung der Ausführung von (Arbeits-)Handlungen oder Körperhaltungen (Hogeschool Eindhoven 1990).

Die Aufklärung des Patienten beinhaltet die beiden oben genannten Aspekte und geht dabei sogar noch weiter. Die Aufklärung des Patienten kann als ein planmäßiger Lern- und Kommunikationsprozess mit einem bestimmten Ziel gesehen werden. Das Ziel wurde in Zusammenarbeit mit dem Patienten formuliert, um so die gewünschten Veränderungen hinsichtlich der Kenntnisse, Einsichten und Fertigkeiten und auch der angestrebten Veränderungen im Bereich der Einstellung und des Verhaltens des Patienten zu erlangen. Die gewünschten und angestrebten Veränderungen sollen einen günstigen Einfluss auf den Genesungsprozess des Patienten und auf seinen Umgang mit Krankheiten haben (Verhulst 1994). Die Aufklärung des Patienten bezieht sich in erster Linie auf die Sekundär- und Tertiärprävention.

Aufklärung hat Tradition
Die Aufklärung in Form von „Informationen weiterreichen" und Beraten bzw. Ratschläge an den Patienten vermitteln, ist für den Physiotherapeuten nichts Neues. Von jeher wurden dem Patienten Übungen erklärt, vorgemacht und wenn nötig korrigiert. Darüber hinaus befindet sich der Physiotherapeut von jeher in einer günstigen Ausgangsposition, die ihm das Geben von Aufklärungsinformationen erleichtert, da er meist über gute kommunikative Basisfertigkeiten und die notwendigen Möglichkeiten (die oft relativ langen Behandlungszeiten pro Sitzung und der inten-

sive Kontakt zu dem Patienten) verfügt. Es ist deshalb nicht verwunderlich, dass schon in der Definition der physiotherapeutischen Tätigkeit die Patientenaufklärung als Bestandteil des therapeutischen Handelns beschrieben wird: „Der Physiotherapeut ist in der Lage, durch die Anwendung geeigneter Verfahren der Physiotherapie in Prävention, kurativer Medizin, Rehabilitation und im Kurwesen Hilfen zur Entwicklung, zum Erhalt oder zur Wiederherstellung aller Funktionen im somatischen und psychischen Bereich zu geben und bei nicht rückbildungsfähigen Körperbehinderungen Ersatzfunktionen zu schulen" (BKWG 1994). Der Zentralverband der Physiotherapeuten/Krankengymnasten definiert die patientenbezogenen therapeutischen Tätigkeiten als „Schulung und Beratung der Patienten in Aktivitäten des täglichen Lebens und im Umgang und Gebrauch seiner Hilfsmittel" (ZVK 1996). Der Therapeut ist in der Lage, den Patienten „für ein ökonomisches Bewegungsverhalten in Freizeit, Schule und Beruf anzuleiten" (ZVK 1998). Auch in den Basisqualifikationen für die Ausbildung zum Physiotherapeuten von Hüter-Becker (1997) findet man die Patientenaufklärung als „die Fähigkeit, Informationen zu geben und einzuholen".

Kritik
In den letzten Jahren ist die Aufklärung des Patienten in der Physiotherapie immer mehr ein Gegenstand von Untersuchungen und Kritik geworden (Kerssens 1986, Van der Linden 1987, Sluijs 1989, Kok 1990, Knibbe 1994, Verhulst 1994). Auffallend dabei ist, dass die Aufklärung des Patienten tatsächlich zu wenig Informationen über spezielle präventive ergonomische Aspekte der Arbeit enthält. Kerssens, Groenewegen und Curfs zufolge liegen in den Physiotherapiepraxen die Schwerpunkte im:
- Informieren über die Entstehungsweise und die Folgen der Beschwerden
- Geben von allgemeinen Ratschlägen über Arbeits- und Lebensgewohnheiten
- Vermitteln von Übungen für zuhause

In einer Studie über die „Aufklärungsaktivitäten" der Physiotherapeuten während der Behandlungssituationen kamen Sluijs und Fennema (1989) zu dem Schluss, dass im Allgemeinen zu viel Zeit in traditionelle Instruktionsformen und Übungsaufträge für zu Hause (61 %) und in allgemeine Informationen über die Beschwerden des Patienten (70 %) investiert wird. Nur ein geringer Teil der Ratschläge beinhaltet spezifische Informationen über Arbeit, Sport, Freizeitaktivitäten (18 %) und Hilfsmittel (9 %). Die wichtigsten Kritikpunkte hinsichtlich der Aufklärung der Patienten können wie folgt zusammengefasst werden:
- Der Patient führt, obwohl er Informationen und Ratschläge dazu erhalten hat, die Übungen, die er zu Hause ausführen sollte, nicht durch („der langfristige Therapieglaube bzw. die Therapietreue nach der letzten Behandlung, die „Compliance" fehlt). Van der Burgt, Verhulst und Lindner (1994) sprechen vom mangelnden „Selbstmanagement".
- Die Zielsetzung der Aufklärung wird oft nicht erreicht. Diese Zielsetzung wird von Sluijs und Fennema (1989) und Van der Burgt, Verhulst und Lindner (1994) umschrieben als einerseits Informationsvermittlung zur Ausbreitung und Vertiefung der Kenntnisse sowie zur Verbesserung der Einsicht und andererseits zur Veränderung des Verhaltens sowie zur systematischen Unterstützung der Kontinuierung des neu erlernten Verhaltens.

Über die Ursachen der oben aufgeführten Probleme besteht in der Literatur große Einigkeit (Knibbe 1987b, Sluijs 1989, Sluijs 1990, Gerads 1991, Knibbe 1994, Verhulst 1994). Verschiedene Studien bemängeln, dass die Aufklärungsaktivitäten des Physiotherapeuten häufig ohne effektive, zielgerichtete und systematische Aufklärung vonstatten gehen. Knibbe und Wams (1994) sprechen über einen Mangel an „Maßarbeit". Die Informationen und Ratschläge sind nur zum Teil konkret und schlecht auf die spezifischen Merkmale des

Patienten und seine Arbeitssituation abgestimmt. Darüber hinaus wird darauf hingewiesen, dass der Patient zu wenig partizipiert bei der Formulierung der Behandlungsauswahl und sich dadurch weniger betroffen fühlt oder sich kaum mit den erteilten Informationen und Ratschlägen identifiziert. Bei der Formulierung der möglichen Lösungsansätze dieser Probleme herrscht zwischen den verschiedenen Autoren Einstimmigkeit (Knibbe 1987b, Sluijs 1989, Sluijs 1990, Gerads 1991, Knibbe 1994, Verhulst 1994). Das Streben nach einer effektiven, zielgerichteten und methodischen Aufklärung wird als ein besonders wichtiger Ausgangspunkt formuliert. Diese Aufklärung sollte (konkret) „messbar" und dadurch nachvollziehbar sowie resümierbar sein. Dabei ist es nach Van der Burgt und Verhulst (1997) wichtig, einen Unterschied zwischen einer „beziehungsgerichteten" und einer „zielgerichteten" Vorgehensweise zu machen. Die beziehungsgerichtete Vorgehensweise spricht den relationalen Aspekt an, der zwischen dem Physiotherapeut und dem Patienten besteht. Hierbei wird eine aktive Partizipation des Patienten bei der Formulierung der Lösungsansätze von arbeitsbedingten Problemen angestrebt. Von dem Patienten darf letztendlich erwartet werden, dass er aktiv bei der Beschreibung der spezifischen Probleme und bei der Umsetzung bzw. Übersetzung (konkretisieren) dieser Probleme in seine eigene Situation kooperiert. Gleichzeitig kann der Physiotherapeut die Erwartungen des Patienten ermitteln. Die zielgerichtete Vorgehensweise vermittelt den Inhalt der Botschaft und bezieht dabei die Eigenschaften des Patienten sowie seine spezifischen Vorlieben oder eigenen Denkweisen mit ein. Die Effektivität der Aufklärung wird sowohl von der beziehungsgerichten als auch von der zielgerichten Vorgehensweise bestimmt. Die Effektivität kann in Form einer Gleichung angegeben werden als „die Qualität der Information vervielfältigt mit der Akzeptanz dieser Information" (Abb. 4.8).

Der Begriff Akzeptanz bezieht sich zum großen Teil auf die beziehungsgerichtete Vor-

$$\text{Effektivität} = \text{Qualität} \times \text{Akzeptanz}$$

Abb. 4.8 Die Effektivität der Aufklärung *(Hogeschool Eindhoven 1990)*

gehensweise. Mit anderen Worten, der Patient sollte sich also mit den vom Physiotherapeuten gegebenen Informationen identifizieren. Die Vermittlung einer maßgeschneiderten Aufklärung bestimmt zu einem großen Teil das qualitative Niveau (aber auch die Akzeptanz) der Information. „Maßarbeit" bedeutet, dass sowohl die personengebundenen als auch die arbeitsspezifischen Faktoren des Patienten berücksichtigt werden. Der Physiotherapeut sollte daher z. B. die Bedürfnisse, Erwägungen, Emotionen und Lösungsstrategien des Patienten kennen (Van der Burgt 1997) und überprüfen, welche spezifischen Störfaktoren im Arbeitsbereich des Patienten einer direkten Verbesserung oder Veränderung bedürfen (Prioritäten setzen).

Modelle
Dem Physiotherapeuten stehen im Bereich der Vermittlungssystematik bzw. -methode, mit deren Hilfe in der Regel die Aufklärung erfolgt, verschiedene Modelle zur Verfügung (Gerads 1991, Knibbe 1994, Verhulst 1994). Die Darstellung aller zu diesem Thema gehörenden Modelle würde den Rahmen dieses Buches sprengen. Daher haben wir uns entschlossen, an dieser Stelle lediglich zwei Modelle vorzustellen. Das erste Modell wird aufgrund seiner praktischen Bedeutung für den Physiotherapeuten ausführlicher dargestellt. Eine ausführliche Darstellung des zweiten Modells ist jedoch in der Literatur zu finden. Verhulst, Van der Burgt und Lindner (1994) präsentieren in dem ersten Modell die Aufklärung als einen Prozess, der analog zum Methodischen Physiotherapeutischen Handeln verläuft (Abb. 4.9).

Während des Prozesses sollte der Physiotherapeut zur Erlangung einer effektiven Aufklärung stufenweise die verschiedenen Ver-

4.3 Die physiotherapeutischen Behandlungsmöglichkeiten bei arbeitsbedingten Beschwerden

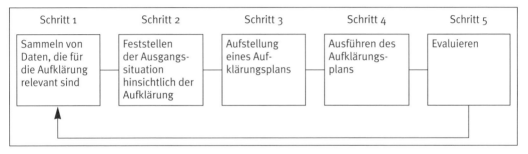

Abb. 4.9 Der Aufklärungsprozess als methodisches Handeln *(Verhulst, Van der Burgt und Lindner 1994)*

haltensniveaus bzw. -schritte zusammen mit dem Patienten durchlaufen bzw. abhandeln.

Der Verlauf des Aufklärungsprozesses folgt einer bestimmten Reihenfolge, die die folgenden Schritte beinhaltet: „offen sein", „begreifen", „wollen", „können", „ausführen" und „immer wieder ausführen" sowie personengebundene Faktoren (Abb. 4.10). Bei dem Schritt „offen sein" sollte der Physiotherapeut den Inhalt der Information soviel wie möglich dem Erleben, den Erwartungen, den Fragen und den Sorgen des Patienten anpassen. Der Patient kann hierzu gefragt werden, was für ihn wichtig ist und was ihn beschäftigt. Der folgende Schritt „begreifen" bezieht sich auf das Aufnehmen und Verarbeiten der Informationen. Der Physiotherapeut sollte dem Patienten nicht zu viele Information auf einmal anbieten, sondern die für den Patienten wichtigen Informationen über die einzelnen Behandlungen verteilen. Sinnvoll ist es hierbei, dem Patienten möglichst konkrete Informationen vorzulegen, die eventuell noch mit Zeichnungen und Kurztext versehen sind. Das Ganze sollte möglichst in einer für den Patienten verständlichen Sprache geschehen. In dem Schritt „wollen" wird die Bereitschaft, etwas zu tun, angesprochen. Dieser Prozess kann z. B. durch das Aufzeigen unterstützt werden, warum etwas wichtig ist oder welchen Nutzen bzw. Profit der Patient davon hat. Dazu kann der Patient offen gefragt werden, welche Unterstützung er bevorzugt und die erreichbaren Absprachen können festgelegt werden.

In dem sich daran anschließenden Schritt „können" sollte der Physiotherapeut überprüfen, ob der Patient die Ratschläge motorisch, kognitiv und sozial umsetzen kann. Dies kann durch den Einsatz von deutlichen Instruktionen über konkrete Aktivitäten geschehen. Der Schritt „ausführen" birgt die Hoffnung, dass der Patient auch tatsächlich das neue Verhalten anwendet. In dieser Phase wird von dem Patienten erwartet, dass er auch außerhalb der physiotherapeutischen Praxis bzw. Betreuung die Ratschläge des Physiotherapeuten befolgt. Diese Phase kann z. B. durch konkrete Arbeitsabsprachen, die mit dem Patienten festgelegt werden, aktiv unterstützt werden. Darüber hinaus sollte der Patient in dieser Phase auch mit Lob und Erfolgsanerkennung positiv beeinflusst werden. Der anschließende Schritt „immer wieder ausführen" bedeutet für den Physiotherapeuten, dass der Patient das veränderte Verhalten auch nach Beendigung der Behandlungen weiter anwendet. Die Unter-

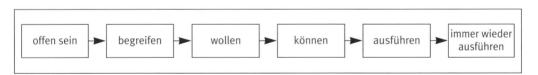

Abb. 4.10 Die Verhaltensniveaus bzw. -schritte innerhalb des Aufklärungsprozesses *(Verhulst, Van der Burgt und Lindner 1994)*

stützung in dieser Phase könnte z. B. auf Belohnungen basieren, die teils direkt und teils zu einem späteren Zeitpunkt erfolgen. Darüber hinaus sollten zusammen Kontaktmomente und Zeitpunkte zum Resümieren festgelegt werden. Letztendlich sollte nach Abschluss dieser letzten Phase eine definitive Verhaltensveränderung bei dem Patienten stattgefunden haben.

In dem zweiten Modell, das von Knibbe und Wams (1994) aufgestellt wurde, wird der Begriff „Systematik für die Patientenaufklärung zur Erhöhung der Therapietreue" verwendet.

Diese Systematik setzt sich aus insgesamt drei Phasen zusammen: der Analyse-, der Interventions- und der Evaluations-(Bewertungs-)phase (Abb. 4.11).

In der Analysephase werden die Gründe für die bestehende Therapie(un)treue gesucht, sowohl für die direkte als auch für die zu einem späteren Zeitpunkt stattfindende Therapie(un)treue. In der Interventionsphase findet die maßgeschneiderte Aufklärung statt. Das Ergebnis dieser Aufklärung wird zum Schluss mit Hilfe einer Checkliste für „Beweggründe für kurz- und langfristige Therapietreue" bewertet. Trotz der „äußerlichen" Unterschiede zwischen den Aufklärungsmodellen scheinen die Zielsetzungen und die Ausführungsmethode auf derselben Linie zu liegen.

In einem Punkt besteht Einigkeit: Das Informieren und Beraten des Patienten ist ein wichtiger und notwendiger Bestandteil der Behandlung. Gleichzeitig sollte neben der Erstellung eines Behandlungsplans auch ein Aufklärungsplan erstellt werden. In diesem sollten ebenso wie bei dem „normalen Behandlungsplan" die auf den Patienten zugeschnittenen Aufklärungsziele („Tailoring" bzw. Maßarbeit) und ihre Einteilung in die verschiedenen Phasen genannt werden. Auf diese Weise wird sowohl für den Physiotherapeuten als auch für den Patienten der Behandlungsplan transparent und trägt zu einer genaueren Abstimmung der formulierten präventiven Zielsetzungen für den Patienten im Zusammenhang mit seiner spezifischen Arbeitssituation bei.

Studienfragen

1. Erklären Sie, warum das Informieren und Beraten des Patienten als ein Bestandteil der Patientenaufklärung zu sehen ist.
2. Definieren Sie den Begriff „Patientenaufklärung".
   Können Sie ein konkretes Beispiel der Patientenaufklärung aus der Praxis nennen?
3. Erklären Sie, warum Physiotherapeuten von jeher Aufklärungsarbeit geleistet haben.
4. Nennen Sie drei Kritikpunkte bezüglich der Aufklärung durch den Physiotherapeuten, die damit zusammenhängenden Ursachen und mögliche Lösungsansätze.
5. Erklären Sie den Begriff „Effektivität".
6. Nennen Sie fünf praktische Tipps, die ein Physiotherapeut bei der Ausübung der Aufklärungsarbeit berücksichtigen muss.
7. Nennen Sie je einen Unterschied und eine Übereinstimmung bezüglich der Modelle von Verhulst, Van der Burgt und Lindner sowie von Knibbe und Wams.

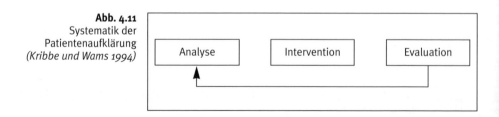

Abb. 4.11 Systematik der Patientenaufklärung (Kribbe und Wams 1994)

Begriffe

Ratschläge/Beratung	die Vermittlung von Instruktionen mit dem Ziel, die Selbstständigkeit (Selbstversorgung) im Hinblick auf z. B. Lebens- und Arbeitsgewohnheiten zu fördern oder zu verbessern sowie die Begleitung bei der Ausführung von (Arbeits-) Handlungen oder Körperhaltungen (Hogeschool Eindhoven 1990)
informieren	Informationen über die Art der Beschwerden und über den Verlauf der Behandlungen erteilen (Hogeschool Eindhoven 1990)
Patientenaufklärung	planmäßiger Lern- und Kommunikationsprozess mit einem bestimmten Ziel, das in Zusammenarbeit mit dem Patienten formuliert wird, um auf diese Weise eine Veränderung in den Kenntnissen, der Einsicht, den Fertigkeiten, den Haltungen und im Verhalten zu erwirken, welche einen günstigen Einfluss auf den Genesungsprozess und den Umgang mit (Restanten der) Krankheit haben sollen (Verhulst, Van der Burgt und Lindner 1994)

4.3.2 Normen, Richtlinien und Informationsblätter

Eine effektive Aufklärung erfordert auch vom Physiotherapeuten, dass er hinreichende Kenntnisse und Einsichten in die präventiven ergonomischen Maßnahmen hat. Der Physiotherapeut sollte daher ausreichend über die verschiedenen ergonomischen Richtlinien, Normen und Empfehlungen informiert sein. Eine Norm ist ein Dokument, in dem spezifische Anforderungen festgelegt sind. Normen werden von „Normkommissionen" entwickelt und durch die verschiedenen Staaten in nationale Anforderungen übersetzt. Wichtig ist dabei die Tatsache, dass die Norm letztendlich (lediglich) ein Konsens oder der Durchschnitt der Anforderungen der beteiligten Interessengruppen ist.

Für das Gebiet der körperlichen Belastung bestehen viele internationale und nationale Normen und Richtlinien (Schmidtke 1993). International sind das die ISO-Normen (ISO = International Standards Organization) und die CEN-Normen (CEN = Comite Europeen de Normalisation), national die DIN-Normen (Deutsches Institut für Normierung) (Tab. 4.1).

Neben den allgemeinen Normen bestehen auch spezifische Normen, die durch einzelne Behörden (z. B. die VG-Normen des Bundesamtes für Wehrtechnik und Beschaffung) oder im Auftrag von Behörden oder Unternehmen entwickelt worden sind und die die allgemeinen DIN-Normen weiter spezifizieren oder ersetzen. Diese Behörden können darüber hinaus Informationsblätter herausgeben (z. B. die Arbeitswissenschaftlichen Veröffentlichungen vom Bayerischen Staatsministerium für Arbeit und Sozialordnung).

Die Berufsgenossenschaft für Gesundheitsdienst und Wohlfahrtspflege bietet spezifische Richtlinien und Vorschriften in Sachen Sicherheit und Gesundheitsschutz bei der Arbeit an (BGW 1998,1999). Diese Richtlinien und Vorschriften bewegen sich auf drei Niveaus:

- Berufsgenossenschaftliche Vorschriften (BGV):
  Es werden Schutzziele sowie branchen- oder verfahrensspezifische Anforderungen an den Arbeits- und Gesundheitsschutz gestellt. Sie sind rechtsverbindlich und werden in vier Kategorien eingeteilt:
  – A: Allgemeine Vorschriften/Betriebliche Arbeitsschutzorganisation
  – B: Einwirkungen
  – C: Betriebsarzt/Tätigkeit
  – D: Arbeitsplatz/Arbeitsverfahren
- Berufsgenossenschaftliche Regeln für Sicherheit und Gesundheit bei der Arbeit (BGR):

Tab. 4.1 Einige deutsche Normen

DIN 33411	Körperkräfte des Menschen: Begriffe (Teil 1)
DIN 33402	Körpermasse des Menschen: Werte (Teil 2)
DIN 4551	Bürodrehstühle und Bürodrehsessel
DIN 45675	Einwirkungen mechanischer Schwingungen auf das Hand-Armsystem

Es handelt sich um allgemeine Regeln für die Sicherheit und den Gesundheitsschutz.
- Berufsgenossenschaftliche Informationen (BGI):
Dies sind spezielle Informationen und Hilfen, die für bestimmte Branchen, Zielgruppen, Tätigkeiten und Arbeitsmittel zusammengefasst sind.

Darüber hinaus bestehen Berufsgenossenschaftliche Grundsätze für die Prüfung von technischen Arbeitsmitteln oder arbeitsmedizinischen Grundsätzen und es werden so genannte Unfallverhütungsvorschriften (UVV) und Richtlinien oder Schriften (ZH 1) herausgegeben. Bestimmte Arbeitsgruppen oder Berufsvereinigungen publizieren ebenfalls ergänzende Richtlinien, Vorschriften oder Handbücher. Ein Beispiel hierfür sind die VDI-Richtlinien vom Verein Deutscher Ingenieure und die VDE-Vorschriften. Weitere Informationen über regelmäßig erscheinende Blätter für die Bereiche Arbeit und Gesundheit können z. B. bei der Berufsgenossenschaft für Gesundheitsdienst und Wohlfahrtspflege in Hamburg erfragt werden.

Studienfragen

1. Nennen Sie je zwei Vor- und Nachteile hinsichtlich der Anwendung von Normen im Gesundheitswesen und der Ergonomie und erklären Sie dies.
2. Erörtern Sie, welchen Vorteil (welche Vorteile) die Anwendung solcher Normen innerhalb der Physiotherapie haben könnte.

4.3.3
Der Physiotherapeut als Wegweiser

In den vorangegangenen Abschnitten wurde bereits darauf hingewiesen, dass der Physiotherapeut in der Lage sein sollte, mit Angehörigen anderer Disziplinen zusammenzuarbeiten. Der Betriebsarzt kann z. B. vom Physiotherapeuten eine schriftliche Berichterstattung über die Behandlungsresultate anfordern und einen Rat über die physische Belastbarkeit bzw. über das Verarbeitungsvermögen des Patienten aussprechen. Umgekehrt kann der Physiotherapeut die Hilfe bzw. den Rat des Betriebsarztes einholen, wenn die Anforderungen, die die Arbeit an den Patienten stellt, zu hoch gesteckt sind. Eine reibungslose Kommunikation ist vor allem dann wichtig, wenn z. B. der behandelnde Physiotherapeut dem Patienten absolute Ruhe verordnet, während der (Betriebs-)Arzt in Überlegungen mit dem Arbeitgeber dem Patienten bestimmte Anpassungen für seine Arbeitssituation zugesteht und er dann in der Lage sein sollte, mit seiner Arbeit fortzufahren.

Ein Bestandteil der Behandlung von Patienten mit arbeitsbedingten Beschwerden am Haltungs- und Bewegungsapparat basiert auf dem Vermögen des Physiotherapeuten, den Patienten optimal zu begleiten und zu informieren. Das bedeutet, dass der Physiotherapeut den Weg durch das Labyrinth der Überweisungsmöglichkeiten und der speziellen Fachkräfte ausreichend kennen muss.

Der Physiotherapeut sollte gut über die verschiedenen Sachkenntnisbereiche und die Aufgaben der verschiedenen Spezialisten auf dem Gebiet der Arbeitsproblematik informiert sein. Eine in diesem Zusammenhang für den Physiotherapeuten wegweisende Frage ist: „Muss ich in diesem konkreten Fall eher einen Arbeitsmediziner oder eine Fachkraft für Arbeitssicherheit befragen?" In Anlage 2 werden daher die wichtigsten Fachleute auf den Gebieten der Arbeitsproblematik und ihre Sachkenntnisgebiete vorgestellt.

Darüber hinaus sollte für den Physiotherapeuten deutlich sein, welcher Weg bzw. welche Route beschritten werden muss, um Informationen zu erfragen oder die Angelegenheit weiter zu untersuchen. Eine in diesem Zusammenhang wichtige Regel ist, dass der Physiotherapeut (am besten schriftlich) mit dem überweisenden Arzt (siehe auch „Berufsaufgaben" des Physiotherapeuten) Kontakt aufnimmt. In den meisten Fällen ist dies der Hausarzt oder der Rehabilitationsarzt. Es steht dem Physiotherapeuten natürlich frei, mit Zustimmung des Patienten auch andere Disziplinen um Rat zu fragen. Wenn z. B. die Quelle der arbeitsbedingten Beschwerden des Patienten vorwiegend auf der Art basiert, wie der Patient mit Spannungen (Copingstrategie oder Arbeitsstil) umgeht, dann ist die Kontaktaufnahme mit einem Arbeitspsychologen oder einem Sozialarbeiter sinnvoll. Allerdings sollte der überweisende Arzt bei Änderungen der Behandlungsziele und des Behandlungsplans informiert werden. Leider steht der Physiotherapeut relativ oft alleine da. Um dennoch die Kommunikation oder die Beratungen noch direkter und effektiver stattfinden zu lassen, könnte es als Nachahmung der bereits vereinzelt bestehenden Patientenvereinigungen für alle Betroffenen interessant sein, regionale Beratungsgruppen oder Patientenbesprechungen zu organisieren. So eine Beratungsgruppe könnte z. B. aus einem Hausarzt, einem Betriebsarzt, einem Physiotherapeuten und eventuell einer Fachkraft für Arbeitsprobleme, wie z. B. der Fachkraft für Arbeitssicherheit bestehen. Hierdurch ergäbe sich die Möglichkeit, diverse spezifische arbeitsbedingte patientengebundene Probleme in einem multidisziplinären Team zu besprechen. Dadurch würde nicht nur die Abstimmung zwischen den verschiedenen Disziplinen verbessert, sondern auch die Behandlung regelmäßig überprüft, wodurch die Qualität des Behandlungsprozesses gesteigert wird und die Chance zunimmt, den Patienten möglicherweise in seine „alte" Arbeitssituation zu reintegrieren. Solch ein Konzept sollte allerdings zuerst in der Praxis auf Umsetzungsmöglichkeiten getestet werden.

Studienfragen

1. Nennen Sie drei Momente, in denen von dem Physiotherapeuten erwartet werden kann, dass er mit anderen Fachkräften für Arbeitsprobleme Kontakt aufnimmt oder mit ihnen zusammen arbeitet.
2. Warum sollte im Rahmen der Nachsorgeaktivitäten der Physiotherapeut ein guter Wegweiser sein?
3. Was erwarten Sie von einer regionalen Beratungsgruppe, wie sie in diesem Kapitel angesprochen wurde? Ist dies sinnvoll und erreichbar? Begründen Sie Ihre Meinung.

4.3.4 Prävention in der Praxis

Der Behandlungs- und Aufklärungsplan beinhaltet normalerweise ein maßgeschneidertes Programm, in dem die optimale Abstimmung zwischen den (physischen) Risikofaktoren der Arbeit und dem (physischen) Verarbeitungsvermögen des Arbeitnehmers einen zentralen Platz einnimmt. Dieses Maßnahmenprogramm richtet sich dabei vor allem auf die sekundäre und tertiäre Prävention. Der präventive Charakter der Behandlung äußert sich u. a. durch die Tatsache, dass festgestellte Arbeitsrisiken minimiert werden. Die Lösungsstrategie beginnt, indem zuerst das Übel an den Wurzeln gepackt wird: spezifische Probleme am Arbeitsplatz, z. B. vielfaches Bücken, sollte vermieden werden. Als Alternative könnte ein Hilfsmittel eingesetzt werden. Wenn das Risiko nicht oder nicht ganz entfernt werden kann, muss geprüft werden, ob

Verbesserungen in der direkten Arbeitsumgebung des Arbeitnehmer einen Beitrag zur Auflösung der Engpässe liefern können. Hierzu gehören Überlegungen, wie z. B.: Muss die Arbeitshöhe für den Patienten verändert werden (etc.)? Hierbei spielen die individuellen Eigenschaften des Arbeitnehmers sowie die Einflussnahme und/oder Normgebung eine große Rolle. Die Verteilung der Arbeit über verschiedene Arbeitskollegen gehört auch zu den möglichen Maßnahmen, die die Minimierung der bestehenden Engpässe zum Ziel haben. Auf diese Weise würde die Arbeitslast auf alle verteilt. In einigen Fällen müssen die Arbeitnehmer auch ihre Arbeitstechniken ändern. Viele Arbeitnehmer bücken sich beispielsweise verkehrt. Mit Hilfe der konsequenten Umsetzung der spezifischen Regeln und Normen in der Praxis trainiert der Arbeitnehmer die Aktivität oder Handlung, die für ihn normalerweise ein Risiko darstellt.

Nicht jeder Schritt innerhalb dieser Lösungsstrategie kann durch den Physiotherapeuten ausgeführt werden. In Abschnitt 2.3.2 wurde bereits darauf hingewiesen, dass der Physiotherapeut meist nicht in der Lage ist, die Ursache des Problems genau zu analysieren und dementsprechend anzupacken. Der Physiotherapeut verfügt nicht über die notwendige Einsicht und das „Know-how" bezüglich der aktuellen arbeitsorganisatorischen und -situationellen Aspekte (dies ist z. B. Betriebsphysiotherapeuten vorbehalten). Dennoch ist der Physiotherapeut in der Lage, bestimmte risikoreiche Handlungen und/oder Arbeitshaltungen zusammen mit dem Patienten zu korrigieren und zu trainieren. Der Physiotherapeut kann ebenso wichtige Ratschläge vermitteln, die notwendig sind, um das Korrigierte zu unterstützen und/oder zu festigen. Diese Ratschläge haben Bezug auf die in Kapitel 3 beschriebenen physischen Risikofaktoren.

Statische Belastung

Die Variablen Zeit, ausgeübte Kraft und (ungünstige) Position bzw. Körperhaltung sind für das Ausmaß der statischen Belastung bestimmend. Die physischen Belastungsfolgen, die aufgrund der statischen Belastung entstehen können, können durch die möglichst günstige Veränderung der Variablen vermindert oder auch vollständig aufgehoben werden. Auf Basis von Literaturdaten sind Normen für den Bereich der statischen Belastung entwickelt worden (Vink 1994). In den Abbildungen 4.12 und 4.14 sind Körperhaltungen mit den dazugehörenden maximal einnehmbaren Zeiten dargestellt. Die Grafik 4.12 beinhaltet für bestimmte Rumpfbeugungen oder -inklinationen die zugehörigen Zeiten. Je stärker die Rumpfbeugung, desto kürzer ist die maximal einnehmbare Belastungszeit. Eine Rumpfbeugung von 60° oder mehr ist unzulässig bzw. unzumutbar.

Vink und Dul (1994) präsentieren auch Richtlinien für Rumpf- und Schulterhaltungen, die sich auf bestimmte Körpersegmente beziehen (Tab. 4.2 und 4.3). Der Unterschied zu Abb. 4.12 besteht in der Tatsache, dass der bestehende Zusammenhang zwischen den verschiedenen Körpersegmenten und dem Rumpf deutlich gemacht wird.

Peereboom (1996) formulierte in seinem „Ampelmodell für Arbeitshaltungen" u. a. den Zusammenhang zwischen der Arbeitshaltung und der Dauer sowie der Frequenz der Haltung während der Arbeit (Tab. 4.4). „Grün" steht dabei für „keine Engpässe", „orange" für „mögliche Engpässe" und „rot" für „Engpässe".

Neben der Dauer der Handlung oder der Körperhaltung sollten gleichzeitig auch die Hilfsmittel zur Unterstützung der spezifischen Arbeitshaltung oder Handlung berücksichtigt werden. Vorgreifend auf das Thema „sitzende Arbeit" kann hier an Armunterstützungen oder Fußunterstützungen gedacht werden. Leider können nicht alle ungünstigen Arbeitshaltungen korrigiert werden. Das Abwechseln von Arbeitshaltungen und das Einlegen von (wenn möglich) mehreren kurzen Pausen anstelle einer langen Pause können dieses Problem positiv beeinflussen.

Neben den allgemeinen Maßnahmen zur Minimierung der statischen Belastung beste-

4.3 Die physiotherapeutischen Behandlungsmöglichkeiten bei arbeitsbedingten Beschwerden

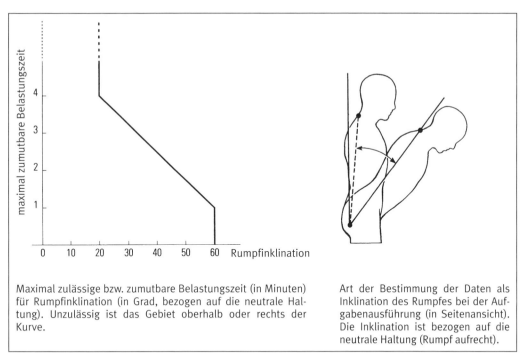

Maximal zulässige bzw. zumutbare Belastungszeit (in Minuten) für Rumpfinklination (in Grad, bezogen auf die neutrale Haltung). Unzulässig ist das Gebiet oberhalb oder rechts der Kurve.

Art der Bestimmung der Daten als Inklination des Rumpfes bei der Aufgabenausführung (in Seitenansicht). Die Inklination ist bezogen auf die neutrale Haltung (Rumpf aufrecht).

Abb. 4.12 Das Verhältnis zwischen der maximal zulässigen Belastungszeit und der Rumpfinklination *(Vink und Dul 1994)*

Tab. 4.2 Richtlinien für die Rumpfhaltung *(Vink und Dul 1994)*

	Zeitdauer			
Rumpfneigung	t ≤ 1 Minute	1 < t ≤ 4 Minuten	4 < t ≤ 20 Minuten	t > 20 Minuten
0–20°	grün	grün	gelb	rot
20–60°	grün	gelb	rot	rot

Rumpfinklination < 0° und > 60° : rot

Bei Asymmetrie des Rumpfes wird grün gelb und gelb wird rot.

Knie
grün: kein extremer Stand
gelb: Hocken und Knien
rot: extreme Gelenkstände

Nacken/oberer Rückenbereich
grün: 0–10° Flexion bezogen auf den Rumpf
gelb: 10–25° Flexion bezogen auf den Rumpf
rot: > 25° Flexion bezogen auf den Rumpf
rot: < 0° Flexion bezogen auf den Rumpf und die Ruhehaltung (nach hinten gebeugt)

Bei Asymmetrie des Nackens wird grün gelb und gelb wird rot.

Tab. 4.3 Richtlinien für Schulterhaltungen *(Vink und Dul 1994)*

	Zeitdauer			
Rumpfneigung	t ≤ 1 Minute	1 < t ≤ 4 Minuten	4 < t ≤ 20 Minuten	t > 20 Minuten
0–20° Elevation des Oberarms	grün	grün	gelb	rot
20–60° Elevation des Oberarms	grün	gelb	rot	rot
> 60° Elevation des Oberarms oder Adduktion, Retroflexion, Elevation: rot				
Ellenbogen				
grün:	keine extremen Gelenkstände			
rot:	extreme Gelenkstände			
Unterarm/Handgelenk				
grün:	keine sichtbare Bewegung			
gelb:	keine extreme Bewegung			
rot:	extreme Bewegung (z. B. Dorsalextension)			

hen auch spezifische Lösungen, die sich auf bestimmte statische Arbeitshaltungen wie das Stehen und Sitzen beziehen.

Sitzende Arbeit

Um sowohl eine normale Belastung der Wirbelsäule und der Zwischenwirbelscheiben garantieren zu können als auch die optimalen Voraussetzungen für eine natürliche Haltung zu schaffen, ist es wichtig, den Sitzarbeitsplatz individuell an den Arbeitnehmer anzupassen (Abb. 4.13). Der Rumpf wird mit Hilfe einer Rückenstütze in Abhängigkeit von der auszuübenden Aufgabe unterstützt. Zum Lesen z. B. wird die Rückenlehne leicht nach vorne gebeugt, während zum Tippen eine aufrechte bis leicht nach hinten geneigte Einstellung der Rückenlehne zu empfehlen ist. Die physiologischen Krümmungen der Wirbelsäule können mit Hilfe der Rückenlehne unterstützt werden. Dabei ist die Höhe der Rückenlehne nicht so wichtig wie die Platzierung der

Tab. 4.4 Richtlinien für statische Arbeitshaltungen *(Peereboom 1996)*

	grün	orange	rot
Stehen			> 4 Stunden pro Tag und/oder > 1 Stunde ununterbrochen
Sitzen			> 5 Stunden pro Tag und/oder > 2 Stunden ununterbrochen
Rücken, Arme, Beine länger als 4 Sekunden in einer Haltung	0–6 Mal pro Stunde	6–12 Mal pro Stunde	> 12 Mal pro Stunde
Kopf länger als 8 Sekunden in einer Haltung	0–6 Mal pro Stunde	6–12 Mal pro Stunde	> 12 Mal pro Stunde

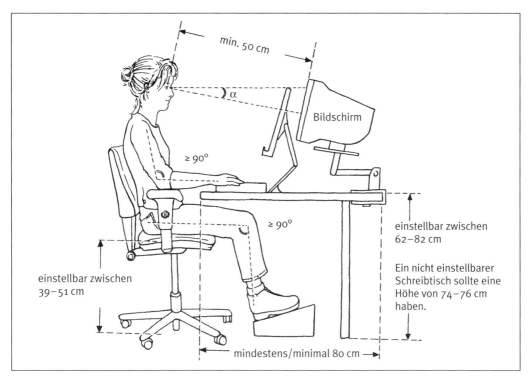

Abb. 4.13 Die Arbeitsplatzgestaltung bei Bildschirmarbeit. Wenn bei der Arbeit am Bildschirm vorwiegend auf den Bildschirm oder das Dokument geschaut wird („blindes Tippen"), dann sollte der Winkel α = 6–9° betragen. Wenn zusätzlich häufig auf die Tastatur geschaut wird, dann sollte der Winkel α = 25 ± 10° betragen (*Arbeidsinspectie 1993*).

Rückenlehne an sich. Die „Lumbalstütze", die die natürliche Lordose der lumbalen Wirbelsäule unterstützt, spielt hierbei eine wichtige Rolle. Wenn diese lumbale Unterstützung nicht vorhanden ist, kann z. B. ein Kissen behelfsmäßig eingesetzt werden. Der Winkel zwischen der Körperachse und den Oberschenkeln sollte zwischen 90° und 135° liegen (Voskamp 1991). Dies bedeutet, dass die Sitzfläche horizontal oder leicht nach vorne geneigt sein sollte. Um Reibungen zwischen der Sitzfläche und dem Gesäß zu vermeiden, sollten beide Füße flach auf dem Boden stehen und die Knie in einem Winkel von 90° angebeugt sein (Sitztiefe). Das Material der Sitzfläche bestimmt dabei u. a. das Maß der Reibung, die zwischen Mensch und Stuhl auftritt. Um Abklemmungen zu verhindern und um die Bewegungsfreiheit im Kniegelenk zu erhalten, sollte zwischen der Rückseite der Unterschenkel und dem Rand der Sitzfläche ungefähr 10 cm Platz sein.

Wenn die Stuhlhöhe nicht richtig eingestellt werden kann oder die Füße den Boden nicht berühren, sollte der Gebrauch einer Fußraste (Höckerchen) empfohlen werden. Ist die Stuhlhöhe jedoch zu niedrig und lässt sich auch nicht verstellen, so kann ein zusätzliches Kissen auf der Sitzfläche des Stuhls die Sitzhöhe etwas erhöhen. Der Einsatz von Armstützen hilft bei der Verteilung der Kompressionskräfte, denen die Wirbelsäule ausgesetzt ist. Die Armstützen können ungefähr 10 % des Körpergewichts auffangen (Voskamp 1991). Die Armstützen haben die richtige Höhe, wenn die Unterstützung direkt unter den Ellenbogen beginnt. Bei der Installation von Armstützen sollte jedoch bedacht werden, dass diese dem Arbeitnehmer bei der Ausübung seiner Arbeit auch oft im Weg sind. Wenn trotzdem Armstützen genutzt werden sollen, empfiehlt es sich, kurze Armstützen einzusetzen, da diese die Mobilität des Arbeitnehmers weniger einschränken.

Wie bereits in diesem Buch bemerkt wurde, kann der sitzende Arbeitnehmer natürlich nicht ohne seine Arbeitsaufgaben gesehen werden. Nutzt der Arbeitnehmer einen Arbeitstisch, dann empfiehlt es sich, die Höhe der Arbeitsfläche etwas oberhalb der Armstützen einzustellen. Muss der Arbeitnehmer dahingegen viel lesen, dann könnte eine Lese- oder Dokumentenhalterung mit einem Neigungswinkel zwischen 25° und 75° hilfreich sein. Dul und Weerdemeester (1994) sprechen von einem Neigungswinkel von mehr als 45°. Übt der Arbeitnehmer vorwiegend eine schreibende Tätigkeit aus, dann sollte ein schräg einstellbarer Schreibtisch mit einem Neigungswinkel von 10°–15° eingesetzt werden, so dass der Arbeitnehmer selbst nur noch eine geringfügige Beugung im Bereich der zervikalen Wirbelsäule ausführen muss. Bei einigen Arbeitstischen besteht sogar die Möglichkeit, die gesamte Arbeitsfläche zu kippen. Während des Arbeitens an einem Arbeitstisch sollten dem Arbeitnehmer genügend Bewegungsraum und Beinfreiheit zur Verfügung stehen. Die maximal empfohlene Arbeitszeit für sitzende Arbeitstätigkeiten liegt bei 5 Stunden am Tag und ununterbrochen bei einer Stunde.

Weitere Informationen über sitzendes Arbeiten können in den Richtlinien DIN 33414 und DIN 4551 für sitzende Arbeitstätigkeiten und Bürotätigkeiten nachgelesen werden. Die DIN 33406 beinhaltet Informationen über sitzende Tätigkeiten bei der Ausübung industrieller Aufgaben und die DIN/ISO 5970 beschreibt die „Funktionsmasse von Stühlen und Tischen für z. B. Bildungseinrichtungen" (Voskamp 1991, Heidinger, Jaspert, Duelli 1990).

Für Bildschirmbenutzer ist die „Verordnung über Sicherheit und Gesundheitsschutz bei der Arbeit an Bildschirmgeräten" wichtig (Heidinger, Jaspert, Duelli 1999). Diese Verordnung ist in Nachahmung der europäischen Richtlinie „Richtlinie des Rates vom 19. Mai 1990 über die Mindestvorschrift bezüglich der Sicherheit und des Gesundheitsschutzes bei der Arbeit an Bildschirmgeräten" per Dezember 1996 in Kraft. Bis zum 31. Dezember 1999 hatten die Arbeitgeber Zeit, diese „Bildschirmarbeitsplatzverordnung" umzusetzen. Neben einer Anzahl allgemeiner Ratschläge wie den hier formulierten betrifft die Verordnung auch die Interaktion zwischen Mensch und Maschine (in diesem Fall der Bildschirm). Es werden Anforderungen formuliert für:

- die Arbeitsorganisation und den Funktionsinhalt. Besteht z. B. die gesamte Arbeitsfunktion des Arbeitnehmers aus der Arbeit am Bildschirm, so sollte die Zeitdauer der Arbeit auf 5–6 Stunden pro Tag beschränkt sein und nicht länger als 2 Stunden am Stück am Bildschirm gearbeitet werden. Alle 2 Stunden sollte der Arbeitnehmer eine Pause von 10 Minuten machen.
- die Einrichtung des Arbeitsplatzes. Hier wird die Größe der Symbole, die Schärfe des Bildschirmbildes und die Ausstattung der Tastatur ebenso besprochen wie die Lichtverhältnisse auf dem Flur und das benutzte Mobiliar.
- die Augen und die Brille
- die Interaktion zwischen Mensch und Computer

Weiterführende Informationen über die Richtlinien bzw. Anforderungen bezüglich der Arbeit am Bildschirm können in der DIN 66233 oder in den „Empfehlungen für eine ergonomische Gestaltung von Bildschirmarbeitsplätzen", aufgesetzt von der Verwaltung der Berufsgenossenschaft (1997), nachgelesen werden (Schmidtke 1993, Heidinger, Jaspert, Duelli 1999).

Sowohl für die „normalen" sitzenden Aktivitäten als auch für die sitzende Tätigkeit am Bildschirm gilt, dass das Sitzen dynamisch sein sollte. Zur Verminderung der statischen Belastung ist es ratsam, dass der Arbeitnehmer nach einigen Minuten die Körperhaltung verändert und seine Extremitäten bewegt. Nach 20–30 Minuten sollte die Sitzhaltung kurz unterbrochen werden. Hierzu können z. B. kleine Aufgaben wie das Holen von Dokumenten genutzt werden.

Stehende Arbeit

Aus präventiver Sicht gleichen im Großen und Ganzen die Maßnahmen zur Verminderung der statischen Belastung bei stehender Arbeit denen, die für die Ausübung von sitzender Arbeit aufgestellt wurden. Die Lösungen richten sich auf die Optimierung der natürlichen Körperhaltung, wobei der Stand der Körpersegmente und die Minimierung der Kompressionskräfte auf die Zwischenwirbelscheiben von großer Wichtigkeit sind. Die aufrechte Arbeitshaltung scheint die am wenigsten belastende Arbeitshaltung zu sein, sofern sich die Hände zwischen Hüft- und Brusthöhe sowie nah am Körper befinden (Miedema 1996). Die Gelenke stehen dann so gut wie möglich in neutraler Position.

In einer Untersuchung zur physischen Belastung bei Maurern wurde z. B. geraten, 50 cm über dem Standniveau zu arbeiten (Miedema 1996). Die Kompressionskräfte im Bereich der Wirbelsäule reduzieren sich dadurch um 30 %. Darüber hinaus wurde eine deutliche Abnahme der energetischen Belastung (Sauerstoffverbrauch) wahrgenommen. Der Einsatz von Maurertischen und -tafeln, Böcken und Konsolen kann die Einhaltung der optimalen Arbeitshöhe unterstützen. Eine Verminderung der Schulterbelastung kann erlangt werden, wenn der Maurer bis maximal auf Höhe seiner Schulterhöhe mauert.

Die Arbeidsinspectie (1988) der Niederlande unterscheidet bei der idealen Arbeitshöhe in Abhängigkeit von der Aufgabe des Arbeitnehmers drei verschiedene Höhen. Bei Präzisionsarbeiten, die eine kontinuierliche visuelle Kontrolle erfordern und mit Unterstützung der Arme ausgeführt werden, sollte die Arbeitshöhe auf einer Höhe bzw. etwas höher als die Ellenbogen sein. Bei der Ausführung von Aufgaben, die eine eher beiläufige visuelle Kontrolle erfordern, kann die Arbeitshöhe etwas tiefer ausfallen als im ersten Beispiel. Dagegen sollte die Arbeitshöhe relativ niedrig sein, wenn die Aufgaben ab und zu den Einsatz des Körpergewichts erfordern, so dass das Körpergewicht bei Bedarf optimal eingesetzt werden kann. Übereinstimmend mit den Überlegungen, die bezüglich der Ausführung von sitzender Arbeit aufgestellt wurden, kann auch hier für die Ausführung von stehender Arbeit die Möglichkeit einer kippbaren Arbeitstafel in Erwägung gezogen werden.

Die Pauseneinteilung spielt bei der Verminderung der statischen Belastung eine große Rolle. Peereboom (1996) formuliert hier als Richtlinie, dass nicht länger als 4 Stunden pro Tag oder 1 Stunde ununterbrochen stehend gearbeitet werden darf. Empfohlen wird, das Stehen nach 20–30 Minuten zu unterbrechen, indem z. B. sitzende oder gehende Aktivitäten ausgeführt werden. Einseitige Arbeitshaltungen sollten generell nach wenigen Minuten durch das Einnehmen einer anderen Haltung verändert werden (Karhu 1981, Arbeidsinspectie 1988).

Anlässlich einer Untersuchung, die das zeitliche Durchhaltevermögen von statisch stehenden Haltungen untersuchte, kamen Miedema, Douwes und Dul (1993) zu dem Schluss, dass der Mensch in den so genannten „guten Arbeitshaltungen" nicht länger als 2 Minuten verbleiben sollte (siehe Abb. 4.14). Haltungen, die als halbwegs gut einzuschätzen sind, sollten nicht länger als 1 Minute eingenommen werden und von der Einnahme „schlechter Arbeitshaltungen" wird gänzlich abgeraten.

In der Praxis spielt auch der Boden, auf dem der Arbeitnehmer während seiner beruflichen Tätigkeit steht, in Kombination mit seinen Schuhen bei der Minimierung der physischen Belastung eine wichtige Rolle. Harte Böden können z. B. einen ermüdenden Einfluss auf die im Stehen auszuführenden Tätigkeiten haben (Docter 1992). Elastische Böden, wie z. B. Böden aus Holz oder Gummi in Kombination mit sicheren, komfortablen und elastischen Schuhen genießen den Vorzug. Vorsicht ist bei Arbeiten auf so genannten Plattformen bzw. Podesten geboten. Tätigkeiten auf

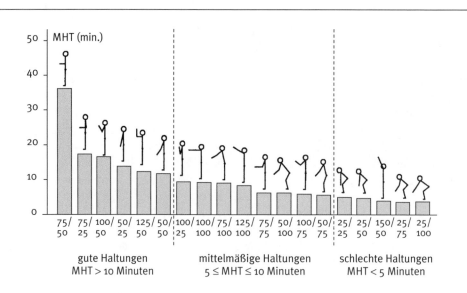

Abb. 4.14 Die verschiedenen Arbeitshaltungen *(Miedema, Douwes und Dul 1993)*

Erhöhungen (Podesten) erhöhen die Sturzgefahr (Dul 1994).

Eine interessante Alternative für die statische stehende Haltung bei der Arbeit ist die Umgestaltung des Arbeitsplatzes in einen kombinierten Sitz-Steharbeitsplatz (Dul 1994). Ein Beispiel für einen Sitz-Steharbeitsplatz zeigen die Abb. 4.15 und 4.16. Auf diese Weise können die Vorteile sitzender Arbeit mit den Vorteilen stehender Arbeit kombiniert werden. Heidinger, Jaspert und Duelli (1999) raten dazu, einen achtstündigen Arbeitstag wie folgt aufzuteilen: 50 % der Aktivitäten können im Sitzen und 25 % der Aktivitäten im Stehen ausgeführt werden. Die restlichen 25 % der Arbeitszeit sollten mit „Bewegung" ausgefüllt sein, wobei die eingenommene Arbeitshaltung in kurzen Intervallen (2–4 Mal pro Stunde) mit anderen Arbeitshaltungen abgewechselt werden sollte. Neben den organisatorischen Fragen müssen bei der Gestaltung des Sitz-Steharbeitsplatzes natürlich auch die Art der Aufgabe und die notwendigen Dimensionen bzw. Abmessungen, die zum Arbeitsplatz gehören, mit berücksichtigt werden.

Eine einfache und relativ preiswerte Alternative für einen Sitz-Steharbeitsplatz stellen Sitz-Stehhocker, Stehhilfen oder Stehstützen dar (Abb. 4.16). Die Höhe ist variabel zwischen 70 und 92 cm einstellbar und die Sitzfläche kann zwischen 20° und 30° nach vorne gekippt werden (Voskamp 1991). Dabei muss bedacht werden, dass diese Hocker nicht für anstrengende und mit größerem Krafteinsatz verbundene Arbeiten geeignet sind. Der Boden, auf dem diese Hocker stehen, muss darüber hinaus einen großen Reibungswiderstand aufweisen.

4.3 Die physiotherapeutischen Behandlungsmöglichkeiten bei arbeitsbedingten Beschwerden

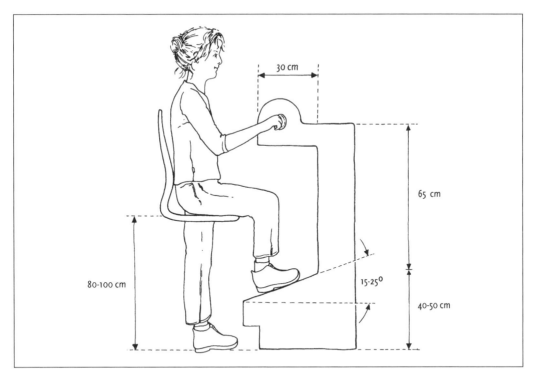

Abb. 4.15 Richtlinien für einen Sitz-Steharbeitsplatz

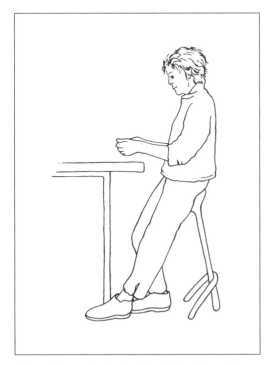

Abb. 4.16 Der Sitz-Stehhocker *(Dul und Weerdmeester 1994)*

Die Kombination von sitzender und stehender Arbeit

Eine Zuordnung der Arbeitshaltungen Hocken und Knien in die zwei bereits besprochenen Bereiche sitzende und stehende statische (Arbeits-)haltungen ist äußerst schwierig, daher werden diese beiden Haltungen im Anschluss besprochen. Die häufige Ausführung dieser in manchen Berufen ständig vorkommenden Arbeitshaltungen Hocken und Knien kann spezifische Belastungsfolgen nach sich ziehen (siehe 3.3.1). Voskamp wies bereits 1991 darauf hin, dass sowohl das Hocken als auch das Knien sehr ungünstige Arbeitshaltungen sind und dass diese daher zu vermeiden sind. Wenn das Vermeiden dieser Arbeitshaltungen jedoch nicht möglich ist, z. B. in den Tätigkeitsbereichen der Straßenbauer oder in der Landschafts- und Gartenpflege, dann sollte die Verweildauer in den oben genannten Arbeitshaltungen nur kurz sein und stets mit anderen Arbeitshaltungen (z. B. Sitzen und Stehen) abgewechselt werden. Eine genaue Definition des Begriffes

„kurz" ist in der Literatur leider nicht zu finden. An dieser Stelle kann hier nur auf die Abbildung „Die verschiedenen Arbeitshaltungen" (Abb. 4.14) von Miedema, Douwes und Dul (1993) hingewiesen werden. Die Anpassung der Arbeitshöhe könnte eine Lösungsmöglichkeit sein (Arbeidsinspectie 1988). Für das Beispiel der Beschäftigten im Landschafts- und Gartenbau könnte z. B. eine Erhöhung des Arbeitsbereiches (mit Sand) für die Bepflanzung von Blumentöpfen oder Behältern schon eine Erleichterung darstellen.

Während des Kniens müssen die Knie fast das gesamte Körpergewicht tragen. Für diese Arbeitshaltung ist der Einsatz von Knieschonern oder elastischen Gummimatten zur Unterpolsterung der Knie zu empfehlen. Van Dieen, Jansen und Housheer (1995) weisen jedoch darauf hin, dass die Arbeitnehmer diese Lösungen nicht immer als komfortabel beurteilen. In einer Untersuchung bezüglich der physischen Belastung bei kniender und sitzender Arbeit auf Bodenniveau schlugen die Autoren vor, ein Stühlchen als Hilfsmittel einzusetzen. Die Sitzfläche des Stühlchens befindet sich nur wenig über dem Boden, so dass die Beine mit einer leichten Kniebeugung nach vorne weisen. Auffallend war bei der Bewertung der Untersuchung, dass im Vergleich zur knienden Arbeitshaltung die Muskelermüdung im Bereich der Rückenmuskulatur und die Kompressionskräfte im Bereich der Wirbelsäule während des Sitzens auf dem Stühlchen deutlich geringer ausfielen.

In Abschnitt 3.3.1 wurde bereits darauf hingewiesen, dass die statische Kraftausübung bei „Handarbeit" zu spezifischen Problemen im Bereich der muskulo-tendinogenen Strukturen und der Kapsel führen kann. Die Lösungen hierfür müssen vor allem in der zeitlichen Einschränkung der statischen Handlungen in Verbindung mit der benötigten Erholungszeit nach der Belastung, in der Reduktion der benötigten (Hand-)Kraft und im Vermeiden von extremen Gelenkständen gesucht werden (Abb. 4.17).

Dies bedeutet einerseits, dass der Arbeitnehmer hinsichtlich der richtigen Arbeitshaltung und für die Ausführung und Anwendung der richtigen Arbeitstechnik gut instruiert und geschult sein muss. Das Handgelenk soll z. B. so weit möglich in einer neutralen Position gehalten werden können und die Arme sollten so entspannt wie möglich sein. Der Stand des Handgelenks und der Fingergelenke ist dabei auch von der Griffart abhängig. Bullinger (1994) unterscheidet drei verschiedene Griffmöglichkeiten:

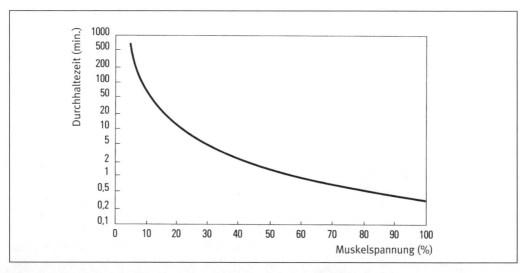

Abb. 4.17 Die maximale Durchhaltezeit für statische Muskelarbeit *(Voskamp 1991)*

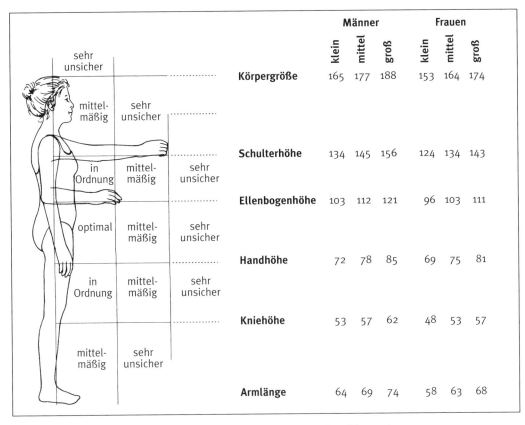

Abb. 4.18 Günstige und ungünstige Arbeitshaltungen *(Pheasant und Stubbs 1991)*

1. *Kontaktgriff*: Das Ende eines Fingers oder des Daumens hat Kontakt mit dem Gegenstand.
2. *Pinzettengriff*: Der Gegenstand wird gehalten, allerdings ohne dass die Hand den Gegenstand vollständig umfasst. Beim Pinzettengriff stehen die Finger und der Daumen parallel zueinander.
3. *Umfassender oder „Power"-Griff*: Der Gegenstand wird durch einen Teil der Hand oder durch die ganze Hand umfasst.

Die ersten zwei Griffe können durch die Kombination von ungünstigen Gelenkständen des Handgelenks und der Hand und die dadurch entstehende ineffektive (Greif-)kraft sehr belastend sein und zu Gesundheitsproblemen führen (Huppes 1992). Der umfassende Griff verdient in diesem Zusammenhang den Vorzug.

Im Hinblick auf die Arbeitshaltung wird geraten, spezifische Handlungen oberhalb der eigenen Schulterhöhe und/oder zu weit vom Körper weg zu vermeiden (Abb. 4.18).

Voskamp (1991) weist daraufhin, dass bei Anwendung von Geräten durch den Arbeitnehmer die maximal aufzubringende Kraft in Prozent (wie in Abb. 4.17 dargestellt) nach der unten aufgeführten Tabelle 4.5 reduziert werden sollte.

Tab. 4.5 Die maximale Kraft bei der Anwendung von Geräten *(Voskamp 1991)*

Zeitdauer der Kraftausübung	Reduktionsfaktor
ungefähr 1 Minute	0,5
ungefähr 2 Minuten	0,3
ungefähr 5 Minuten	0,2
länger als 10 Minuten	0,15

Andererseits kann es notwendig sein, die Handgeräte (Design, Gewicht) und den Entwurf des Arbeitsplatzes zu verändern (Abb. 4.19 und 4.20). Wenn das Handgerät mehr als 4 kg wiegt und damit relativ schwer ist, (Voskamp 1991), kann beschlossen werden, dass das Gerät z. B. an einen „Toolbalancer" aufgehängt wird (Arbeidsinspectie 1988, Chaffin 1984). Mit Hilfe eines elastischen Drahts oder Kabels mit Feder-System an der Decke kann das Handgerät durch den Arbeitnehmer dann nach unten geholt werden, wenn er es benötigt, ansonsten bleibt es nach Gebrauch einfach an der Decke hängen.

Es ist darüber hinaus ratsam nachzufragen, ob der Arbeitnehmer mit oder ohne speziellen Arbeitshandschuhen arbeitet. Die meisten Handgeräte sind nämlich hinsichtlich des Designs nur dafür ausgelegt ohne Arbeitshandschuhe genutzt zu werden. Das benötigte Gerät sollte natürlich hierauf abgestimmt werden. Die Trageeigenschaften und der Tragekomfort der Arbeitshandschuhe werden durch das Material, aus dem die Arbeitshandschuhe gefertigt sind, und durch die Verschmutzungen, die sich im Laufe der Zeit auf den Arbeitshandschuhen ablagern, beeinflusst. Die Reibung zwischen den Arbeitshandschuhen und dem Gerät, aber auch zwischen der Hand selbst und den Arbeitshandschuhen kann deutlich absinken. Durch die geringe Reibung können die Geräte nicht gut gegriffen und festgehalten werden. Der Arbeitnehmer muss dann unnötig mehr Kraft aufwenden, um mit dem Gerät noch annähernd optimal hantieren zu können. Dies trifft auch zu, wenn die Arbeitshandschuhe hart und steif sind und dadurch die Bewegungen nicht leicht ausgeführt werden können oder wenn der Arbeitnehmer aufgrund des Arbeitshandschuhs den

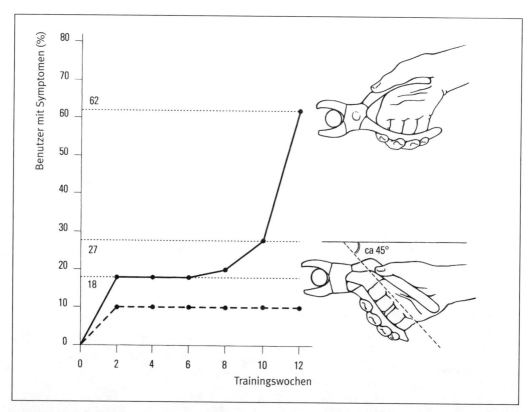

Abb. 4.19 Das Verhältnis zwischen dem Design des Handgeräts und den möglichen Beschwerden der Arbeitnehmer *(Voskamp 1991)*

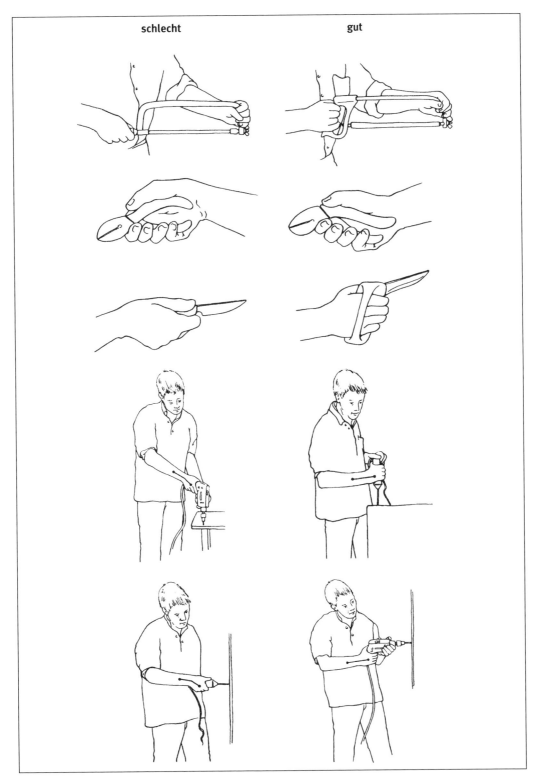

Abb. 4.20 Vergleich zwischen einem guten und schlechten Handgerät hinsichtlich der Position des Handgelenks *(Arbeidsinspectie 1988)*

Gegenstand weniger gut fühlt. Des Weiteren kann bei der Anwendung von Handgeräten ein zusätzlicher und unnötiger Kraftaufwand verhindert werden, wenn der Arbeitnehmer darauf achtet, dass das von ihm genutzte Handgerät während seines Einsatzes richtig positioniert wird. Sägen oder Messer sollten z. B. scharf sein und stumpfe Bohrer sollte nicht zum Einsatz kommen.

Dynamische Belastung

Ebenso wie bei der statischen Belastung können die Variablen Zeitdauer, ausgeübte Kraft und eingenommene (Arbeits-)haltung eine Rolle bei der Bestimmung des Gesundheitsrisikos spielen, das von der dynamischen Arbeit ausgeht. Die dynamische Arbeit unterscheidet sich von der statischen Arbeit durch andere belastende Faktoren, die nun mehr im Vordergrund stehen:
- die Geschwindigkeit oder die Beschleunigung, die während der dynamischen Handlung auftritt
- die damit zusammenhängende Spitzenbelastung
- die Intensität und Frequenz der Handlung
- die zusätzlichen Arbeitsumstände (z. B. Temperatur, Feuchtigkeit, Verschmutzung)

Nur die Minimierung dieser belastenden Faktoren allein scheint nicht ausreichend zu sein. Noch mehr als bei der statischen Arbeit stellt die energetische Belastung der dynamischen Aktivitäten einen einschränkenden Faktor für den Arbeitnehmer dar (Voskamp 1991). In der Literatur geht es vor allem um dynamisch schwere Arbeit, wie z. B. das Arbeiten in Gießereien. Der Begriff Energieverbrauch wird als eine wichtige Variable gesehen, wenn es darum geht, einerseits die energetische Belastung des Arbeitnehmers zu messen und andererseits die Festlegung von spezifischen Richtlinien zu erarbeiten. Als messbare Größe wurde der Sauerstoffverbrauch pro Minute (VO_2) gewählt. Die Richtlinie von Hettinger wird hierbei als Norm für den maximal zulässigen Energieverbrauch bei dynamischer Muskelarbeit während eines 8-stündigen Arbeitstags genommen:
- Männer: 16,5–18 kJ (0,82–0,9 Liter O_2/min)
- Frauen: 11–12 kJ (0,55–0,6 Liter O_2/min)

(Voskamp 1991, Heidinger 1999)

Ein Liter O_2 entspricht im Durchschnitt ungefähr 20 kJ oder 5 kcal pro Minute. In Tabelle 4.6 ist der Energieverbrauch bei verschiedenen Tätigkeiten oder Aktivitäten in kJ/min dargestellt.

Die Richtlinie von Hettinger bezieht sich auf gesunde Menschen mit einer durchschnittlichen Kondition. Der Begriff Kondition spielt bei der Bestimmung der energetischen Belastung des Arbeitnehmers ebenfalls eine wichtige Rolle. Eine der messbaren Konditionsgrößen ist die maximale Sauerstoffaufnahme pro Minute ($VO_{2\,max}$). Für den durchschnittlichen Mann zwischen 20 und 30 Jahren beträgt dieser $VO_{2\,max}$ 3,5 Liter O_2/min. und für die Frau 2,5 Liter O_2/min. Voskamp (1991) zufolge „herrscht" innerhalb der europäischen Grenzen normalerweise die Norm, dass die energetische Belastung eines Arbeitnehmers über einen längeren Zeitraum (eine Woche oder mehr) hinweg nicht mehr als ein Drittel seines $VO_{2\,max}$ betragen darf. Peereboom spricht in diesem Zusammenhang von über 35 % der maximalen Sauerstoffaufnahme.

In der Regel ist es für den Physiotherapeuten eher schwierig, konkrete Richtlinien auf Basis

Tab. 4.6 Der Netto-Energieverbrauch verschiedener Tätigkeiten *(Voskamp 1991)*

Arbeitshaltung	Energieverbrauch
Sitzen	1 kJ/min.
Knien	3 kJ/min.
Hocken	5 kJ/min.
Stehen	2,5 kJ/min.
Gebückt stehen	4 kJ/min.
Laufen	7–15 kJ/min.
Steigung gehen ohne Last mit einem Winkel größer als 100	3 kJ pro Meter Höhe

von energetischen Belastungsnormen zu formulieren. Der Therapeut hat normalerweise nicht die Möglichkeit mit Hilfe von Messgeräten energetische Arbeit zu analysieren und zu kontrollieren. Darüber hinaus ist die maximale Sauerstoffaufnahme aufgabenabhängig. Während eines Arbeitstages nimmt ein durchschnittlicher Arbeitnehmer verschiedene Aufgaben wahr und führt daher unterschiedlich belastende Handlungen aus (siehe auch Tab. 4.6). Jede Aufgabe oder Handlung erfordert eine bestimmte Menge an Energie. In der Arbeitsphysiologie werden daher Schätzungen zugrunde gelegt, um die Größe der durchschnittlichen energetischen Belastung vorherzusagen.

Für den Physiotherapeuten ist es jedoch interessant, Variablen ausfindig zu machen, die einfach zu messen sind und die eine direkte Umsetzung auf die Arbeitssituation geben können. In Bezug auf die dynamische Arbeit definierte Laurig (1992) z. B. die Dauerleistungsgrenze (Heidinger 1999). Diese Dauerleistungsgrenze wird umschrieben als die Arbeitsbelastung, mit der die maximale Arbeit ohne zusätzliche Pausen während 8 Stunden ohne Leistungsverlust erreicht wird. Als einfach messbare Größe kann die Herzfrequenz gewählt werden. Liegt die Zahl der Herzschläge pro Minute 30–40 Schläge über der Ruhefrequenz des Arbeitnehmers (diese liegt im Durchschnitt bei 70 Schlägen pro Minute), dann kann die Herzfrequenz keinen „steady-state" (Fließgleichgewicht) mehr gewährleisten und bedarf einer überproportional langen Ruhephase. Schmidtke (1993, in Heidinger 1999) klassifiziert die Arbeitsbelastung mit Hilfe der Herzfrequenz (Tab. 4.7).

Neben der Anwendung der arbeitsphysiologischen Richtlinien zur Minimierung der energetischen Belastung während der dynamischen Arbeit können energetisch belastende Faktoren auch reduziert werden durch:
- ein Verbessern der Arbeitstechnik (siehe z. B. Heben und Tragen), je besser die Technik, desto effizienter und effektiver die Handlung
- das Einlegen von kleinen kurzen Pausen zwischendurch
- den Einsatz von Hilfsmitteln, wenn möglich (siehe z. B. Ziehen und Drücken oder Heben und Tragen)

Die energetische Belastung ist wie in Abschnitt 3.3.2 deutlich hervorgehoben abhängig von den Arbeitsumständen. Das Arbeiten bei hohen Temperaturen (z. B. in Gießereien) oder eisigen Winden (Ölplattformen auf hoher See) beeinflusst den Stoffwechsel, das Kreislauf- und das Atmungssystem des Arbeitnehmers, wodurch die energetische Belastung weiter zunehmen kann. Neben den Richtlinien im Bezug auf den Energieverbrauch oder die Sauerstoffaufnahme ist es ebenfalls wichtig, Maßnahmen bezüglich eventueller ungünstiger Arbeitsumstände aufzustellen. Für den Physiotherapeut führt dies jedoch zu weit. Daher wird dieser Aspekt der energetischen

Tab. 4.7 Die Klassifikation der Arbeitsbelastung nach Schmidtke *(Heidinger 1999)*

Methode	Arbeitsbelastung					
	sehr einfach	einfach	mittelmäßig	schwer	sehr schwer	extrem schwer
Herzfrequenz pro Minute	(< 75)	75–100	100–125	125–150	150–175	> 175
Sauerstoffaufnahme (l/min)	< 0,5	0,5–1,0	1,0–1,5	1,5–2,0	2,0–2,5	> 2,5
Körpertemperatur (°C)		< 37,5°	37,5–38,0	38,0–38,5	38,5–39,0	> 39,0
Transpiration (ml/h)		< 200	200–400	400–600	600–800	> 800

Belastungsanalyse auch nicht weiter ausgearbeitet. Mehr Informationen über die Richtlinien zu Arbeitsumständen sind in den Normen DIN 33403 (für klimatologische Aspekte der Arbeitssituation) und ISO/DIS 9920 (bezüglich Arbeitskleidung) in den Berufsgenossenschaftlichen Grundsätzen und in den Verordnungen über Arbeitsstätten sowie in den Arbeitsstättenrichtlinien zu finden.

Dynamische Arbeitshaltung
Bereits früher wurde festgestellt, dass sich eine Funktion nicht nur aus dynamischen Arbeitshaltungen zusammensetzt. Sehr häufig treten Kombinationen von statischen und dynamischen Arbeitshaltungen auf. Dies bedeutet, dass bei der Formulierung der Lösungsansätze bzw. Lösungen die spezifischen Engpässe sowohl im Bereich der statischen als auch im Bereich der dynamischen Arbeitshaltungen mit berücksichtigt werden sollten. In dem Ampelmodell von Peereboom (1996) werden die Richtlinien bezogen auf die statischen und dynamischen Arbeitshaltungen dargestellt (Tab. 4.8). Ausgangspunkt ist die Tatsache, dass der Arbeitnehmer häufig seine Körperhaltung verändert. Im Durchschnitt nimmt ein Arbeitnehmer 240 Körperhaltungen pro Stunde ein. Wenn der Arbeitnehmer seine Körperhaltung seltener wechselt, nimmt der Anteil statischer Arbeitshaltungen zu.

Ebenso, wie bei den statischen Arbeitshaltungen, gilt auch für die dynamischen Arbeitshaltungen, dass einige kurze Pausen besser sind als wenige, aber dafür lange Pausen. Die Vermeidung extremer Gelenkpositionen während der Ausübung dynamischer Arbeitshaltungen, der Wechsel von dynamischen zu eher statischen Arbeitshaltungen und umgekehrt (z. B. abwechselnd stehend und sitzend arbeiten) und die eventuelle Anwendung von Hilfsmitteln unterstützen die präventiven Maßnahmen, die auf die Minimierung der dynamischen Belastung gerichtet sind.

Ziehen und Drücken
In Abschnitt 3.3.2 wurde zwischen Zug- und Schubaktivitäten unterschieden, bei denen zum einen der gesamte Körper eingesetzt wird und zum anderen vor allem die Körpersegmente Hand, Arm und Fuß (z. B. das Drücken eines Pedals oder das gleichzeitige Festhalten und Andrücken einer Bohrmaschine). Die möglichen und eventuell auftretenden Gesundheitsrisiken hängen dabei mit den im Einzelnen eingenommenen Arbeitshaltungen zusammen. Das kann sein: das Ziehen und Drücken mit einer oder mit beiden Händen, die Platzierung der Hände auf dem Gegenstand, die Größe und die Form des Gegenstands, der Steigungswinkel beim Ziehen oder Schieben, die Gehstrecke, das Ausmaß der Reibung, verursacht durch den Gegenstand auf dem Boden, die Reibung zwischen den Schuhen des Arbeitnehmers und dem Boden und die Zug- und Schubfrequenz (Vink 1994).

Im Bezug auf die Zug- und Schubaktivitäten, bei denen der gesamte Körper eingesetzt wird, wurden z. B. in den Niederlanden durch die TNO und die Stichting Arbouw Richtlinien aufgestellt. Die nachfolgenden Ratschläge gelten für die Aktivitäten Heben und Drücken:

- Beim Ziehen oder Drücken mit beiden Händen sollte das zu ziehende oder zu schiebende Gewicht nicht mehr als 25 kg betragen.
- Müssen häufig einhändige Zug- oder Schubaktivitäten ausgeführt werden, dann sollte das zu bewegende Objekt nicht mehr als 15–16 kg wiegen.
- Werden dagegen Zug- und Schubaktivitäten mit einer hohen Frequenz (mehr als einmal pro Minute) ausgeführt, dann sollte das zu bewegende Gewicht nicht schwerer als 10–11 kg sein.

In Tabelle 4.9 sind Grenzwerte für Zug- und Schubaktivitäten aufgeführt. Die Werte beziehen sich auf Kraftausübungen, die höhenmäßig zwischen den Hüften und den Schultern in einer frei wählbaren Position stattfinden, bei der die Hände symmetrisch in einer Höhe zwischen 90 und 150 cm platziert werden (Peereboom 1996). Grün bedeutet „sicher", orange „mögliches Risiko" und rot bedeutet „Risiko".

Tab. 4.8 Richtlinien für dynamische und statische Arbeitshaltungen *(Peereboom 1996)*

	grün	orange	rot
dynamisch:			
den Rücken mehr als 20° gedreht und/oder 20° gebeugt	< 24 Mal pro Std. und/oder < 5 min/Std.	24–40 Mal pro Std. und/oder 5–8 min/Std.	> 40 Mal pro Std. und/oder > 8 min/Std.
Arme, Hände auf oder über Schulterhöhe	< 24 Mal pro Std. und/oder < 5 min/Std.	24–40 Mal pro Std. und/oder 5–8 min/Std.	> 40 Mal pro Std. und/oder > 8 min/Std.
den Kopf mehr als 20° gedreht und/oder 20° gebeugt	< 24 Mal pro Std. und/oder < 5 min/Std.	24–40 Mal pro Std. und/oder 5–8 min/Std.	> 40 Mal pro Std. und/oder > 8 min/Std.
Beine, Knie gebeugt, knien und auf einem Bein stehen	< 24 Mal pro Std. und/oder < 5 min/Std.	24–40 Mal pro Std. und/oder 5–8 min/Std.	> 40 Mal pro Std. und/oder > 8 min/Std.
statisch:			
stehen			> 4 Std. pro Tag und/oder >1 Std. ununterbrochen
sitzen			> 5 Std. pro Tag und/oder > 2 Std. ununterbrochen
Rücken, Arme, Beine länger als 4 Sekunden ununterbrochen in einer Stellung, wie unter „dynamisch" beschrieben	0–6 Mal pro Std.	6–12 Mal pro Std.	> 12 Mal pro Std.
den Kopf länger als 8 Sekunden in einer Stellung, wie unter „dynamisch" beschrieben	0–6 Mal pro Std.	6–12 Mal pro Std.	> 12 Mal pro Std.

Daneben bestehen allerdings auch praktische Richtlinien, die vom Arbeitnehmer relativ einfach umzusetzen sind:
- Das symmetrische (zweihändige) Ziehen oder Drücken hat vor dem asymmetrischen (einhändigen) Ziehen und Drücken den Vorzug.
- Wenn der Gegenstand zu schwer ist (siehe Tab. 4.9), sollte eine zweite Person zur Hilfe gebeten werden. Einer kann den Gegenstand ziehen, während der andere ihn schiebt. Je nachdem könnte auch eine andere Schubtechnik angewandt werden, bei dieser Technik wird der Rücken gegen den Gegenstand gelehnt und mit der Beinkraft wird der Gegenstand sozusagen rückwärts weggeschoben (Abb. 4.21).
- Allgemein gültig ist, dass die Schubtechnik vor der Zugtechnik den Vorzug erhält. Zum einen kann der Arbeitnehmer sein Körpergewicht beim Schieben optimal einsetzen und zum anderen kann die Bauchmuskula-

Tab. 4.9 Grenzwerte für Zug- und Schubaktivitäten. Die Werte sind für 75% der Frauen und 90% der Männer gültig. *(Peereboom 1996)*

Frequenz		>300N	300–250N	250–225N	200–175N	150–125N	125–100N	100–75N	75–65N	>65N
1 Mal pro Tag	Anfang	rot	orange	grün	grün	grün	grün	grün	grün	grün
	Fortsetzung	rot	rot	rot	orange	grün	grün	grün	grün	grün
<3 Mal pro Tag	Anfang	rot	orange	grün	grün	grün	grün	grün	grün	grün
	Fortsetzung	rot	rot	rot	orange	grün	grün	grün	grün	grün
<12 Mal pro Tag	Anfang	rot	orange	orange	grün	grün	grün	grün	grün	grün
	Fortsetzung	rot	rot	rot	orange	orange	grün	grün	grün	grün
<12 Mal pro Std.	Anfang	rot	orange	orange	grün	grün	grün	grün	grün	grün
	Fortsetzung	rot	rot	rot	orange	orange	orange	grün	grün	grün
<1 Mal pro Min.	Anfang	rot	orange	orange	orange	grün	grün	grün	grün	grün
	Fortsetzung	rot	rot	rot	orange	orange	orange	grün	grün	grün
<5 Mal pro Min.	Anfang	rot	orange	orange	orange	orange	orange	grün	grün	grün
	Fortsetzung	rot	rot	rot	orange	orange	orange	orange	orange	grün

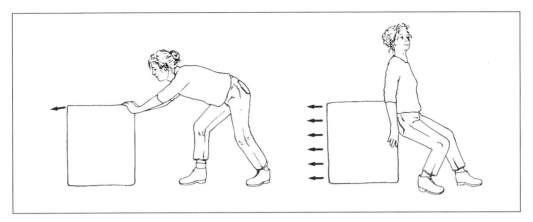

Abb. 4.21 Die andere Schubtechnik *(Pheasant und Stubbs 1991)*

tur in dieser Position effizienter arbeiten. Darüber hinaus ist das Risiko auszurutschen kleiner und der Arbeitnehmer, der den Gegenstand schiebt, hat einen besseren Überblick, wohin er den Gegenstand manövriert.

- Die Hände und die Handgriffe sollten beim Schieben in Schulterhöhe platziert werden. Beim Ziehen muss es möglich sein, die Füße in Höhe des oder unter den Gegenstand zu platzieren. Die Platzierung der Hände und die Handgriffe sollte in Höhe der Ellenbogen erfolgen.
- Der Arbeitsraum sollte für die Aufstellung in eine optimale Zug- oder Schubposition ausreichend groß sein.
- Spitzenbelastungen sollten so gut es geht vermieden werden. Das In-Bewegung-Setzen einer Karre in drei Sekunden hat eine 50 % niedriger liegende Spitzenbelastung als dieselbe Handlung in einer Sekunde (Peereboom 1996).
- Die Gehstrecke, die während des Ziehens und Schiebens zurück gelegt werden muss, sollte beschränkt werden. Je größer der Schub- oder Zugabstand, desto höher ist die energetische Belastung.
- Die Reibung zwischen dem Gegenstand und dem Boden sollte möglichst niedrig sein. Dies bedeutet, dass eine regelmäßige Wartung des Gegenstandes und der Rollen (Räder) erfolgen muss. Wenn der Gegenstand selbst keine Rollen hat, kann ein Rollbrett mit Schwenkrollen eingesetzt werden, auf dem das Objekt gezogen oder geschoben werden kann.
- Bei solchen Arbeiten sollten Sicherheitsschuhe mit Antirutschsohle getragen werden.
- Die zu gehende Strecke sollte vorher auf eventuell vorhandene kleine Hindernisse kontrolliert. Die Wegstrecke sollte so ausgewählt werden, dass möglichst wenig Stufen, Steigungen oder Bodenleisten bewältigt werden müssen.
- Die Karre oder der Container sollten so effizient wie möglich beladen werden. Die schweren Dinge sollten unten liegen und das leichtere Material oben auf.
- Arbeitshandschuhe sollten bei diesen Arbeiten auf jeden Fall getragen werden. Mit den richtigen Arbeitshandschuhen (siehe auch „statische Kraftausübung bei Handarbeit") werden die Hände weniger beschädigt, während zugleich der Griff bzw. die Griffigkeit am Gegenstand zunimmt.

Bei Zug- und Schubaktivitäten, die an den Körpersegmenten wie Hand, Arm oder Bein und Fuß stattfinden, spielen vor allem lokale körperliche Probleme eine Rolle.

Zur Minimierung der Risiken, die zu den Zug- und Schubkräften oder wie Peereboom (1996) formulierte, zu den „Stoßkräften" gehören, gelten neben den so gerade formulierten Richtlinien für den Einsatz des gesamten Körpers auch spezifische Normen und Richtlinien. Die französische Norm NX 35106 ist hierfür ein Beispiel (Voskamp 1991, Peereboom 1996). Die Interpretation und die Ausführung dieser Norm führt im Rahmen dieses Buches jedoch zu weit. Die Zug- und Schubkräfte sollten mit Hilfe eines Dynamometers gemessen werden. Darüber hinaus sollte die Frequenz und die Dauer pro Aktivität festgestellt und die gemessenen Daten mit den Werten aus der Normtabelle verglichen werden.

Die folgenden Richtlinien bzw. Ratschläge sind dagegen einfacher umzusetzen:
- Extreme Gelenkpositionen sollten vermieden werden. Eine günstige Gelenkposition minimiert nicht nur die Belastung, die auf den Gelenken liegt, sondern verringert auch die sonst schneller auftretende lokale Muskelermüdung. Fußpedalen sollten z. B. nicht mehr als 20° nach oben und 30° nach unten bewegt werden können.
- Die Handgriffe der Geräte oder Gegenstände sollten ausreichend geräumig geformt sein. Hand und Finger müssen genügend Raum haben, um einen optimalen Griff zu gewährleisten. Dies gilt natürlich auch für den Entwurf von Zug- und Drückknöpfen.
- Bei der mit den Extremitäten ausgeübten Kraftanstrengung ist es wichtig, dass der Körper in Bezug auf die Umgebung gut gestützt wird bzw. sich gut abstützen kann. Der Arbeitnehmer könnte sich z. B. bei stehenden Aktivitäten gegen eine Mauer lehnen oder eine Stehhilfe oder Stehstütze nutzen. Wenn die Arbeit im Sitzen stattfindet, sollte ein stabiler Stuhl selbstverständlich sein.
- Bei der Nutzung von Zugknöpfen sollte die maximal benötigte Kraft zwischen 5 und 10 Newton liegen. Die nötige Bedienungskraft für Pedale liegt zwischen 16 und 100 Newton (Voskamp 1991). Die Bedienung der Pedale sollte jedoch möglichst nicht im Stehen stattfinden.
- Viel schwieriger ist das Anschalten bzw. Hinzuschalten von Bedienungsmitteln zu realisieren um die erforderte Zug- oder Schubkraft zu vermindern. Beispiele hierfür sind Servolenkungen in Pkws und Lastkraftwagen oder elektrischen Sackkarren.
- Die Konstruktion der Pedale sollte so sein, dass der Bewegungsspielraum nicht zu groß ist, die Größe und die Form der Pedale (Kontaktoberfläche) auf die Arbeitsschuhe abgestimmt ist und die Kontaktoberfläche genügend Reibung für den Kontakt mit dem Arbeitsschuh hat.

Darüber hinaus sind für einige speziellen Hebe- oder Schubsituationen auch die Normen und Richtlinien interessant, die zu den Bereichen „statische Kraftausübung bei Handarbeit" und „repetierende Belastungen" gehören.

Heben und Tragen

Das Heben ist eine der häufigsten physisch belastenden Aktivitäten. Es ist daher nicht verwunderlich, dass die Hebehandlung bzw. die Hebeaktivität Thema vieler Untersuchungen war und noch ist. Bemerkenswert dabei jedoch ist, dass sich die Forscher nicht immer einig sind und sich in vielen Punkten widersprechen. Es ist daher schwierig, eindeutige Richtlinien oder Normen zu definieren. Ein Problempunkt dabei ist die Tatsache, dass das Heben auf viele verschiedene Arten ausgeführt werden kann. Die Körperhaltung, die ein Arbeitnehmer zum Heben einnimmt, ist u. a. von seiner Aufgabe und von dem beim Heben zur Verfügung stehenden Raum abhängig. Während eines Arbeitstages verändert der Arbeitnehmer häufig seine Position am Arbeitsplatz, so dass es auch in diesem Bereich viele verschiedene Hebevariationen gibt. Darüber hinaus muss sich der Arbeitnehmer während des Arbeitstages an verschiedene Hebehöhen (sowohl in vertikaler als auch in horizontaler Richtung) und verschiedene Lasten (Gewicht, Form, Kontakt- bzw. Griffmöglichkeiten etc.) anpassen.

In der Gesetzgebung gibt es für das Heben keine eindeutigen Grenzwerte. Die niederländische Arbeitsinspectie formuliert momentan bezogen auf das Heben ein Maximalgewicht von 40 kg (Peereboom 1996). Dul und Weerdmeester (1994) fügen hinzu, dass nach einer Hebehandlung eine Ruhezeit von minimal 120 % der Hebezeit genommen werden sollte. Diese Ruhezeit entspricht nicht einer Pause im herkömmlichen Sinn, sondern kann mit anderen vorwiegend leichteren Tätigkeiten ausgefüllt werden. Peereboom (1996) zufolge kann erwartet werden, dass die Grenzwerte sich eher an die Richtlinien, die auf Basis der gesundheitlichen Sichtweise entwickelt wurden, anpassen. Hier wird im Zusammenhang mit der Hebeaktivität ein Gewicht von maximal 25 kg genannt. Diese Berechnungen basieren zum größten Teil auf der NIOSH-Formel (siehe zur Erklärung 3.2.2). Diese Formel geht von einer idealen Hebesituation aus und stellt auf dieser Basis Gewichtlimits auf. In der optimalen Situation beträgt das maximale Hebegewicht 23 kg. Unter weniger idealen Umständen wird das Gewichtslimit (RWL = Recommended Weight Limit) zu Beginn und manchmal am Ende der Hebehandlung mit Hilfe verschiedener Reduktionsfaktoren berechnet: RWL = 23 * Hf * Vf * Df * Ff * Af * Cf

- Der horizontale Faktor $Hf = 25/H$. H ist der horizontale Abstand, der im Idealfall ≤ 25 cm ist.
- Der vertikale Faktor $Vf = 1 - (0{,}003 * (V - 75))$. V ist der vertikale Abstand und ist im Idealfall ≤ 75 cm.
- Der Versetzungsfaktor $Df = 0{,}82 + (4{,}5/D)$. D steht für die vertikale Versetzung der Last und ist im Idealfall ≤ 25 cm.
- Der Frequenzfaktor Ff wird mit Hilfe einer Normtabelle festgestellt (Peereboom 1996). Im Idealfall sollte die Hebefrequenz $\leq 1/min$ sein.
- Der Asymmetriefaktor $Af = 1 - (0{,}0032 * A)$. A entspricht hierbei dem Winkel, mit dem der Rumpf gedreht wird und sollte im Idealfall 0° betragen.
- Der Contact- oder Grifffaktor Cf wird ebenfalls in einer Normtabelle abgelesen (Peereboom 1996). Im Idealfall sind an der Last gute Handgriffe oder Einkerbungen (Aussparungen) vorhanden.

Darüber hinaus kann durch Nutzung des Hebeindex (HI) eine Schätzung bezüglich des Gesundheitsrisikos erstellt werden. Der Hebeindex kann berechnet werden, indem das tatsächlich zu hebende Gewicht (G) durch den RWL geteilt wird: HI = G/RWL. Ist der Hebeindex ≤ 1, dann ist die Hebesituation sicher bzw. in Ordnung. Die NIOSH-Methode bringt für die praktische Anwendung einige wichtige Vorteile mit sich:

- Die Berechnung ist (wissenschaftlich) gut durchdacht. Bei der Berechnung werden relevante Hebevariablen berücksichtigt. Die Methode ermöglicht eine gute Einsicht in den Effekt der Veränderung dieser Variablen auf den RWL. Darüber hinaus ergeben sich bei dieser Formel wenig Interpretationsprobleme (Arbeidsinspectie 1988).
- Es gibt ein modernes Softwarepaket auf dem Markt: der „Hebe-ADVISEUR" (Vink und Dul 1994).

Allerdings ist jedes Modell lediglich eine vereinfachte Wiedergabe der Wirklichkeit und dies trifft auch auf die NIOSH-Methode zu. Obwohl diese Methode wissenschaftlich begründet ist, bestehen einige wichtige Nachteile:

- Die Formel bezieht sich auf den durchschnittlichen Menschen mit durchschnittlichen Körpermaßen. Die individuellen Merkmale des einzelnen Arbeitnehmers werden nur geringfügig berücksichtigt.
- Die Methode analysiert primär die mechanischen Belastungen der Wirbelsäule. Sekundäre Risikofaktoren oder -variablen wie z. B. der Arbeitsdruck werden nicht mit berücksichtigt.
- Aufgrund der erforderlichen Voraussetzungen ist die Formel nur beschränkt anwendbar. Es wird z. B. von einem bestimmten Grenzwert ausgegangen. In anderen Arbeitssituationen können jedoch andere Normen gelten. Andere Anforderungen sind z. B. langsames und fließendes Heben, ein sauberer Boden mit gutem Bodenkontakt, ein angenehmes Klima mit einer Temperatur von 26 °C.

- Die Formel ist nicht anwendbar bei Hebeaktivitäten, die kniend oder sitzend ausgeführt werden müssen, die asymmetrisch oder einhändig verlaufen, beim Heben zu zweit oder unter zu Hilfenahme eines Hebehilfsmittels, beim Heben in Kombination mit Drücken, Ziehen oder Laufen, beim Heben während des Besteigens einer Treppe, bei schnellem Heben oder beim Heben während der Ausführung von extrem schwerer Arbeit.

Unter Berücksichtigung der Vor- und Nachteile kann geschlossen werden, das die NIOSH-Methode nur in einem sehr eingeschränkten Rahmen für den Physiotherapeuten anwendbar ist. Das Ausfüllen der Formel erfordert zu viel Zeit und Rechenarbeit und das Zusammentragen der Daten müsste auf dem Betriebs- bzw. Arbeitsboden des Arbeitnehmers stattfinden. Der Physiotherapeut sollte daher besser die Grenzwerte, die zu den verschiedenen Variablen der NIOSH-Formel gehören, mit den bestehenden Heberichtlinien oder -normen kombinieren und diese in die spezifischen Hebesituationen und die dazugehörenden Hebetechniken integrieren.

Die ideale Hebetechnik oder -methode gibt es nicht. Die sichere Hebelast ebenfalls nicht! Nichts desto trotz erfordert die Ausführung des Hebens richtig instruierte bzw. geschulte und in dieser Handlung trainierte Mitarbeiter. In der Krankenpflege zum Beispiel werden bereits zu einem frühen Zeitpunkt in der Ausbildung Kurse angeboten, in denen die Auszubildenden die richtige Art und Weise des Hebens erlernen. In der Praxis wird häufig die „Squatted-lifting"-Methode vermittelt und trainiert. Dabei wird der Rücken aufrecht gehalten, während die Knie gebogen werden (Chaffin 1984). Der Abstand, über die die Arme etwas hinweg reichen müssen, sollte möglichst gering sein und die Last sollte so nah wie möglich am Körpermittelpunkt gehalten werden. Die Hebeaktion findet vorwiegend mit Hilfe der Muskelkraft der Beine statt. Die Arme sollten so wenig wie möglich gebeugt werden und sind eher als „Greifarme" zum Festhalten der Last zu verstehen.

Diese Hebetechnik ist nur gut anzuwenden, wenn der Gegenstand zwischen den Beinen platziert werden kann. Wenn die Last jedoch zu groß ist, bietet sich die Alternative, dass die hebende Person eine andere Position zur stehenden Last einnimmt. Die Person sucht sich eine Ecke der Last aus und stellt sich dort so hin, dass sich der Gegenstand teilweise zwischen den Beinen befindet. Hierdurch ist die Person nun doch in der Lage, die Last bzw. den Gegenstand mit der „Squatted-lifting"-Methode zu heben. Die Durchführung der „Squatted-lifting"-Methode erfordert viel Energie, daher ist ihr alleiniger Einsatz über den Arbeitstag verteilt nicht sinnvoll (Brown 1975).

Wenn der Arbeitnehmer Beschwerden an den Hüft- und Kniegelenken hat, wie dies bei Arthrose oft der Fall ist, gestaltet sich das Heben mit Hilfe der „Squatted-lifting"-Methode ebenfalls problematisch. Eine mögliche Lösung bietet die Hebetechnik, bei der die Person mit einem Knie auf dem Boden stützend, den Rücken so aufrecht wie möglich haltend und durch das Abstoßen mit einer Hand vom Boden auf das andere Bein zu kommen versucht. Hierbei können jedoch nur kleinere Lasten gehoben werden. Verfügt der Arbeitnehmer nicht über genügend Beinkraft, um aus dieser Position aufzustehen, dann kann er den zu hebenden Gegenstand erst zu einem Stuhl, Tisch oder zur Fensterbank über den Boden schieben. Nun könnte er sich mit Hilfe des Stuhles hinunter und auch wieder hinauf stützen um so die gewünschte Hebehandlung auszuführen.

Die „freie" Hebemethode, bei der der Arbeitnehmer selbst seine eigene Hebetechnik einsetzt, sollte nach Brown (1975) bei größeren Lasten oder schlecht handhabbaren Lasten den Vorzug erhalten. Bei dieser Hebemethode ist der Rücken des Arbeitnehmers meist leicht bis mittelmäßig gebeugt und die Knie gebogen. Wenn den gesamten Arbeitstag über gehoben werden muss, ist Brown der Meinung, dass der Arbeitnehmer die „Squatted-lifting"-Methode mit seiner „freien" Hebemethode abwechseln sollte.

Einstimmigkeit
Trotz der inhaltlichen Unterschiede zwischen den Hebemethoden gibt es einige Aspekte des Hebens, über die Einstimmigkeit herrscht. Zuerst sollten die Rotations- und Lateralflektionsbewegungen des Rumpfes während des Hebevorgangs soweit wie möglich vermieden und die Arme so dicht wie möglich am Körper gehalten werden (siehe Abb. 4.18). Darüber hinaus müssten Hebehandlungen, die aus einer ungünstigen Arbeitshaltung, wie z.B. Hocken oder Knien stattfinden, eliminiert werden. Nach Bakker (1998) darf jedoch in einer sitzenden, gehockten oder knienden Haltung ein Gewicht von maximal 5 kg gehoben werden. Hinsichtlich der Hebehandlungen können folgende praktische Maßnahmen getroffen werden:

- Bevor eine Hebehandlung erfolgt, sollte das Gewicht des Gegenstands eingeschätzt werden, der zurückzulegende Weg bedacht und die anzuwendende Hebemethode überlegt werden. Vor allem bei unbekannten Gegenständen sollte die Last gut „erkundet" werden. Hebehandlungen müssen eingeübt sein und erfordern in gewissem Maße auch Erfahrung.
- Zur Minimierung der mechanischen und energetischen Belastung ist es ratsam, Hebeaufgaben mit anderen Aufgaben abzuwechseln.
- Das Tragen eines Nieren- oder Bauchgurtes während des Hebens kann dem einen oder anderen Arbeitnehmer eine mechanische Erleichterung verschaffen. Darüber hinaus ist so ein Gurt auf Basis des „Reminder"-Prinzips eine Art Gedächtnisstütze, die daran erinnert die Hebehandlung richtig auszuführen (Walsh 1990).
- Das Heben von sehr schweren Gegenständen sollte vermieden oder von mehreren Personen zusammen ausgeführt werden.
- Wenn der Gegenstand zu zweit oder mit mehreren Personen gehoben werden soll, ist es ratsam, die Unterschiede zwischen den Personen bezüglich ihrer Körpergröße und ihrer Muskelkraft gering zu halten. Darüber hinaus sollte Einigkeit über die Hebemethode herrschen und das Heben sollte auf die verschiedenen Personen abgestimmt sein (z.B. mit Hilfe von Hebekommandos).
- Beim Heben gilt, dass die zu tragende Last nicht zu schwer sein sollte. Es sollten lieber öfter kleine Mengen gehoben werden als einmal zu schwer (Es ist besser, zwei halb beladene Schachteln nacheinander zu heben und zu befördern, als nur einmal eine schwer beladene Schachtel zu transportieren.). Allerdings sollte das Heben auch nicht mit einer zu hohen Frequenz vonstatten gehen. Zwischenzeitliche kleine Pausen sind besser als eine große Pause.
- Schnell ausgeführte Hebehandlungen sollten möglichst vermieden werden. Das Heben eines Gegenstands sollte in einem ruhigen und einheitlichen Tempo geschehen.
- Das Heben sollte rhythmisch erfolgen. Für die ausführende Person ist es ein Vorteil, wenn sie die Hebegeschwindigkeit und die Anzahl der Hebezyklen selbst bestimmen darf.
- Das zu hebende Material sollte so geladen werden, dass die schweren Gegenstände unten und die leichteren Materialien obenauf liegen.
- Der zu hebende Gegenstand sollte so gedreht, gekippt oder manipuliert werden, dass er in der Nähe des Körpermittelpunktes liegt. Der Gegenstand (bzw. die schwere Seite der Last) sollte so nah wie möglich am Körper gehalten werden (siehe auch Abb. 4.18).
- Das Heben eines Gegenstandes, der auf einer Erhöhung steht, ist immer besser als das Heben vom Boden her. Wenn vom Boden gehoben werden muss, ist es sinnvoll, eine „Zwischenstation" zu nutzen, bevor die (Hebe-)Aktivität fortgesetzt wird. Soll eine Last von oben nach unten abgesetzt werden, so ist es auch in diesem Falle

besser, die Last zwischendurch erst auf einer Erhöhung abzustellen und danach erst den zweiten Schritt zum Boden auszuführen. Wenn die Last bzw. der Gegenstand auf jeden Fall auf dem Boden platziert werden muss und dieser aus „unzerbrechlichem" Material ist, dann sollte man vorzugsweise die Last einfach fallen lassen. Dies erspart unnötige Hebehandlungen.
- Das Heben sollte auf einem stabilen Boden stattfinden. Die Schuhe müssen sicher und stabil sein.
- Falls die Möglichkeit besteht, den Gegenstand zu rollen (Tonne), zu schieben oder zu ziehen, sollte dies einer Hebehandlung vorgezogen werden. Natürlich sollten hierbei die Richtlinien hinsichtlich der Zug- und Schubbewegungen berücksichtigt werden.

Die beste Lösung zur Minimierung der Hebebelastung ist natürlich das Eliminieren des Hebens durch den Einsatz von Hebehilfsmitteln. In der Literatur werden die Hilfsmittel in drei Gruppen eingeteilt (Arbeidsinspectie 1988):
Kräne: z. B. Schwenkkräne (befestigt an einem festen Punkt) oder Portalkräne (an einer Schiene, die an der Zimmerdecke befestigt ist)
Hebebühnen: der zu hebende Gegenstand steht auf einer Bühne, die automatisch hoch oder runter gefahren werden kann
„Balancers": z. B. der „Toolbalancer", der bereits im Abschnitt „statische Kraftausübung bei Handarbeit" erwähnt wurde

Darüber hinaus bestehen arbeitsspezifische Hebehilfsmittel. Die Straßenbauer z. B. arbeiten mit einer „Bordkantenzange" (Abb. 4.22) und mit einem „Steinheber". Weitere Beispiele sind Hebehilfsmittel mit Saugnäpfen (z. B. im Fensterbau) oder Magneten.

Die Einführung eines Hebehilfsmittels erfordert eine ausführliche Analyse der Vor- und Nachteile des Hilfsmittels. Einer Untersuchung zufolge werden z. B. Patientenhebelifte durch das Pflegepersonal eher selten genutzt (Van Luyck 1993). Als mögliche Ursachen

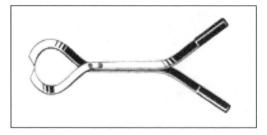

Abb. 4.22 Bordkantenzange

werden z. B. mangelnde Kenntnisse und Fertigkeiten hinsichtlich der Bedienung des Hebeliftes, der höhere Zeitaufwand (wenig effizient) und die „Bequemlichkeit" (der Lift steht oft zu weit weg, um schnell eingesetzt werden zu können) genannt.

Häufig geht das Heben automatisch in Tragen über, die Mitarbeiter einer Blumenauktion z. B. müssen einige Behälter mit Rosen von Halle A nach Halle B bringen. Die Aufgabe eines Müllmanns besteht u. a. darin, dass er die Müllsäcke aufhebt, damit zum Müllwagen geht und die Müllsäcke dann hinein wirft. Neben der Anwendung der Richtlinien zum Heben sollte daher auch beim Tragen auf die spezifischen Risikofaktoren, wie z. B. das Problem der energetischen Belastung geachtet werden. Mital, Nicholson und Ayoub (1993) berücksichtigen bei der Definition der Richtlinien zum Tragen folgende Faktoren:
- Arbeitsdauer: Je länger die Arbeitsdauer, desto leichter sollte das zu tragende Gewicht sein, wobei das zu tragende Gewicht niemals über 25 kg liegen darf.
- Asymmetriefaktor beim Tragen: Der Rumpf sollte beim Tragen nicht mehr als 30° gedreht sein.
- Griff am Gegenstand: Die Last sollte ohne extreme Gelenkpositionen an komfortablen Handgriffen oder Einkerbungen festgegriffen werden können.
- Wärmebelastung während des Tragens: Im idealen Fall sollte die Temperatur nicht höher als 27 °C sein.
- Raumhöhe: Der Arbeitnehmer sollte idealerweise aufrecht stehen können.

Darüber hinaus sollten auch die folgenden Aspekte beachtet werden:
- Einhändiges Tragen sollte möglichst vermieden werden. Wenn doch gelegentlich einhändig getragen werden muss, sollte die Last nicht mehr als 6 kg wiegen. Wird regelmäßig einhändig getragen, dann sollte der Gegenstand nicht mehr als 4 kg wiegen (Vink 1994).
- Die zu Fuß zurückgelegte Wegstrecke sollte möglichst kurz gehalten werden. Wenn dies nicht möglich ist, dann sollte die gesamte Wegstrecke in mehrere kleinere Etappen aufgeteilt werden.
- Noch wichtiger als beim Heben ist beim Tragen das Schuhwerk, mit dem der Arbeitnehmer Lasten zu Fuß transportiert. Die Schuhe sollten komfortabel, sicher und stabil sein.
- Das Tragen einer Last bedeutet für den Körper auch statische Belastung. In diesem Zusammenhang wird geraten, die Richtlinien bezüglich statischer Belastung, vor allem die der statischen Arbeitshaltungen, nachzulesen.

Analog zum Heben gilt auch für das Tragen: Die beste Lösung zur Verminderung der Tragebelastung ist das Eliminieren dieser Aktivitäten. Durch die Mechanisierung des Tragevorgangs werden für den Arbeitnehmer die mit dem Tragevorgang zusammenhängenden Risiken zum Teil oder auch ganz minimiert. Folgende Hilfsmittel gehören dazu: Einkaufswagen, Sackkarre, Schubkarre, Fließbänder, Gabelstapler etc.

Wichtig ist hierbei, dass man bedenkt, dass der Einsatz von Hilfsmitteln zur Erleichterung des Tragevorgangs eine Verschiebung vom eigentlichen Tragevorgang zu einer Zug- oder Schubaktivität darstellt. In diesem Fall sollte der Arbeitnehmer die Richtlinien bezüglich der Schub- und Zugaktivitäten kennen und anwenden können.

Repetierende (wiederkehrende) Belastung

Obwohl die repetierende Arbeit in Deutschland kein gesetzlich anerkanntes Problem ist und nicht als Berufskrankheit definiert wird, sind die möglichen Folgen aus sozialmedizinischer Sicht allgemein akzeptiert und „gültig" (Langendoen-Sertel 1996). Zwischen repetierender Arbeit und kurzzyklischer Arbeit besteht lediglich ein theoretischer Unterschied. Neben der Minimierung der mechanischen Komponenten der Belastung müssen auch die negativen Effekte, die das Wohlbefinden des Arbeitnehmers stören könnten, vermindert werden. Bezüglich der mechanischen Überbelastung sind die folgenden Richtlinien von Wichtigkeit (Huppes 1992):
- Bei den meisten repetierenden Handlungen sollte im Idealfall:
  - der Reichabstand zwischen Rumpf und Hand nicht mehr als 30 cm betragen
  - die Arbeitshand nicht über dem Ellenbogenniveau arbeiten
  - die benötigte Muskelkraft während der Handlung nicht mehr als 15 % der maximalen Muskelkraft (die während der Handlung möglich wäre) betragen
  - die Handlungsfrequenz während der Aufgabe nicht mehr als 30 % der maximal möglichen Handlungsfrequenz sein

Zur Minimierung der mechanischen und der mentalen Risiken können folgende Maßnahmen getroffen werden:
- Die repetierenden Aufgaben sollten wenn möglich mit anderen, weniger belastenden (oder weniger monotonen) Aufgaben abgewechselt werden. Aufgrund der hohen Handlungsfrequenz passiert es schnell, dass die repetierende Arbeit in statische Arbeit übergeht. Daher ist es wichtig, regelmäßig statische Arbeitshaltungen mit dynamischen Aktivitäten abzuwechseln.
- Repetierende Bewegungen mit hohen Geschwindigkeiten sollten möglichst vermieden werden. Beispiele hierfür sind:

„schlagen, stampfen, zerren/reißen", „ziehen" und „werfen".
- Hast und Hetze sollten möglichst vermieden werden. Leider bringt gerade die Akkordarbeit, bei der repetierende Arbeit häufig auftritt, ein hohes Arbeitstempo mit sich.
- Wenn möglich sollte eine entspannte Körperarbeitshaltung eingenommen werden. Der Einsatz verschiedener Hilfsmittel kann hierbei dienlich sein. So kann z. B. der richtige Stuhl, eine „funktionelle Tastatur" für den Computer oder eine anatomisch geformte Computer-Maus zu entspannterer Körperhaltung beitragen (Abb. 4.23). Die Schultern sollten entspannt sein und Kopf und Rumpf eine weitgehend aufrechte Position einnehmen. Das Arbeiten mit den Armen und Händen hinter dem Körper sollte vermieden werden. Bei Reichproblemen wird eine entspanntere Haltung erreicht, wenn das Material oder das Gerät näher am Arbeitnehmer platziert wird oder wenn möglich der Arbeitnehmer selbst den Abstand zwischen der Apparatur und sich verringert.
- Anstatt der wenigen langen Ruhezeiten sollten eher kurze Pausen gemacht werden, z. B. nach jeder Stunde 10 Minuten.
- Kälte, Lärm und Schwingungen sollten wenn möglich vermieden werden. Die Umgebung sollte so gewählt werden, dass diese sekundären Risiken nur eine untergeordnete Rolle spielen. Darüber hinaus sollte der Arbeitnehmer die richtige Arbeitskleidung tragen (bei Kälte sollte er also warme Arbeitskleidung tragen).

Es ist oft schwierig, zwischen repetierender Arbeit und statischer Arbeit eine exakte Grenze zu ziehen, daher ist es von großer Wichtigkeit, bei sehr hohen Bewegungs- oder Handlungsfrequenzen auch die Richtlinien bezüglich der „statischen Belastungen" und im Besonderen die Maßnahmen bei „statischen Arbeitshaltungen" und „statischer Kraftausübung bei Handarbeit" zu berücksichtigen. Darüber hinaus kann in einigen speziellen Situationen auch auf die Normen und Richtlinien bezüglich der „Schub- und Zugaktivitäten" hingewiesen werden.

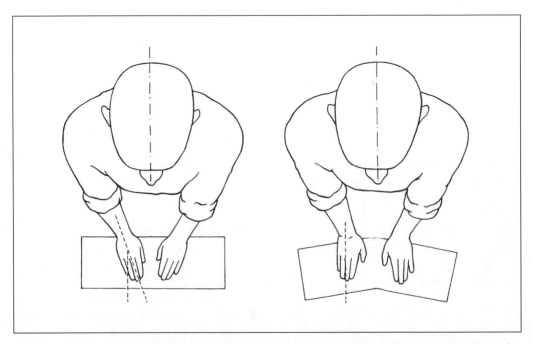

Abb. 4.23 Verbesserung der Handstellung bei Tätigkeiten am Bildschirm *(Heidinger, Jaspert und Duelli 1999)*

Viele Verbesserungen oder Lösungen zur Reduktion von repetierenden Belastungen hängen eng mit dem Maß der Maschinengebundenheit des Arbeitnehmers zusammen (Huppes 1992). Fragen bezüglich Veränderungen des Produktionsprozesses oder der Arbeitssituation des betreffenden Arbeitnehmers können nicht vom Physiotherapeuten gelöst werden. Die weitere Behandlung dieser Engpässe wird von Arbeitsmedizinern oder speziellen Fachkräften, wie z. B. Ergonomen fortgeführt.

Studienfragen

1. Nennen Sie drei Bestandteile, die zur Lösungsstrategie gehören.
   Welche Bestandteile liegen nicht im Handlungsbereich des Physiotherapeuten? Warum nicht?
2. Welche Variablen (3) bestimmen das Ausmaß der statischen Belastung?
   Welche Maßnahmen können hierfür getroffen werden?
3. Beschreiben Sie den „idealen" Sitzarbeitsplatz einer Chefsekretärin. Nutzen Sie dabei die beschriebenen Richtlinien und Normen.
   Was bedeutet „dynamisch sitzen"?
4. Beschreiben Sie den „idealen" Steharbeitsplatz für einen Physiotherapiedozenten.
   Welche Vor- und Nachteile hat ein Sitz-Steharbeitsplatz (im Vergleich zu nur sitzend oder nur stehend zu nutzenden Arbeitsplätzen)?
5. Wie könnte ein im Straßenbau tätiger Arbeitnehmer die Belastung seiner Knie vermindern?
6. Das Ausmaß der Belastung bei statischer Kraftausübung bei Handarbeit wird durch drei Variablen beeinflusst. Nennen Sie diese drei Variablen.
   Nennen Sie die physische Belastung, die der Beruf des Gärtners mit sich bringt. Nutzen Sie dabei die drei Variablen und beschreiben Sie die möglichen Lösungen bzw. Lösungsansätze.
   Welche Vor- und Nachteile hat der Einsatz von Arbeitshandschuhen?
7. Was ist der Unterschied zwischen statischer und dynamischer Belastung? Berücksichtigen Sie bei Ihrer Antwort die Variablen, die bei der Bestimmung der Belastung eine Rolle spielen.
   Welche messbaren Größen können zur Bestimmung des Energieverbrauchs genutzt werden?
   Was bedeutet Dauerleistungsgrenze und wie wird diese gemessen?
8. Gibt es die „dynamische" Arbeitshaltung? Erklären Sie dies.
9. Welche Variablen bestimmen das Ausmaß der Belastung bei Schub- und Zugaktivitäten? (Nennen Sie für jede Handlung fünf Variablen.)
   Welche Bewegung genießt den Vorzug: Ziehen oder Drücken? Erklären Sie warum.
   Welche Risiken müssen bei Schub- und Zugaktivitäten, die an den Körpersegmenten stattfinden, minimiert werden? Erklären Sie dies.
   Ist das Eindrücken eines Knopfes eine statische oder eine dynamische Aktivität? Welche Konsequenz hat diese Aussage für die Wahl möglicher Lösungsansätze?
10. Von welchen Variablen ist die Hebehaltung abhängig?
    Welche Hebemethode oder -technik ist die beste Technik?
    Gibt es ein Maximalgewicht beim Heben?
    Wie kann dieses Hebegewicht bestimmt werden?
    Nennen Sie zwei Vor- und Nachteile der NIOSH-Methode.
    Worüber herrscht bei den Autoren hinsichtlich des Hebens Einstimmigkeit?
    Was ist die beste Lösung zur Verminderung von Hebebelastung? Erklären Sie warum.
    Was ist hinsichtlich der physischen Belastung des Arbeitnehmers besser: heben, ziehen oder drücken/schieben? Erklären Sie warum.
    Warum ist eine gute Aufklärung wichtig, wenn Hilfsmittel für die Hebevorgänge eingesetzt werden sollen?
11. Warum ist das Heben ein Bestandteil des Tragens?
    Welches Verhältnis besteht zwischen der Aktivität Tragen und der statischen Belastung?
    Das Tragen an sich beinhaltet verschiedene Risiken. Welche Risiken gibt es diesbezüglich im Beruf des Physiotherapeuten?
    Nennen Sie darüber hinaus vorstellbare Lösungsansätze zur Vermeidung dieser Risiken.

12. Nennen Sie drei Maßnahmen gegen repetierende und kurzzyklische Belastung.
Welches Verhältnis besteht zwischen repetierender Arbeit und statischer Belastung?

Warum sind die Lösungen zur Minimierung der repetierenden Belastung bei Fließbandarbeitern eventuell von den Maschinen abhängig?

Begriffe

Arbeitsphysiologie	ist ein Bestandteil der Ergonomie und untersucht die körperlichen und geistigen Leistungen des Menschen während der Arbeitssituation, bezogen u.a. auf Lebensalter, Geschlecht, Konstitution und Trainingszustand des Arbeitnehmers (Heidinger 1999)
Handdynamometer	ein elektronisches, hydraulisches, pneumatisches oder mechanisches Messinstrument, dass die Druck- und Zugkräfte der Hand messen kann. Der Messbereich liegt meist zwischen 0–100 Newton (Peereboom 1996).

5 Praxisbeispiel

5.1 Einleitung

Im ersten Kapitel dieses Buches wurden die folgenden Zielsetzungen formuliert:
- Das Fördern von Kenntnissen und Einsichten bezüglich des Zusammenhangs zwischen Arbeit und Arbeitsrisiken und den möglichen Beschwerden am Haltungs- und Bewegungsapparat
- Das Fördern von Kenntnissen, Einsichten und Fertigkeiten hinsichtlich des Vorgehens bei Untersuchung und Behandlung von arbeitsbedingten Beschwerden am Haltungs- und Bewegungsapparat
- Die Entwicklung einer Untersuchungs- und Behandlungsstrategie für Patienten mit arbeitsbedingten Beschwerden. Die Strategie soll richtungsweisend für die physiotherapeutische Untersuchung und Intervention hinsichtlich dieser speziellen Patientenpopulation sein.

In diesem Kapitel findet der Leser nun praktische Anwendungen der präsentierten physiotherapeutischen Untersuchungs- und Behandlungsstrategie für arbeitsbedingte Beschwerden am Haltungs- und Bewegungsapparat. In dem folgenden fiktiven Fallbeispiel wird ein spezifisches arbeitsbedingtes Problem geschildert, mit dem der Physiotherapeut in der Praxis regelmäßig konfrontiert wird. Die einzelnen Schritte der Untersuchungsstrategie werden noch einmal dargestellt. Anhand der gezogenen Schlussfolgerungen werden die Behandlungsziele zusammen mit dem Patienten formuliert. Darüber hinaus sollten neben den „normalen" Zielen auch die Aufklärungsziele genannt werden. Das Gesamtziel der Behandlung ist die Reintegration des Patienten in seine Arbeitssituation. Dafür ist es notwendig, die Behandlungsstrategie sowohl auf das momentane physische Verarbeitungsvermögen des Patienten als auch auf die damit zusammenhängenden arbeitsbelastenden Faktoren zu richten.

Die Ausgangspunkte für die Behandlung werden durch die Schlüsselbegriffe der „problemzentrierten" und „maßgeschneiderten" Versorgung nachhaltig beeinflusst. Damit ein optimales Behandlungsresultat erzielt wird, müssen der Physiotherapeut und der Patient den Behandlungsprozess regelmäßig evaluieren und eventuell Anpassungen vornehmen. Angesichts der Komplexität der arbeitsbedingten Problematik ist es für den Physiotherapeuten wichtig, wenn nötig andere Fachkräfte für Arbeitsprobleme einzuschalten und zu Rate zu ziehen.

Mit Hilfe des folgenden Beispiels aus der Praxis soll zum einen die Theorie mit der Praxis verbunden werden und zum anderen der Versuch unternommen werden, einen Appell an den Wissens- und Kenntnisstand des Physiotherapeuten hinsichtlich dieser Problematik zu richten. Anhand des Beispiels wird deutlich, dass es bei dieser spezifischen Patientenpopulation nicht möglich ist, alle auf dieselbe Art und Weise zu behandeln. Vom Physiotherapeuten wird erwartet, dass er sich auf die Arbeits- und Lebenssituation des einzelnen Patienten einstellt und schnell, einfallsreich und kreativ auf die Probleme des Patienten reagiert.

5.2
Ein Praxisbeispiel

5.2.1
Der diagnostische Prozess

Herr B. wird mit der Überweisungsdiagnose „Zervikobrachialgie" und „Lumbalsyndrom" zum Physiotherapeuten überwiesen. Weitere ergänzende Informationen fehlen.

Der anamnestische Prozess

Wie gewöhnlich beginnt der Physiotherapeut mit der Anamnese, wobei noch nicht deutlich ist, ob der Patient arbeitsbedingte Beschwerden hat (Abb. 5.1).

Während der allgemeinen Anamnese sammelt der Physiotherapeut folgende Daten: Herr B. ist 52 Jahre alt und arbeitet als Portier an einer Berufsschule. Er ist verheiratet und hat drei Kinder, die nicht mehr zu Hause wohnen. Zusammen mit seiner Frau bewohnt er ein eigenes Haus mit großem Garten. Sein Arbeitsplatz befindet sich im gleichen Ort. Herr B. hatte schon immer einen hohen Blutdruck, gegen den er täglich Medikamente einnimmt. Andere Gesundheitsprobleme nennt er nicht. Er raucht seinen eigenen Angaben zufolge eine halbe Schachtel Zigaretten am Tag und trinkt abends gerne ein bis zwei Schnäpse. Herr B. schaut gerne zu Hause oder auch im Stadion Fußball, selbst ist er jedoch kein aktiver Sportler. Im Sommer fährt er mit seiner Frau gelegentlich Fahrrad. Zur Arbeit fährt er mit dem Auto, obwohl er, wie er selbst bemerkt, dies auch öfter mal mit dem Fahrrad tun könnte. Sein Arbeitsplatz ist nämlich gar nicht so weit von seinem Haus entfernt, aber es fällt ihm morgens schwer, sich zu entschließen, mit dem Fahrrad zu fahren.

Der Physiotherapeut beschließt, weitere Informationen über die Beschwerden einzuholen. In der beschwerdespezifischen Anamnese erfährt der Physiotherapeut vom Patienten, dass der seit 6 Jahren in zunehmenden Maße Schmerzen in der Lendenwirbelsäule hat. Die Beschwerden äußern sich wie folgt:

- Er hat einen starken bandförmigen brennenden, manchmal auch stechenden Schmerz in Höhe der lumbalen Wirbelsäule (er zeigt mit dem Finger selbst ungefähr auf die Niveaus L3–S1), der zur linken und rechten Seite ausstrahlt.
- Die Beschwerden sind am Morgen gering und nehmen im Verlauf des Tages zu.
- Am Morgen fühlt sich der Rücken steifer an, nach ungefähr einer Stunde verschwindet diese Steifigkeit fast ganz und nimmt gegen Ende des Tages wieder zu. Herr B. findet, dass sich die Lendenwirbelsäule „schwer" anfühlt.
- Langes Sitzen oder Stehen verursacht mehr Schmerzen. Wenn Herr B. dann aufsteht oder in Bewegung kommen möchte, macht ihm das viel Mühe, die Lendenwirbelsäule fühlt sich dann auch steif an. Sehr angenehm ist es für ihn zu liegen oder sich am erhöhten Informationsschalter auf aufgestützten Ellenbogen „auszuhängen", der Schmerz nimmt dann kurzzeitig ab.
- An den Wochenenden hat er weniger Schmerzen, es sei denn, er arbeitet im Garten. Dann verursachen die Körperhaltungen „nach vorne übergebeugt stehen" oder „kniend arbeiten" Rückenschmerzen. Trotzdem ist der Patient der Meinung, dass die Beschwerden einen deutlichen Zusammenhang mit seiner Arbeit und den Aufgaben haben, die er dort ausführen muss. Als Beispiel hierfür nennt Herr B. die vielfache Aushändigung der Schlüssel und der Kopierkarten an die hereinkommenden Lehrer und Schüler, was stets mit mindestens einer Reichbewegung einhergeht, bei der sich der Patient jedes Mal stark strecken muss (siehe Abb. 5.2). Durch diese Streckbewegungen nehmen die Rückenschmerzen im Laufe des Tages immer mehr zu.
- Die Beweglichkeit seines Rückens ist Herrn B. zufolge im Laufe der Jahre immer schlechter geworden. Vor allem Bück- und Streckbewegungen kann er nicht mehr so einfach und so weit wie früher ausführen.

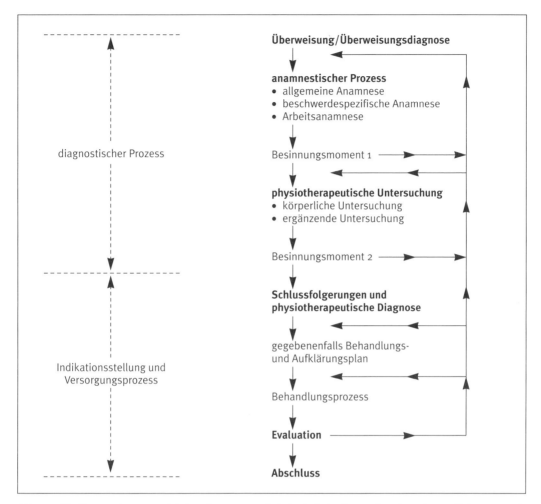

Abb. 5.1 Die Untersuchungs- und Behandlungsstrategie bei arbeitsbedingten Beschwerden am Haltungs- und Bewegungsapparat *(abgeleitet von Van Ravensburg, Oostendorp und Heerkens 1997, KNGF 1998)*

Während der letzten 6 Jahre ist Herr B. mindestens einmal pro Jahr aufgrund seiner Rückenbeschwerden beim Hausarzt gewesen. Dieser hatte ihm stets Schmerzmittel verschrieben und ihn für mindestens 3 Wochen krankgeschrieben. In dieser Zeit sollte Herr B. ruhen. Einige Male hat ihm der Hausarzt Physiotherapie verschrieben. Die Schmerzmittel und die Perioden, in denen er krankgeschrieben war, haben ihm meist für kurze Zeit geholfen, völlig schmerzfrei war er aber nie. Die physiotherapeutische Behandlung war jedes Mal eine andere. Einmal bekam Herr B. Massagen und Elektrotherapie, das andere Mal Übungen oder Manipulationen. Diese Interventionen brachten ihm ebenfalls eine kurzzeitige Schmerzlinderung. Aber sobald er wieder arbeiten musste, waren die Beschwerden nach wenigen Tagen wieder da. Die letzten Röntgenaufnahmen wurden vor einem Jahr im Krankenhaus angefertigt. In ihrer Beurteilung stand, dass im Bereich der Lendenwirbelsäule Verschleißerscheinungen zu sehen seien. Anschließend erzählt Herr B., dass er seit mehr als 10 Jahren in zunehmenden Maße Beschwerden im Schulter-Nackenbereich hat und auch hier die Vermutung hegt, dass dies mit seiner Arbeit zusammenhängt. Zu der Zeit war er Portier an einer Grundschule. Die folgenden Symptome wurden von ihm beschrieben:

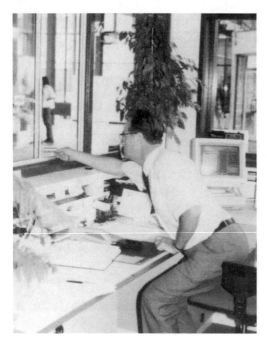

Abb. 5.2 Extreme Arbeitshaltung eines Portiers *(Foto: H. Vandenboorn)*

- Wechselnde Schmerzbeschwerden im Nackenbereich (er legt die Hand auf die gesamte Halswirbelsäule), die auch manchmal in den linken oder rechten Schulterbereich ausstrahlen.
- Das Gefühl von reduzierter Kraft in den Armen, wenn die Beschwerden vom Nacken her ausstrahlen.
- Manchmal treten Kopfschmerzen auf, bei denen der Schmerz vom Hinterkopf nach vorne bis zu den Augenbrauen ausstrahlt.
- Die Nackenmuskulatur fühlt sich sehr verspannt an (wie Drahtseile).
- Der Kopf lässt sich nicht so gut drehen, wenn die Schmerzen stark sind.
- Der Schmerz nimmt beim Zeitunglesen zu. Eigentlich alle Tätigkeiten, die mit einer nach vorne gebeugten Kopfhaltung einhergehen, sowie Reichbewegungen nach vorne-oben mit gestreckten Armen sind mit Schmerzen verbunden.
- Die Intensität der vorhandenen Beschwerden nimmt bei vermehrtem „Stress" bei der Arbeit zu. Dabei ist es nicht wichtig, ob der Stress eine Woche oder nur ein paar Stunden andauert, direkt nach der Stresseinwirkung sind die Beschwerden stärker und nehmen erst wieder ab, wenn die Spannung bzw. der Stress weg ist. Allerdings verschwinden die Beschwerden im Schulter-Nackenbereich nicht vollständig.
- An den Wochenenden und während der Urlaubszeit lassen die Schmerzen deutlich nach.

Aufgrund seiner Beschwerden im Schulter-Nackenbereich ist der Patient in den vergangenen 10 Jahren regelmäßig beim Hausarzt gewesen (später auch aufgrund der hinzukommenden Rückenschmerzen). Dieser verschrieb ihm Schmerzmittel und riet dem Patienten, einen beruhigenden Tee (z. B. Kamille) zu sich zu nehmen und zum Physiotherapeuten zu gehen. Herr B. hatte den Eindruck, dass der Tee bei ihm nicht die erwartete Wirkung zeigte und die Schmerzmittel zwar wirkten, die Wirkung aber nicht lange genug anhielt. Beim Physiotherapeuten wurde er lediglich massiert und bekam gelegentlich eine Wärmepackung. Die Beschwerden ließen nach der Therapie für kurze Zeit nach. Bei seinem Aufenthalt im Krankenhaus vor einem Jahr wurden nicht nur Röntgenaufnahmen von seiner Lendenwirbelsäule angefertigt, sondern auch von seiner Halswirbelsäule und auch hier lautete die Diagnose „Verschleiß im Bereich der zervikalen Wirbelsäule".

Auf die Frage, warum der Patient wieder vom Hausarzt zum Physiotherapeuten überwiesen wurde, erwidert Herr B., dass momentan sowohl die Beschwerden im Lendenwirbelsäulenbereich als auch die Beschwerden im Schulter-Nackenbereich stark zugenommen hätten. Die Schule, an der er tätig sei, sei nämlich erst vor kurzem umgezogen und nun herrsche dort noch ein großes Chaos.

Er hat das Gefühl, dass die Schmerzbeschwerden stärker als früher sind. Im vorangegangenen Monat hat er sich deshalb insgesamt zwei Wochen krankgemeldet. Auf Anraten seiner Frau ist Herr B. dann wieder zum Hausarzt gegangen. Herr B. hat seinem Hausarzt zu verstehen gegeben, dass er nun langsam von den Schmerzmitteln genug hat und gerne wieder eine Überweisung zum Physiotherapeuten haben möchte. An den Physiotherapeut stellt Herr B. die Frage, ob der ihm Tipps und Übungen geben kann, die den Schmerz verringern und die Beweglichkeit seines Rücken wieder verbessern können. In der Vergangenheit hat er nie Übungen mit nach Hause bekommen. Herr B. fragt den Physiotherapeuten um Rat, er ist davon überzeugt, dass seine Arbeit eine wichtige Rolle bei der Entstehung der Beschwerden spielt. Bräuchte er nicht vielleicht einen neuen Bürostuhl?

Der Physiotherapeut fährt mit der Arbeitsanamnese fort, da der Patient selbst die Vermutung aufgestellt hat, dass die Beschwerden mit seiner spezifischen Arbeitssituation bzw. mit seinen Arbeitshandlungen in Zusammenhang stehen könnten. Um sich ein Bild über die Anforderungen machen zu können, die die Arbeit an den Patienten stellt, formuliert der Physiotherapeut Fragen, die sich auf die 4 Hauptgebiete des Arbeitsbelastungsmodells von Van Dijk (1990) beziehen.

1. Der Arbeitsinhalt
„Sie sind Portier an einer Berufsschule. Was sind dort Ihre Aufgaben? Welche Handlungen und dazugehörenden Bewegungen finden dabei statt?"

Herr B. gibt an, dass er Schlüssel, Karten und andere Dinge aushändigen oder in Empfang nehmen muss. Hierbei muss er sich immer über den „Schaltertisch" lehnen und eine Reichbewegung ausführen, manchmal im Sitzen, manchmal im Stehen (Abb. 5.2). Der Empfang und die Aushändigung der verschiedenen Artikel wird von ihm dann in den Computer eingegeben. Dabei muss Herr B. den Rumpf und den Kopf nach rechts drehen und nach vorne beugen. Wenn er zu den Schlüsseln will, muss er aufstehen. Darüber hinaus kontrolliert er mit Hilfe von drei Videomonitoren die Schule. Dazu muss er immer schräg nach oben und nach rechts schauen.

Die Portierloge ist darüber hinaus auch eine kleine Telefonzentrale. Alle paar Minuten muss Herr B. ein Telefongespräch annehmen und weiter verbinden. In der Portierloge stehen zwei Telefone, die ungefähr einen Meter weit auseinander stehen. Das bedeutet, dass er sich entweder nach links bewegen muss oder sich schräg nach rechts hinten drehen muss, um an das eine oder andere Telefon zu gelangen.

Zu seinen Aufgaben gehört auch der Empfang von Personen bzw. Gästen und von bestellten Materialien. Dazu muss er aufstehen und den Personen den Weg weisen oder sie bis an den gewünschten Ort begleiten, oder er muss mit nach draußen zum Parkplatz gehen und die bestellten Güter in Empfang nehmen. *„Wie sieht die Reihenfolge Ihrer Arbeitstätigkeiten ungefähr aus?"*

Morgens muss Herr B. fast alle Türen öffnen. Danach sortiert er die Post und schaltet den Computer und die Videomonitore an. Wenn die ersten Lehrer und Schüler hineinkommen, beginnt auch die Ausgabe und der Empfang der Schlüssel und anderer Sachen. Parallel dazu gibt er die Daten in den Computer ein. Den Tag über nimmt er dann Telefongespräche entgegen und empfängt Pakete oder Gäste.

„Wie hoch ist Ihr Arbeitstempo dabei, wie viel Handlungswiederholungen müssen Sie machen und über welchen Zeitraum erstreckt sich dies?"

Herr B. gibt an, dass an jedem Tag vier Spitzenbelastungsmomente auftreten. Der erste Spitzenbelastungsmoment ist zwischen 8.00 und 9.00 Uhr, dann wieder um 11.30 Uhr, um 13.30 Uhr und der Letzte liegt dann zwischen 15.00 und 16.00 Uhr, wenn die Lehrer und Schüler nochmals in die Schule hinein oder nach Hause gehen. In dieser Zeit muss Herr B. viel in Empfang nehmen oder aushändigen. Herr B. kann selbst nicht gut einschätzen, wie hoch die Handlungsfrequenz der Aushändigungs- und Empfangsaktivitäten ist. Daher wird er gefragt, ob er an einem typischen Arbeitstag mit Hilfe einer Strichliste die von ihm ausgeführten Aushändigungs- und in Empfangsaktivitäten notieren kann. Dazu wird die zu zählende Aktivität genau umschrieben: Er sitzt auf dem Bürostuhl oder steht wenn nötig und führt dabei die Reichbewegung zum „Schaltertisch" aus. Die Auszählung der Strichliste ergab, dass Herr B. an dem Tag die beschriebene Aktivität 361 Mal ausführte. Dabei führte er die Aktivität zwischen 8.00 Uhr morgens bis 12.00 Uhr mittags 273 Mal aus und zwischen 13.00 und 16.00 Uhr 88 Mal.

„Wie schwer ist Ihre Arbeit? Müssen Sie schwer heben (wenn ja wie viel) und weit laufen?"

Herr B. muss manchmal Pakete mit einem Maximalgewicht von 25 kg heben und tragen. Die von ihm an einem Tag zurückzulegende Wegstrecke schätzt Herr B. auf einen bis zwei Kilometer.

„Bestehen Vorschriften bezüglich spezifischer Arbeitsmethoden (z. B. wie bestimmte Handlungen ausgeführt werden müssen oder wie gehoben werden muss)?"

Bestimmte Handlungsvorschriften oder Tipps hat es nie gegeben.

„Welche Verantwortung haben Sie und ist dies formell geregelt?"

Herr B. gibt an, dass der Leiter des technischen Dienstes ihm seinerzeit die Aufgaben ausgelegt hat, die ein Portier an einer Berufsschule auszuführen hat. Allerdings erscheint es ihm, als ob von Jahr zu Jahr mehr Aufgaben ohne jegliche Ankündigung bzw. Beratung darüber hinzukommen würden. Für die Abwicklung bzw. Ausführung der Aufgaben ist er selbst verantwortlich.

2. Die Arbeitsumstände

„Wie warm oder kalt ist es an Ihrem Arbeitsplatz? Arbeiten Sie nur drinnen oder auch häufiger draußen? Zieht es an Ihrem Arbeitsplatz?"

Herr B. gibt an, dass er in der Portierloge die Temperatur selber regeln kann. In den Wintermonaten jedoch zieht es dort stark, da die Tür und der Schalter geöffnet bleiben müssen. Der Schalter steht direkt neben dem Haupteingang des Schulgebäudes. Einige Male am Tag muss er nach draußen. Auf die Frage, ob er dann eine Jacke anzieht, sagt Herr B., dass ihm das zu umständlich sei.

„Haben Sie auch mit Schwingungen zu tun?"

Schwingungen oder Schwingungsquellen sind nicht vorhanden.

„Was halten Sie von der Einrichtung Ihres Arbeitsplatzes? Kommen Sie überall ohne Probleme dran?"

Herr B. bemerkt, dass er die Einrichtung der Portierloge nicht optimal findet. Der Schaltertisch ist zu breit und das Schalterfenster zu hoch, um leicht etwas annehmen oder aushändigen zu können. Der Schaltertisch ist darüber hinaus auch noch zu niedrig, er stößt sich jedes Mal mit den Knien daran. Der Stuhl steht im Weg, wenn er etwas in die Schubkästen legen möchte und wenn er an den Computer gelangen möchte, muss er sich drehen. Das Schauen zu den Videomonitoren empfindet Herr B. als umständlich, da er dazu immer den Kopf drehen muss, wenn er hochschaut. Für das Entgegennehmen der Telefongespräche muss er mit seinem Arm entweder nach vorne-links reichen oder sich nach hinten-rechts drehen.

„Haben Sie die Möglichkeit, individuell angepasstes Material bzw. Hilfsmittel von Ihrem Arbeitgeber zu bekommen?"

Herr B. erwidert, dass dies nur zum Teil möglich sei. Vor zwei Jahren habe er z. B. einen neuen Bürostuhl bekommen. Aber sein bereits seit zwei Jahren gestelltes Ersuchen, den Schaltertisch und das Schalterfenster zu verbessern, ist bis heute weder erwidert noch angesprochen worden. Auf die Frage, warum er denn noch nicht selbst etwas nach seinen eigenen Ideen zur Veränderung seiner Arbeitsumstände unternommen habe, antwortet er ausweichend.

3. Die Arbeitsverhältnisse

„Besteht die Möglichkeit, belastende Arbeiten mit körperlich oder geistig weniger belastenden Arbeiten abzuwechseln?"

Herr B. erzählt, dass diese Abwechslung nur eingeschränkt möglich ist. Die Spitzenbelastungsmomente können z. B. nicht beeinflusst werden.

„Werden Sie nach Ihrer Meinung gefragt und wird diese dann ernst genommen?"

Bis jetzt wurde Herr B. noch nicht nach seiner Meinung befragt und er bezweifelt stark, dass sie von seinem Vorgesetzten ernst genommen würde. (siehe „Arbeitsumstände").

4. Die Arbeitsvoraussetzungen

„Welche Arbeits- und Pausenzeitenregelung haben Sie? Können Sie selbst bestimmen, wann Sie Ihre Pause nehmen möchten?"

Herr B. gibt an, dass er eine 40-Stunden-Woche habe. Er beginnt morgens um 7.30 Uhr und endet um 16.30 Uhr. Die Mittagspause geht von 12.00–13.00 Uhr. Zusammen mit seinen Kollegen geht Herr B. dann in die Kantine der Berufsschule, um eine warme Mahlzeit zu sich zu nehmen. Herr B. nimmt sich zwischendurch manchmal eine kleine Pause, um einen Kaffee zu trinken. Nur in den so genannten Spitzenzeiten (siehe „Arbeitsinhalt") muss er ununterbrochen handeln.

„Gibt es Belohnungsstrukturen in Ihrem Arbeitsbereich? Wird Ihre Arbeit von anderen anerkannt, bemerken Sie konkret etwas davon? Werden Sie z. B. motiviert, aktiv über Verbesserungen innerhalb Ihrer Arbeitssituation nachzudenken?"

Es ist Herrn B. nicht bekannt, dass sich seine Kollegen oder sein Vorgesetzter über seine Arbeit positiv oder negativ äußern. Er hatte und hat aber immer einen guten Kontakt zu den Schülern und einigen Lehrern gehabt. Über Verbesserungen nach- bzw. mitzudenken, ist seiner Meinung nach nicht gefragt und wird auch nicht anerkannt. Er hat das Gefühl, dass die Vorschläge im Papierkorb verschwinden. Allerdings kann er dies nicht beweisen, aber auf die Anfragen bzw. Bemerkungen, die er in der letzten Zeit gestellt hat, bekam er nie eine deutliche Antwort.

Nach der umfangreichen Anamnese nimmt sich der Physiotherapeut eine kurze Besinnungspause. Der Physiotherapeut stellt sich die Frage, ob er in den verschiedenen Anamnesebereichen genügend Informationen zusammengetragen hat. Aus den gesammelten anamnestischen Daten schließt der Physiotherapeut, dass es sich hier möglicherweise um arbeitsbedingte Beschwerden handeln könnte. In jedem Fall treten bestimmte spezifische Risikomomente am Arbeitsplatz auf, die einen möglichen Zusammenhang mit den Beschwerden des Patienten haben könnten. Er denkt hier z. B. an die Handlungen „Aushändigen und Empfangen von verschiedenen Dingen", die innerhalb kurzer Zeit sehr häufig vorkommen. Die mit Rumpf- und Kopfdrehungen auszuführenden Tätigkeiten, wie z. B. das Schauen zu den Videomonitoren und die Dateneingaben in den Computer, sind ebenfalls belastende Aktivitäten, die als Risikomomente charakterisiert werden können. Etwas weniger häufig, aber doch auffallend genug sind die verschiedenen Hebe- und Tragehandlungen, die Herr B. täglich innerhalb und außerhalb des Schulgebäudes ausführen muss. Was die physische Belastbarkeit oder das Verarbeitungsvermögen von Herrn B. betrifft, so sollte die Bemerkung des Patienten ernst genommen werden, dass die Bewegungen im Bereich der zervikalen und auch im Bereich der lumbalen Wirbelsäule immer schwieriger werden. Der Physiotherapeut könnte in diesem Zusammenhang an repetierende Arbeitsmomente denken, da die Arbeitshandlungen „Aushändigen und In-Empfang-nehmen" in einer hohen Frequenz vorkommen. Zur Überprüfung dieser Hypothese müsste der Physiotherapeut ergänzend die Checkliste „repetierende Bewegungen" (siehe Anlage 1) einsetzen. Aufgrund der Anamnese kann der Physiotherapeut nun eine vorläufige Auswahl treffen, welche Gewebestrukturen und Fertigkeiten und Aktivitäten oder Handlungen er während der anschließenden physiotherapeutischen Untersuchung noch untersuchen möchte. In diesem Fallbeispiel entschließt sich der Physiotherapeut dazu, zunächst einmal die gesamte Wirbelsäule und die oberen Extremitäten zu untersuchen. Die Aktivitäten „Sitzen", „Drehen im Sitzen", „Stehen", „Reichen", „Bücken", „Heben und Tragen" werden im Anschluss daran untersucht.

Die physiotherapeutische Untersuchung

Der Weg durch die physiotherapeutische Untersuchung, bestehend aus der körperlichen Untersuchung und eventuellen ergänzenden Untersuchungen, wird zum größten Teil von den Daten aus dem Anamneseprozess bestimmt. Hinsichtlich der Problematik von Herrn B. hat der Physiotherapeut beschlossen, die Mobilität der zervikalen, thorakalen und lumbalen Wirbelsäule näher zu untersuchen. Die angrenzenden Regionen werden dabei eingeschlossen. Neben Informationen über Schmerz und Bewegungsausmaß hofft der Physiotherapeut, auch einen Eindruck über die Qualität der Bewegungen zu erlangen. Wichtige Informationen können auch mit Hilfe von spezifischen Muskelkraft- und Muskellängentests erhalten werden (siehe z. B. Kendall 1981).

Zusammenfassung der Daten
Die Inspektion und die Untersuchung zeigen auf, dass Herr B. neben einem prominierenden Abdomen eine stark kyphotische thorakale Wirbelsäule, eine kurze lumbale Lordose und eine Anteroposition des Kopfes hat. Die Mobilität der Wirbelsäule ist in alle Richtungen eingeschränkt und vor allem in den Endpositionen auch schmerzhaft. Die Rotation der zervikalen und der lumbalen Wirbelsäule ist nach rechts deutlich schmerzhafter und eingeschränkter als nach links. Die Bauchmuskulatur ist sehr schwach, während sowohl der zervikale als auch der lumbale M. erector trunci schmerzhaft hyperton sind. Auch der M. trapezius descendens ist vor allem auf der rechten Seite schmerzhaft hyperton und verkürzt.

Untersuchung
Die aktuellen Einschränkungen in den Fertigkeiten und Aktivitäten oder Handlungen werden im Anschluss untersucht. Der Physiotherapeut beobachtet zuerst, wie der Patient sich „isoliert" hinsetzt, dreht, steht, reicht, bückt, hebt und einen gedachten Gegenstand trägt. Anschließend fügt der Physiotherapeut der Handlung einen arbeitssituativen Auftrag hinzu und beobachtet zum zweiten Mal die Ausführungen des Patienten. Ein Beispiel im Fall von Herrn B. ist die Aufgabe: „Können Sie nun in Ihrem eigenen Tempo meinen Schlüsselbund ergreifen oder können Sie auf Ihre eigene Art und Weise dieses kleine Paket heben?" Während der Handlung beschließt der Physiotherapeut, die erfahrene Belastung mit Hilfe der „Lokal erfahrene Beschwerden"-Skala zu ermitteln und zu protokollieren. Der Patient wird gebeten anzugeben, an welchen Stellen des Körpers die Ausführung der Handlung als belastend gefühlt wird. Nachdem Informationen über die Qualität, die Intention, das Tempo und die Koordination der Bewegungen und Handlungen gesammelt sind, wird überprüft, welchen Einfluss eine risikoreiche Arbeitssituation möglicherweise auf die Aktivität oder Handlung hat. Herr B. wird z. B. aufgefordert, 5 Minuten lang in seinem eigenen Tempo etwas in Empfang zu nehmen und wieder auszuhändigen. Dazu wird der Arbeitsplatz im Kleinen auf kreative Weise nachgebaut. Herr B. sitzt auf einem Stuhl, muss über den „Schaltertisch" nach oben greifen, um den Schlüsselbund des Physiotherapeuten, der vor ihm steht, in Empfang nehmen zu können. Nachdem der Patient wieder Platz genommen hat, muss der Patient den Schlüsselbund wieder an den Physiotherapeuten zurückgeben. Die Handlung kann wenn notwendig bis zu einer Sequenz von problematischen Handlungen ausgeweitet werden. „Nachdem Sie meinen Schlüsselbund in Empfang genommen haben, müssen Sie sich genauso verhalten, wie wenn Sie diesen Schlüsselbund an das Schlüsselbrett, das rechts von Ihnen hängt, aufhängen wollen (und vice versa)."

Zusammenfassung der auffallendsten Aspekte der körperlichen Untersuchung
Während der sitzenden Aktivitäten nutzt Herr B. die Rückenlehne des Stuhls nicht. Er sitzt asymmetrisch am Rand der Stuhlsitzfläche. Bei der Ausführung der Aufgaben, die rechts von ihm stattfinden, dreht Herr B. den Stuhl nicht, sondern rotiert selbst mit dem Oberkörper und seinem Kopf. Während der Reichbewegung steht Herr B. vorwiegend auf einem Bein und manchmal auch auf beiden Fußspitzen. Das Bücken geschieht mit gestreckten Knien, meistens mit dem Oberkörper zum zu hebenden Gegenstand gedreht. Der Abstand

zwischen Herrn B. und dem Gegenstand ist ziemlich groß. Während der Nachahmung der arbeitssituativen Handlungen werden alle Handlungen „schnell" abgearbeitet. Herr B. wird während der Reichhandlungen nach ein bis zwei Minuten müde. Die Bewegungen werden mühsamer, das Tempo verringert sich. Die Kombination der Handlungen, „etwas aushändigen" (Reichbewegung) oder „etwas in Empfang nehmen", „Sitzen", „Weghängen" oder „etwas herunter holen" (z. B. den Schlüsselbund) fallen Herrn B. schwer. Herr B. neigt zum Ende des Tests dazu, auf dem „Schaltertisch" zu hängen, um den Schlüssel in Empfang zu nehmen. Eigentlich will er nicht mehr auf dem Stuhl sitzen, das Aufstehen und wieder Hinsetzen belasten ihn sehr.

Die „Lokal erfahrene Beschwerden"-Methode zeigt, dass Herr B. während der Reichbewegungen oder beim in Empfang nehmen von Schlüsseln etc. Beschwerden in Höhe des rechten Schulterblattes und in der Lendenwirbelsäule hat. Bei drehenden Aktivitäten des Rumpfes und des Kopfes werden darüber hinaus in der Schulter-Nacken-Region, hier vor allem rechts, Belastungen erfahren und gefühlt. Alle anderen Handlungen lassen wechselnde Beschwerden in den Schultern und im Lendenwirbelsäulenbereich entstehen.

Der Physiotherapeut ist davon überzeugt, dass er nun genügend Informationen aus der körperlichen Untersuchung gesammelt hat und sieht von einer ergänzenden Untersuchung zunächst einmal ab. Bevor der diagnostische Prozess abgeschlossen wird und der Physiotherapeut seine Schlussfolgerungen formuliert, fragt er sich in einem zweiten Besinnungsmoment, ob ihm sowohl die Anamnese als auch die physiotherapeutische Untersuchung genügend Daten eingebracht haben. Hat er hinreichende Kenntnisse und Einsichten in die Anforderungen, die die Arbeitssituation an Herrn B. stellt? Kann er das momentane physische Verarbeitungsvermögen von Herrn B. genau einschätzen? Ist er in der Lage, auf Basis der Daten eine adäquate physiotherapeutische Diagnose zu stellen?

5.2.2 Schlussfolgerungen und Fortsetzung

Die physiotherapeutische Diagnose

In dem beschriebenen Fallbeispiel hat der Physiotherapeut beschlossen, zur Formulierung der physiotherapeutischen Diagnose überzugehen. Das bedeutet, dass der Physiotherapeut „ein berufsspezifisches Urteil über den Gesundheitszustand des Patienten bezogen auf die vorhandenen Leiden" aufstellt (siehe 4.2.2). Die physiotherapeutische Diagnose lautet:

„Arbeitsbedingte Beschwerden, lokalisiert im Schulter-Nackenbereich und im Bereich der lumbalen Wirbelsäule, mit vorhandenen degenerativen Veränderungen im Bereich der zervikalen und lumbalen Wirbelsäule und den Schultergelenken (vor allem rechts)."

Die arbeitsbedingten Probleme äußern sich u. a. in den folgenden Symptomen:

- Auf dem Niveau der Störungen bei Funktionen kann z. B. genannt werden: schmerzhafte Bewegungseinschränkungen in der zervikalen und lumbalen Wirbelsäule und vor allem im rechten Schultergelenk.
- Auf dem Niveau der Einschränkungen in Fertigkeiten und Aktivitäten oder Handlungen kann als Beispiel genannt werden: Das Reichen in Kombination mit arbeitssituativen Handlungen ist schmerzhaft und eingeschränkt ausführbar.
- Auf dem Niveau der sozialen Partizipation kann als Beispiel das folgende Problem genannt werden: auf Basis der formulierten Beschwerden und Einschränkungen hat der Patient in zunehmenden Maße Probleme, seine Arbeit adäquat auszuführen.

Es konnte ein deutlicher Zusammenhang zwischen den risikoreichen Arbeitssituationen, den arbeitssituativen Handlungen und der Zunahme der körperlichen Beschwerden des Patienten festgestellt werden. Die Probleme werden mit Hilfe der vier Hauptgebiete des Arbeitsbelastungsmodells von Van Dijk (1990) benannt. Einige Beispiele der belastenden Faktoren sind:

1. **Arbeitsinhalt**
- die Momente, in denen die Schlüssel und andere Sachen in Empfang genommen werden müssen oder ausgehändigt werden. Hier entsteht eine Spitzenbelastung, möglicherweise auf Basis von repetierender Arbeit.
- das regelmäßige mit Rumpf- und Kopfrotationen einhergehende Schauen zu den Videomonitoren oder das häufige Entgegennehmen der Telefongespräche, das ebenfalls mit Rumpf- und Kopfrotation einhergeht

2. **Arbeitsumstände (kombiniert mit arbeitsinhaltlichen Aktivitäten)**
- Die Ausführung von hebenden und tragenden Aktivitäten außerhalb des Schulgebäudes ohne passende Arbeitskleidung (je nach Jahreszeit)

3. **Arbeitsverhältnisse und**
4. **Arbeitsvoraussetzungen**
- zunehmende Unzufriedenheit beim Patienten aufgrund der Zweifel, die sein Arbeitgeber hinsichtlich seiner Beschwerden hegt und das Nichtreagieren oder das Abweisen der Verbesserungsvorschläge bezüglich seiner Arbeitssituation

Hinsichtlich der Einflussmöglichkeiten (Regelungsmöglichkeiten), die Herrn B. zur Verfügung stehen, muss zugegeben werden, dass Herr B. nur in geringem Maße in der Lage ist, ihn belastende Umstände oder Faktoren zu beeinflussen. Die Spitzenbelastungsmomente, wie z. B. das häufige Entgegennehmen der Telefongespräche, sind nicht durch den Patienten selbst zu verändern. Der Patient ist dagegen wohl in der Lage, sich zwischen den Spitzenbelastungsmomenten seine Arbeit so einzuteilen bzw. ihr so eine Form zu geben, wie es seiner Meinung nach am besten für ihn ist. Auffallend ist die Tatsache, dass Herr B. in der jüngsten Vergangenheit versucht hat, die Probleme, die er bei der Arbeit hat, selbst zu lösen und seinem Vorgesetzten Verbesserungsvorschläge unterbreitet hat. Nach seiner eigenen Darstellung sind die Reaktionen darauf von Seiten seines Arbeitgebers oder Abteilungsleiters ausgeblieben. Diese Situation ist für Herrn B. sehr frustrierend und obwohl er die Hoffnung auf Unterstützung und Verständnis von Seiten seines Arbeitgebers schon aufgegeben hat, will er mit Hilfe der Physiotherapie seine körperlichen Probleme „in den Griff bekommen".

Der Behandlungs- und Aufklärungsplan

Der primäre Ausgangspunkt der physiotherapeutischen Intervention ist einerseits die Wiedererlangung bzw. die Optimierung des physischen Verarbeitungsvermögens oder der Belastbarkeit des Patienten und andererseits die Reduktion bzw. das Entfernen der belastenden (Risiko)Faktoren in der Arbeitssituation (siehe 2.3.2). Dabei sollte der Inhalt des Behandlungs- und Aufklärungsplans „problemzentriert" sein. Um zu dieser „maßgeschneiderten" Versorgung zu kommen, ist es wichtig, dass die Schlussfolgerungen und die physiotherapeutische Diagnose mit dem Patienten besprochen werden. Bei der Formulierung der Behandlungs- und Aufklärungsziele, der Strategie und des Inhalts ist es wichtig, dass der Physiotherapeut die Eigenschaften des Patienten (seine Bedürfnisse, Erwägungen, Emotionen und Lösungsstrategien) berücksichtigt.

Der Physiotherapeut erklärt Herrn B. die Schlussfolgerungen und die daraus formulierte physiotherapeutische Diagnose. Er informiert den Patienten, dass neben der Verbesserung seiner körperlichen Probleme gleichzeitig etwas an den Risiken, die an seinem aktuellen Arbeitsplatz vorhanden sind, getan werden muss. Da der Patient selbst schon angegeben hat, dass er alleine nicht in der Lage ist, bestimmte Risiken an seinem Arbeitsplatz zu minimieren, rät der Physiotherapeut dem Patienten, Kontakt mit dem

Betriebsarzt der Berufsschule oder mit dem Betriebsarzt des Instituts, zu dem die betreffende Berufsschule gehört, aufzunehmen. Zur Unterstützung gibt der Physiotherapeut Herrn B. einen schriftlichen Bericht mit, in dem die Schlussfolgerungen der physiotherapeutischen Untersuchung und der Vorschlag für den Behandlungsplan enthalten sind. Eine Kopie dieses Berichts geht darüber hinaus an den Hausarzt.

Die Behandlungsziele in Form von behandelbaren Einheiten und Komponenten sind unterteilt in Ziele, die das physische Verarbeitungsvermögen von Herrn B. betreffen und Ziele, die die arbeitsspezifischen Risiken betreffen. Hinsichtlich des Verarbeitungsvermögens oder der Belastbarkeit sind zusammen mit Herrn B. die Behandlungsziele auf dem Niveau der Störungen in Funktion, Einschränkungen in Fertigkeiten und Aktivitäten oder Handlungen und (sozialen) Partizipationsproblemen festgelegt. Einige Beispiele der aufgestellten Behandlungsziele und die für die Durchführung benötigten Materialien bzw. Techniken sind:

- Schmerzminderung und gleichzeitige Verbesserung der Mobilität in der zervikalen und lumbalen Wirbelsäule mit Hilfe von assistiv-aktiven oder aktiven Mobilisationstechniken im Bereich der betreffenden Segmente (z. B. mit Hilfe des McKenzie-Konzepts)
- Verbesserung der Reichaktivitäten im Sitzen und im Stehen mit Hilfe von isolierten und spezifischen Handlungsabfolgen, die die Kraft und die Ausdauer der benötigten Muskulatur trainieren (in der Behandlung könnte z. B. die PNF-Methode für das Training der isolierten Situationen gewählt werden). Das Trainieren der (Arbeits-)Handlung kann sowohl im Sitzen als auch im Stehen mit Hilfe von elastischen Therapiebändern oder einem Expander (lose oder an der Wand befestigt) erfolgen, wobei es wichtig ist, neben der Schwere auch die Dauer und das Tempo der Handlung zu variieren und zu trainieren).

Zur Verminderung der belastenden Faktoren können Behandlungsziele bezüglich der vier Hauptgebiete formuliert werden: Arbeitsinhalt, Arbeitsumstände, Arbeitsverhältnisse und Arbeitsvoraussetzungen. Dabei sollte der Physiotherapeut sich fragen, ob beide (er selbst als Therapeut und der Patient) in der Lage sind, die Ursache des Problems beheben zu können und auch zu wollen. Wenn dies der Fall ist, dann sollten einfache und schnell zu realisierende Verbesserungen den Vorzug erhalten. Darüber hinaus ist es im Fall von Herrn B. notwendig, an seiner Arbeitstechnik (Arbeitshaltung und Arbeitshandlungen) Korrekturen vorzunehmen. Spezifische Richtlinien und Normen unterstützen diese Korrekturen. Beispiele formulierter Behandlungsziele und mögliche Lösungsansätze sind:

- Hinsichtlich des Arbeitsinhaltes und der Arbeitsumstände:
  - Minimieren Sie die gedrehten und gestreckten Rumpfhaltungen bei der Entgegennahme von Telefongesprächen. Der Patient könnte gefragt werden, ob es nicht möglich wäre, die beiden Telefongeräte innerhalb seiner im Sitzen vorhandenen Reichweite (z. B. max. 50 cm nach links und rechts von ihm weg) aufzustellen und ob das zweite Telefongerät überhaupt notwendig ist.
  - Minimieren Sie die physische Belastung während der Hebehandlungen. Der Physiotherapeut gibt dem Patienten hierzu Hebeanweisungen und trainiert diese spezifischen Hebehandlungen mit ihm.
  - Minimieren Sie die physische und physikalisch-energetische Belastung während der Hebehandlungen. Mit Hilfe einer gezielten Aufklärung kann der Physiotherapeut dem Patienten vermitteln, wie wichtig z. B. das Tragen von klimaangepasster Kleidung ist. Er könnte z. B. warme Kleidung überziehen, wenn er bei kaltem Wetter von draußen Pakete hereinholen muss.
- Hinsichtlich der Arbeitsverhältnisse und der Arbeitsvoraussetzungen ist es oft sehr

schwierig, konkrete Verbesserungen zu formulieren und direkt umzusetzen. Dennoch kann zusammen mit dem Patienten an möglichen realistischen Lösungen gearbeitet werden. Diese Vorschläge kann der Patient mit dem Betriebsarzt durchsprechen und auf ihre Realisierbarkeit hin prüfen. Hinsichtlich der Problematik des Herrn B. kann an eine Trennung der Annahme und Ausgabezeiten der Schlüssel und Kopierkarten gedacht werden. Hierdurch sinkt u. a. die Handlungsfrequenz und die zeitliche Dauer der Aktivität.

Die Realisierung der Behandlungsziele, umschrieben als maßgeschneiderte Versorgung, erfordert vom Patienten eine Verhaltensveränderung und eine kontinuierliche Anwendung des neu erlernten Verhaltens. Aus der Anamnese wissen wir, dass Herr B. raucht, abends ein bis zwei Schnäpse trinkt und sich außerhalb seiner Arbeitszeit wenig bewegt (keine aktive Sportausübung oder aktive Erholung). Dem Patienten fehlt die intrinsische (und extrinsische) Motivation, aktiv etwas zu tun, wie z. B. mit dem Fahrrad zur Arbeit zu fahren. Darüber hinaus gibt Herr B. zu erkennen, dass er vor allem an einem Übungsplan interessiert ist, den er zu Hause absolvieren kann, mit dessen Hilfe die Schmerzen abnehmen und die Beweglichkeit wieder besser wird. Es sieht so aus, als wäre diesem Patienten mit den Ratschlägen, die ihm der Physiotherapeut zur Verminderung der belastenden Faktoren an seinem Arbeitsplatz geben wird bzw. bereits gegeben hat, zunächst nicht so recht geholfen.

All diese Faktoren vermitteln den Eindruck, dass die Chance auf einen erfolgreichen Behandlungsverlauf klein ist. Viele Patienten fallen in der Tat nach Ablauf der physiotherapeutischen Behandlung zurück in ihre alten Gewohnheiten. Daher ist es besonders wichtig, dass der Physiotherapeut den Patienten unterstützt und motiviert. Die maßgeschneiderte Aufklärung spielt in diesem Zusammenhang eine wichtige Rolle. Parallel zum bzw. integriert in den Behandlungsplan werden zusammen mit dem Patienten Aufklärungsziele beschrieben und ihre Reihenfolge in Stufen festgelegt. In dem Beispiel von Herrn B. haben der Physiotherapeut und der Patient beschlossen, das Fernziel wie folgt zu beschreiben:

„Der Patient strebt einerseits nach einer bleibenden Genesung bzw. Optimierung seines physischen Verarbeitungsvermögens oder seiner Belastbarkeit und ist andererseits selbst oder mit Hilfe von anderen in der Lage, Versuche zu unternehmen, um die belastenden (Risiko-)Faktoren innerhalb seiner Arbeitssituation zu vermindern oder zu entfernen."

Mit Hilfe des „stufenweise erfolgenden Aufklärungsprozesses" von Verhulst, Van der Burgt und Lindner (1994) wird diese Zielsetzung in kleine Einzelziele operationalisiert. Beispiele für die formulierten Einzelzielsetzungen sind:

- „*Offen sein*": Herr B. ist bereit, zusammen mit dem Physiotherapeuten zu überlegen, welche Faktoren seine Beschwerden sowohl negativ als auch positiv beeinflussen können. Er ist offen für die Bemerkung des Physiotherapeuten, dass „Passivität" bezogen auf die Ausübung von Sport und Bewegung nach der Arbeit einen negativen Einfluss auf die bestehende Problematik haben kann.
- „*Begreifen*": Herr B. hat Kenntnisse und Einsichten in den Zusammenhang zwischen den spezifisch belastenden Faktoren innerhalb seiner Arbeitssituation und seinen Beschwerden. Der Patient kann erklären, dass zu lange und zu häufige Reichbewegungen Schmerzen in der Wirbelsäule und im Schultergürtel verursachen können.
- „*Wollen*": Der Patient will mit Hilfe eines Übungs- und Trainingsprogramms spezifische (Arbeits-)Handlungen zu Hause „trainieren". Herr B. ist bereit, nach dem Aufstehen und vor dem zu Bett gehen Arm- und Rumpfmuster nach dem PNF-Konzept zu üben.
- „*Können*": Der Patient ist in der Lage, spezifische Hebehandlungen auf richtige Art und Weise auszuführen. Herr B. kann für die verschiedenen Gegenstände, die er

heben muss, jeweils die passende Hebemethode anwenden.
- *„Ausführen"*: Herr B. führt sowohl zu Hause als auch in seiner Arbeitssituation die noch verbliebenen risikoreichen Handlungen in der richtigen Art und Weise durch. Der Patient hat die beiden Telefongeräte so platziert, dass sie in seiner Reichweite stehen und dreht nun immer den gesamten Stuhl anstelle der zuvor nur in Rumpf und Kopf stattfindenden Rotation.
- *„Immer wieder ausführen"*: Herr B. hat die Ratschläge und Korrekturen in seine täglichen Arbeitstätigkeiten integriert. Der Patient hat sogar schon mit dem Betriebsarzt gesprochen und dieser wird den Arbeitsplatz von Herrn B. analysieren lassen. Mit dem Hausarzt und Herrn B. wurde vereinbart, dass einen Monat nach der Beendigung der Behandlung eine physiotherapeutische Konsultation mit dem Patienten stattfinden soll. Der Patient soll ein Tagebuch mitnehmen, in das die Zeitpunkte der Beschwerdenzunahme und die möglicherweise dazugehörende Arbeitssituation oder Arbeitshandlung eingetragen werden sollen. Dieses Tagebuch soll zusammen mit Herrn B. besprochen werden. Zusammen mit seiner Frau hat sich Herr B. mittlerweile einer Fünfzig-Plus-Radlergruppe angeschlossen. Diese Gruppe organisiert wöchentlich Gruppenausflüge mit dem Fahrrad.

Mit Hilfe einer systematischen Protokollierung ist der Physiotherapeut in der Lage, den Behandlungs- und Aufklärungsprozess zu überwachen, zu evaluieren und wenn nötig zusammen mit dem Patienten zu korrigieren. Die Dokumentation des gesamten Prozesses bietet sowohl dem Physiotherapeuten als auch dem Patienten die Möglichkeit, das Endresultat zu evaluieren. Sind die Fernziele erreicht worden, sind die Erwartungen des Physiotherapeuten und die des Patienten erfüllt worden? Die Protokollierung dient auch als Basis für den Endbericht (an den Hausarzt) oder für die Kommunikation mit anderen eventuell beteiligten Disziplinen (wie z. B. in diesem Fall dem Betriebsarzt).

Begriffe

McKenzie-Konzept	Das „mechanical diagnosis en therapy"-Konzept ist in den fünfziger Jahren durch Robin McKenzie entwickelt worden und beinhaltet die spezifische Untersuchung und Behandlung des mechanisch bedingten Rückenschmerzes *(The McKenzie Institute Benelux 1993)*.
Propriozeptive Neuromuskuläre Fazilitation (PNF)	Eine in den fünfziger Jahren entwickelte neurologische Übungsmethode, bei der Massenbewegungsmuster genutzt werden, die die Basis für alle spezifischen Bewegungstechniken formen. Sie verlaufen diagonal und spiralförmig *(Knott und Voss 1977)*.

Anlage 1 Checklisten und Fragebögen

Ein beispielhafter Fragebogen zur Beurteilung administrativer Bildschirmarbeit

Fragen (siehe Abb. 1)

Kann die Höhe der Sitzfläche Ihres Bürostuhls in Schritten
zwischen 41 und 53 cm eingestellt werden?
                                                                    ja   nein

Ist die Rückenlehne mit einer Unterstützungsfläche im Lendenwirbelsäulenbereich ausgestattet?
                                                                    ja   nein

Können Sie die Sitztiefe an Ihrem Bürostuhl einstellen?
(Unter Sitztiefe versteht man den Abstand, der zwischen der
Rückenlehne und dem vorderen Rand der Sitzfläche besteht.
Die Sitztiefe kann verändert werden, indem entweder die Rückenlehne
oder die Sitzfläche nach vorne oder nach hinten bewegt werden.)   ja   nein

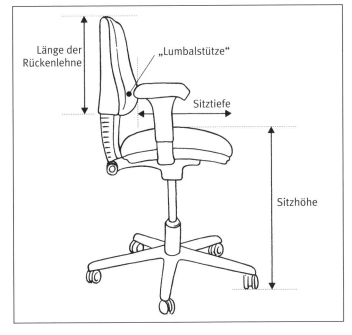

Abb. 1
Ein Schreibtischstuhl
(FNV 1992, S. 7f)

Auswertung

Haben Sie bei den obigen Fragen eine oder mehrere Fragen mit „nein" beantwortet, dann ist die Qualität Ihres Bürostuhls in jedem Fall unzureichend. Sie können in dem Fall keine an Sie angepasste Sitzhaltung einnehmen. Der Stuhl sollte in Kürze gegen einen geeigneten Bürostuhl ausgetauscht werden. Schreiben Sie bitte unten bei „Ergebnis Stuhl" unzureichend hin. Haben Sie die obigen Fragen alle mit „ja" beantwortet, dann beantworten Sie bitte noch die folgenden Fragen (ergänzende Anforderungen an den Stuhl).

Was trifft auf Ihren Stuhl zu?

Der Stuhl hat kurze Armstützen, die in der Höhe verstellbar sind.	ja	nein
Die Sitzfläche ist unabhängig vom Untergestell des Stuhles drehbar.	ja	nein
Der Stuhl hat 5 Füße.	ja	nein
Der Stuhl ist mit kleinen Rollen oder Gleitfüßen ausgestattet.	ja	nein
Der Stuhl hat eine Rückenlehne, die mindestens 37 cm hoch ist (siehe Abb. 1).	ja	nein
Die Höhe der Lendenunterstützung ist verstellbar.	ja	nein

Auswertung:
Ihr Ergebnis ist gut, wenn Sie keine oder nur eine der ergänzenden Fragen zu Ihrem Stuhl mit „nein" beantwortet haben; er ist ausreichend, wenn Sie zwei- oder dreimal mit „nein" geantwortet haben und unzureichend, wenn Sie viermal oder mehr mit „nein" geantwortet haben.

Mein Bürostuhl ist: (notieren Sie „unzureichend", „ausreichend" oder „gut")

Ergebnis Bürostuhl:

Checkliste repetierende Bewegungen (detaillierte Beurteilung)
Quelle: Oosterink 1998

Tätigkeiten

Die Bewegungen sind vor allem von repetierender Art.	ja	nein
Der Arbeitnehmer hat kaum die Möglichkeit, sein Arbeitstempo selbst zu regeln.	ja	nein
Auf dem Arbeitnehmer lastet das Arbeitstempo; wenn er seine Arbeit erledigt hat, kann er nach Hause gehen.	ja	nein

Haltung

Die Hand muss regelmäßig über einen Abstand von mehr als 30 cm bewegt werden.	ja	nein
Der Arbeitnehmer muss regelmäßig mit der Hand 5 cm über Ellenbogenhöhe arbeiten.	ja	nein
Mit der Hand muss regelmäßig neben und/oder hinter dem Körper gearbeitet werden.	ja	nein
Der Ellenbogen muss regelmäßig aus gestrecktem Zustand hochgehoben werden (drehen im Schultergelenk).	ja	nein
Das Handgelenk muss regelmäßig weit aus der Nullstellung gebeugt werden.	ja	nein
Der Unterarm muss regelmäßig gedreht werden (z.B. beim Schrauben drehen).	ja	nein
Die Finger müssen regelmäßig belastende Gelenkpositionen einnehmen, wie z.B. den Pinzettengriff oder „überspannt/ überstreckt".	ja	nein
Die Schultern müssen regelmäßig hochgezogen werden.	ja	nein
Der Nacken muss regelmäßig oder langandauernd nach vorne gebeugt werden (ohne Unterstützung).	ja	nein

Kraft

Es müssen regelmäßig große Kraftanstrengungen (4 Mal/min 25 N, 5 Mal/min 15 N, 6 Mal/min 10 N) aufgebracht werden.	ja	nein
Regelmäßig müssen Schlag-, Stoß-, Zug- oder Wurfbewegungen ausgeführt werden.	ja	nein

Frequenz und Dauer

Es gibt kaum Möglichkeiten, die Arbeit zu unterbrechen oder eine kurze Ruhepause zu machen.	ja	nein
Es wird tagtäglich die gleiche Arbeit ausgeführt.	ja	nein
Die Arbeit wird 4–6 Stunden am Tag ausgeführt.	ja	nein
Die Arbeit wird mehr als 6 Stunden am Tag ausgeführt.	ja	nein
Während des Arbeitstages kommen regelmäßig Geschwindigkeitsspitzen innerhalb des Arbeitstempos vor.	ja	nein

Last- und Umgebungsfaktoren

Es wird regelmäßig Druck auf die Haut an Fingern, Hand und am Arm ausgeübt, z.B. durch scharfe Ränder an Tischen und Geräten.	ja	nein
Es ist regelmäßig kalt.	ja	nein
Die Arbeit erfordert vom Arbeitnehmer regelmäßig visuelle (konzentrierte) Aufmerksamkeit; es kommt regelmäßig vor, dass die Arbeit nicht gut gesehen werden kann (z.B. aufgrund schlechter Beleuchtung oder zu kleiner Details).	ja	nein
Es wird regelmäßig mit schwingenden Geräten gearbeitet.	ja	nein
Es wird regelmäßig mit Handschuhen gearbeitet.	ja	nein

Wenn mehr als 5 Aussagen auf Ihre Arbeit zutreffen, dann handelt es sich um risikoreiche Arbeit. Weitere Untersuchungen sowie die Erstellung von Lösungsmöglichkeiten bzw. -plänen ist dann dringend geboten.

Wenn mehr als 3, aber weniger als 5 Aussagen zutreffen, dann handelt es sich um bedingt risikoreiche Arbeit. Auch hier werden weitere Untersuchungen bezüglich der Lösungsansätze empfohlen.

Wenn weniger als 3 Aussagen auf Ihre Arbeit zutreffen, besteht keine Überbelastung.

Checkliste gute Geräte

Quelle: Volvo Cars AB, Gotenburg; übernommen aus Vink und Dul 1994

Der nachfolgende Fragebogen soll vom Arbeitnehmer selbst ausgefüllt werden.

1. Wie finden Sie die Größe des Geräts?

sehr zufrieden stellend		zufrieden stellend		keins von beiden		unbefriedigend		sehr unbefriedigend	
10	9	8	7	6	5	4	3	2	1
zu groß?								ja	nein

2. Wie empfinden Sie das Gewicht des Geräts?

sehr zufrieden stellend		zufrieden stellend		keins von beiden		unbefriedigend		sehr unbefriedigend	
10	9	8	7	6	5	4	3	2	1
zu schwer?								ja	nein

3. Was halten Sie von der Stabilität des Geräts?

sehr zufrieden stellend		zufrieden stellend		keins von beiden		unbefriedigend		sehr unbefriedigend	
10	9	8	7	6	5	4	3	2	1
vorne zu schwer?								ja	nein
hinten zu schwer?								ja	nein

4. Wie finden Sie die Größe des Handgriffs?

sehr zufrieden stellend		zufrieden stellend		keins von beiden		unbefriedigend		sehr unbefriedigend	
10	9	8	7	6	5	4	3	2	1
zu lang?								ja	nein
zu kurz?								ja	nein
zu dick?								ja	nein
zu dünn?								ja	nein

5. Wie finden Sie die Form des Handgriffs?

sehr zufrieden stellend		zufrieden stellend		keins von beiden		unbefriedigend		sehr unbefriedigend	
10	9	8	7	6	5	4	3	2	1
zu rund?								ja	nein
zu eckig?								ja	nein

6. Wie finden Sie die Außenseite des Geräts?

sehr zufrieden stellend		zufrieden stellend		keins von beiden		unbefriedigend		sehr unbefriedigend	
10	9	8	7	6	5	4	3	2	1
hat eine gute Struktur?								ja	nein
ist gegen Hitze und Kälte isoliert?								ja	nein

7. Wie finden Sie die Art und Weise der Gerätebedienung?

sehr zufrieden stellend		zufrieden stellend		keins von beiden		unbefriedigend		sehr unbefriedigend	
10	9	8	7	6	5	4	3	2	1
hat es zwei Handgriffe?								ja	nein
ist es flexibel?								ja	nein

8. Wie finden Sie das Geräteverhalten?

sehr zufrieden stellend		zufrieden stellend		keins von beiden		unbefriedigend		sehr unbefriedigend	
10	9	8	7	6	5	4	3	2	1

9. Wie finden Sie das Aussehen des Geräts?

sehr zufrieden stellend		zufrieden stellend		keins von beiden		unbefriedigend		sehr unbefriedigend	
10	9	8	7	6	5	4	3	2	1
ist es gut entworfen?								ja	nein
ist es farblich gut gestaltet?								ja	nein
ist es einfach zu erkennen?								ja	nein

10. Was halten Sie vom Service und der Instandhaltung des Geräts?

sehr zufrieden stellend		zufrieden stellend		keins von beiden		unbefriedigend		sehr unbefriedigend	
10	9	8	7	6	5	4	3	2	1

Anlage 2 Berufsprofile und Berufsbeschreibungen

Der Ergonom

Der Ergonom entwirft Gebrauchsgegenstände, technische Systeme und Dinge, die Sicherheit, Gesundheit, den Komfort und das zielgerichtete Funktionieren des Menschen fördern (SRE 1997).

Der Betriebsarzt

Der Betriebsarzt hat die Aufgabe, den Arbeitgeber beim Arbeitsschutz und bei der Unfallverhütung in allen Fragen des Gesundheitsschutzes zu unterstützen. Des Weiteren gehören in seinen Aufgabenbereich:
- den Arbeitgeber und die sonst für den Arbeitsschutz und die Unfallverhütung verantwortlichen Personen zu beraten (z. B. bei der Auswahl und Erprobung von Körperschutzmitteln, bei der Gestaltung von Arbeitsplätzen oder der Beurteilung der Arbeitsbedingungen)
- die Arbeitnehmer zu untersuchen, arbeitsmedizinisch zu beurteilen und zu beraten sowie die Daten zu erfassen und die Untersuchungsergebnisse auszuwerten
- die Durchführung des Arbeitsschutzes und der Unfallverhütung zu kontrollieren und im Zusammenhang damit:
  - die Arbeitsstätten in regelmäßigen Abständen zu begehen und festgestellte Mängel dem Arbeitgeber oder der sonst für Arbeitsschutz und Unfallverhütung verantwortlichen Person mitzuteilen, Maßnahmen zur Beseitigung dieser Mängel vorzuschlagen und auf deren Durchführung hinzuwirken
  - auf die Benutzung der Körperschutzmittel zu achten
  - Ursachen von arbeitsbedingten Erkrankungen zu untersuchen, die Untersuchungsergebnisse zu erfassen und auszuwerten und dem Arbeitgeber Maßnahmen zur Verhütung dieser Erkrankungen vorzuschlagen
- darauf hinzuwirken, dass sich alle im Betrieb Beschäftigen den Anforderungen des Arbeitsschutzes und der Unfallverhütung entsprechend verhalten; insbesondere die Beschäftigten über die Unfall- und Gesundheitsgefahren, denen sie bei der Arbeit ausgesetzt sind, sowie über die Einrichtungen und Maßnahmen zur Abwendung dieser Gefahren zu belehren und bei der Einsatzplanung und Schulung der Helfer in „Erster Hilfe" und des medizinischen Hilfspersonals mitzuwirken (ASiG 1973)

Der Arbeits- und Organisationspsychologe

Der Arbeitspsychologe studiert das Verhalten der Menschen, das einen Teil der Arbeitsorganisation in Relation zu den Ursachen und Folgen davon ausmacht. Dabei geht es sowohl um das Verhalten des Individuums als auch um das Funktionieren von Gruppen und größeren Verbänden wie Abteilungen und Großorganisationen (KUB 1998). Das Verhalten von Menschen kann z. B. in Relation zu dem Gesamtarrangement von Menschen und Mitteln, das Organisation genannt wird, untersucht werden. Auch das Arbeitsverhalten von Menschen als die Art und Weise, wie Menschen Aufgaben ausführen, kann in Relation zu Aspekten der (Arbeits-)Umgebung einen Teil der Untersuchung ausmachen.

Fachkraft für Arbeitssicherheit

Die Fachkraft für Arbeitssicherheit hat die Aufgabe, den Arbeitgeber beim Arbeitsschutz und bei der Unfallverhütung in allen Fragen der Arbeitssicherheit einschließlich der menschengerechten Gestaltung der Arbeit zu unterstützen (ASiG 1973). Er überprüft aus sicherheitstechnischer Sicht die Betriebsanlagen und die technischen Arbeitsmittel.

Der Toxikologe

Der Toxikologe untersucht, welche schädlichen Effekte Stoffe auf den lebenden Organismus haben können. Dabei werden die Risiken, die durch die Aussetzung an bzw. den Kontakt mit diesen Stoffen für Menschen, Tiere und die Umwelt entstehen, beurteilt und unerwünschte Effekte minimiert (NVT 1997). Die Toxikologie ist eine Disziplin, die sich zwischen den medizinischen, biologischen und chemischen Wissenschaftsbereichen befindet. Die Toxikologie beschäftigt sich momentan mit den folgenden sechs Arbeitsgebieten:
- klinische und gerichtliche Toxikologie
- Nahrungsmitteltoxikologie
- Genussmitteltoxikologie
- Arbeitstoxikologie
- Umwelttoxikologie
- genetische und Reproduktionstoxikologie

Der Hygienefachmann

Der Arbeits-Hygienefachmann beschäftigt sich mit dem Erkennen, Beurteilen und Evaluieren von physisch, chemisch und biologisch belastenden Faktoren in der Arbeitssituation und assistiert bei der Aufstellung und Durchführung von „Verbesserungs"-Projekten (Arbo Unie Drenthe 1997). Die spezifischen Tätigkeiten sind:
- *ausführende Aktivitäten:* z. B. die Durchführung einer Untersuchung im Bereich Arbeitshygiene
- *beratende Aktivitäten:* Beratung der Auftraggeber hinsichtlich der Umsetzung des Hygieneleitplans
- *unterstützende Aktivitäten:* Verwaltung, Unterhalt und Eichung der arbeitshygienischen Messinstrumente
- *Training und Aufklärung:* Seminare bzw. Kurse für Gruppen und Einzelpersonen
- *Berichterstattung:* Protokollierung der Anordnungen vom Auftraggeber und der durchgeführten Aktivitäten
- weitere Aktivitäten, wie z. B. der Teilnahme an Arbeitsgruppen zu Teilbereichen der Arbeitshygiene

Zusammenfassung

Die von den Krankenkassen in den letzten Jahren durchgeführten Studien zeigen, dass Beschwerden am Haltungs- und Bewegungsapparat die häufigste Ursache für krankheitsbedingte Abwesenheit vom Arbeitsplatz sind. Dabei nimmt die Anzahl derjenigen Personen, die über Rückenbeschwerden klagen, stark zu. Ein Großteil der Beschwerden kann auf Faktoren zurückgeführt werden, die mit der Arbeit selbst oder der Arbeitssituation in Zusammenhang stehen. Hinsichtlich der steigenden Leistungsaufwendungen formen die arbeitsbedingten Beschwerden ein immer deutlicher werdendes gesellschaftliches Problem. Die Bundesregierung Deutschlands hat daher ähnlich wie die europäische Kommission diesbezüglich Maßnahmen getroffen. Mit dem Gesundheitsreformgesetz wurden die Aktivitäten im Bereich der Gesundheitsförderung und Krankheitsprävention formuliert, wobei die Prävention an Bedeutung gewann.

Begünstigt durch diese Entwicklungen auf Regierungsebene wurde innerhalb der Physiotherapie ebenfalls der Schluss gezogen, dass die traditionelle kurative Versorgung ohne Prävention ihr Ziel verfehlt.

Die Entwicklung der Betriebsphysiotherapie basiert in den meisten Ländern Europas auf der zunehmenden Wichtigkeit der Prävention in der Gesundheitsversorgung innerhalb der Physiotherapie. Eine artgleiche Weiterentwicklung des physiotherapeutischen Berufs in Deutschland ist die Ausbildung zum ErgoPhysConsult. Der Physiotherapeut hat jedoch im Gegensatz zum Betriebsphysiotherapeuten und zum ErgoPhysConsult nicht die Möglichkeit, die Ursache der arbeitsbedingten Probleme vor Ort zu untersuchen und zu bearbeiten.

Trotzdem wird von dem Physiotherapeuten verlangt, dass er eine optimale Versorgung leistet. Der Physiotherapeut benötigt für die Umsetzung einer maßgeschneiderten Versorgung Kenntnisse und Einsichten über die möglichen Ursachen sowie die direkten Folgen, die durch arbeitsbedingte Probleme entstehen können. Dabei geht es vor allem um die Relation zwischen den physischen Belastungserscheinungen, den belastenden Faktoren und der Einflussmöglichkeit (Regelungsmöglichkeit) innerhalb der Arbeitssituation des Patienten.

Mit Hilfe der in diesem Buch dargestellten Untersuchungsstrategie erhält der Physiotherapeut die Möglichkeit, die Komplexität der arbeitsbedingten Problematik zu untersuchen. Der Physiotherapeut analysiert dabei einerseits das physische Verarbeitungsvermögen oder die Belastbarkeit des Patienten. Neben den auf die Arbeitsfunktion des Patienten bezogenen Störungen in Funktion (wie Kraft- und Mobilitätsverlust) werden Einschränkungen in den (Arbeits-)fertigkeiten, den Aktivitäten oder Handlungen untersucht. Andererseits inventarisiert der Physiotherapeut die belastenden Faktoren innerhalb der Arbeitssituation des Patienten. Diese Daten werden den ergonomischen Normen und Richtlinien gegenübergestellt. Die Untersuchungsstrategie dient dem Physiotherapeuten als Basis, auf strukturierte Art und Weise zu einer richtigen physiotherapeutischen Diagnosestellung zu kommen und eine zielgerichtete und effiziente Behandlung einleiten zu können.

Die physiotherapeutische Behandlungsstrategie beinhaltet einen Behandlungsplan, der auf das Aufheben bzw. eine Minimierung der arbeitsbedingten Störungen und Einschränkungen (und den damit zusammenhängenden Partizipationsproblemen) ausgerichtet ist. Dabei ist wichtigste Zielsetzung, die optimale Abstimmung („Tuning") zwischen dem physischen Verarbeitungsvermögen und den belastenden Faktoren des Patienten zu erlangen. Darüber hinaus ist auch die spezifische Vorbereitung des Patienten auf seine Rückkehr in den Arbeitsalltag wichtig. In der praktischen Ausführung dieses Prozesses nimmt das Training der problematischen Arbeitshandlungen einen wichtigen Platz ein.

Des Weiteren beinhaltet die Behandlungsstrategie einen Aufklärungsplan. Die Realisierung der Behandlungsziele erfordert eine Verhaltensveränderung des Patienten und eine Verinnerlichung des neu erlernten Verhaltens. Parallel zum Behandlungsplan werden zusammen mit dem Patienten Ziele formuliert, die sowohl die personengebundenen als auch die arbeitsspezifischen Faktoren des Patienten berücksichtigen.

Ohne einen interdisziplinären Blickwinkel und eine multidisziplinäre Zusammenarbeit ist das Ziel einer vollständigen Rückkehr oder Reintegration in die Arbeitssituation fast unmöglich. Der Physiotherapeut sollte darum in der Lage sein, gemeinsam mit Arbeitsmedizinern und gegebenenfalls anderen Fachkräften für Arbeitsprobleme Diskussionen und Beratungen diesbezüglich führen zu können oder einen Rat erfragen zu können. Darüber hinaus sollte der Physiotherapeut den Patienten Informationen über weitere unterstützende Angebote anderer Disziplinen geben können.

Literatur

Arbeidsinspectie, Fysieke belasting. Concept Voorlichtingsblad 9. Directoraat-Generaal van de Arbeid van het Ministerie van Sociale Zaken en Werkgelegenheid, Voorburg 1988.

Arbo Unie Drenthe, Functieomschrijvingen. Arbo Unie Drenthe Emmen, 1997.

Asselbergs, F., Fysiotherapie en preventie. In: Nederlands Tijdschrift voor Fysiotherapie 92 (1982), nr. 9, pp. 209–214.

Bakker, W.H., 950.00 Ergonomie, lichamelijke belasting op de werkplek. In: R.A.H. Oosterink (red.), Aanpak (ziekte)verzuim en arbo in de praktijk. Maatwerk voor terugdringen (ziekte)verzuim, verbeteren arbeidsomstandigheden en veiligheid op de werkplek. Handboek voor aanpak verzuim. weka, Amsterdam 1998.

Balemans, A.W.M., Fysieke Belasting en Arbeid. In: Syllabus symposium rugklachten en arbeidsomstandigheden. Erasmus Forum, Rotterdam 1993.

Beurskens, A.J.H.M., M.C.J.M. van Dongen, H.J. Bieleman e.a., Analyse van belastende factoren bij zittend werk. In: Nederlands Tijdschrift voor Fysiotherapie 103 (1993), nr. 3, pp. 109–117.

Beurskens, S. Referaten. In: Nederlands Tijdschrift voor Fysiotherapie 108 (1998), nr. 2, pp. 47.

BGW, Grundlagen der Prävention: GP 5.3. Berufsgenossenschaft für Gesundheitsdienst und Wohlfahrtspflege, Hamburg 1998.

BGW, Schriften für Sicherheit und Gesundheit bei der Arbeit: Merkblatt M 069. Berufsgenossenschaft für Gesundheitsdienst und Wohlfahrtspflege, Hamburg, 1999.

BKWG, Mitteilung. Nr. 169/1994.

Bolijn, A.J., Mens en arbeidsomstandigheden. Afdeling Arbeidsomstandigheden Hoogovens, IJmuiden 1988.

Bongers, P.M., C.R. de Winter, M.A.J. Kompier e.a., Werkstress kan rug-, nek- en schouderklachten veroorzaken. In: Arbeidsomstandigheden 68 (1992), nr. 9, pp. 509–512.

Bongers, P.M., C.R. de Winter, M.A.J. Kompier e.a., Psychosocial factors at work and musculoskeletal disease. In: Scandinavian Journal on Work Environment and Health (1993), nr. 19, pp. 297–312.

Bork, B.E., T.M. Cook, J.C. Rosecrance e.a., Work-related musculoskeletal disorders among physical therapists. In: Physical Therapy 76 (1996), nr. 8, pp. 827–835.

Boshuizen, H., P. Bongers, C. Hulshof, Lichaamstrillingen en klachten over de gezondheid bij heftruckbestuurders. Directoraat-Generaal van de Arbeid, Ministerie van Sociale Zaken en Werkgelegenheid, Voorburg 1991.

Boudri, H.C., Preventieve fysiotherapie en ergonomie. In: Nederlands Tijdschrift voor Fysiotherapie 93 (1983), nr. 5, pp. 153–154.

Brown, J.R., Lifting as an industrial hazard. Labour safety council of Ontario, Labourdepartment, Ontario z.j.Tevens vertaald als: Bonder, J., Fysiotherapie en preventie, een beschouwing. In: Nederlands Tijdschrift voor Fysiotherapie 93 (1983), nr. 5, pp. 155–162.

Bullinger, H.J., Ergonomie. Teubner Verlag, Stuttgart 1994.

Bundesamt, Gesetz zur Umsetzung der EG-Rahmenrichtlinie, Arbeitsschutz und weiterer Arbeitsschutz-Richtlinien. In: Bundesgesetzblatt Teil 1 1996, Nr. 43.

Bundesministerium für Gesundheit, Pressemitteilung: Übersicht zum Entwurf eines Gesetzes zur Strukturreform in der gesetzlichen Krankenversicherung im Jahr 2000. Bundesministerium für Gesundheit, Bonn 1999.

Burger, G.C.E., Arbeids- en bedrijfsgeneeskunde. Stenfert Kroese, Leiden 1974.

Burgt, M.C.A. van der en F.J.C.M. Verhulst, Van therapietrouw naar zelfmanagement: voorlichting op maat. In: Fysiopraxis 6 (1997), nr. 12, pp. 4–7.

Chaffin, D.B. en G. Andersson, Occupational Biomechanics. John Wiley and Sons, New York 1984.

DAK, DAK Gesundheitsreport 1999. In: AGR Newsletter 7 (1999), Nr. 19, S. 42–44.

Dekker, J., Diagnose en behandeling in de paramedische zorg. Het gebied tussen care en cure. In: Medisch Contact 51 (1996), nr. 12.

Demers, L.M., Work Hardening. Andover Medical Publishers, z.p. 1992.

Dieën, J. van, S. Jansen en F. Housheer, Rugbelasting bij geknield en zittend werken op grondniveau. In: Tijdschrift voor Ergonomie 20 (1995), nr. 4, pp. 2–7.

Dieën, J. van, H. Toussaint en M. de Looser, Tillen: Buigen of Barsten?. In: Nederlands Tijdschrift voor Fysiotherapie 106 (1996), nr. 1, pp. 12–19.

Dijk, F.J.H. van, M. van Dormolen, M.A.J. Kompier e.a., Herwaardering model belasting-belastbaarheid. In: Nederlands Tijdschrift voor Sociale Gezondheidszorg 68 (1990), pp. 3–10.

Dijk, F.J.H. van, Arbeidsbelastingmodel. In: Handboek Bedrijfsgezondheidszorg. Bunge, Utrecht 1993.

Docter, H.J., Bedrijfsgezondheidszorg. Nederlands Instituut voor Arbeidsomstandigheden, Amsterdam 1992.

Dul, J. en B. Weerdmeester, Ergonomics for beginners. A quick reference guide. Taylor and Francis, London 1994.

Eken, A.N., Ergonomie. Stichting Teleac, Utrecht 1983.

Esebeck, R. von, Die Prävention. In: Krankengymnasten/Physiotherapeuten (2000), Nr. 2, S. 16.

Ettema, J.H., Het model belasting en belastbaarheid. In: Tijdschrift voor Sociale Geneeskunde 51 (1973), pp. 44–55.

Evers, A., Meetinstrumenten voor arbeidsomstandigheden, stress en welzijn. Swets en Zeitlinger, Lisse 1995.

Faber, M.N., Y.M. Michies en H.M. Toussaint, Het tillen van een onverwacht lichte last: een risico op vallen en rugschade. In: Tijdschrift voor Ergonomie 20 (1995), nr. 1, pp. 2–6.

Fnv, Vragenlijst ter beoordeling van administratieve beeldschermfuncties. F.N.V. Project Logistiek en Kwaliteit, Amsterdam 1992.

Fritz, M., Ist eine bequeme Sitzhaltung auch gesund? In: Arbeitsmedizin (1985), nr. 935, pp. 144–151.

Gemne, G., I. Pyykkö, W. Taylor e.a. The Stockholm Workshop scale for classification of cold-induced Raynaud's phenomenon in the hand-arm vibration syndrome. In: Scan. J., Work Environ and Health 13 (1987), pp. 275–278.

Gerards, F.M., N.E. Knibbe, A.J.A.M. Beurskens en H.W.A. Wams, Een model voor patiëntenvoorlichting in de fysiotherapie-praktijk. In: Nederlands Tijdschrift voor Fysiotherapie 101 (1991), nr. 9, pp. 203–207.

Gommans, I.H.B., B.W. Koes en M.W. van Tulder, Validiteit en responsiviteit Nederlandstalige Roland Disability Questionnaire. In: Nederlands Tijdschrift voor Fysiotherapie 107 (1997), nr. 2, pp. 28–33.

Grinten, M.P. van der, Preventie van beroepsgebonden problematiek van het bewegingsapparaat. Inventarisatie en beoordeling van in het veld bruikbare methoden voor het registreren van elektrische spieractiviteit (emg) en van ervaren belasting. Ministerie van Sociale Zaken en Werkgelegenheid, Voorburg 1990.

Groenewegen, P.P., J.J. Kerssens en E. Chr. Curfs, Fysiotherapie in de Nederlandse gezondheidszorg. In: Nederlands Tijdschrift voor Fysiotherapie 99 (1989), nr. 2, pp. 22–32.

Hagberg, M., Occupational musculoskeletal stress and disorder of the neck and shoulder. In: Arch. Occup. Environ. Health (1984), nr. 53, pp. 269–278.

Hageraats, J.M.J., Banken en kantoren. In: Handboek bedrijfsgezondheidszorg. Bunge, Utrecht 1991.

Hartmann, S. und H.C. Traue, Gesundheitsförderung und Krankheitsprävention im betrieblichen Umfeld. Universitätsverlag Ulm GmbH, Ulm 1996.

Heerkens, Y. en D. van Ravensberg, Stoornissen, beperkingen en participatieproblemen. In: Issue (1998), nr. 3, pp. 18–19.

Heideman, A.J.M. en J.J. Rasker, Wetsbepalingen patiëntenvoorlichting gelden ook voor fysiotherapeuten. In: Fysiopraxis 6 (1997), nr. 2, pp. 30–32.

Heidinger, F., B. Jaspert en B. Duelli, Angewandte Arbeitsplatzergonomie. In: A. Hüter-Becker, H. Schewe en W. Heipertz (Hrsg.), Physiotherapie, Biomechanik, Arbeitsmedizin, Ergonomie. George Thieme Verlag, Stuttgart 1999.

Hermans, V., A. Spaepens en I. Snoeks, Spiervermoeidheid bij langdurig beeldschermwerk. In: Tijdschrift voor Ergonomie 19 (1994), nr. 3, pp. 15–19.

Hettinger, Kaminskey en Schmale, Ergonomic am Arbeitsplatz. Müllheim Reinbek, Hamburg 1980.

Hogeschool Enschede, Brochure Tweede Fase Opleiding Bedrijfsfysiotherapie. Brochure. Hogeschool Enschede, sector gezondheidszorg, z.j.

Hogeschool Eindhoven, Overzichten gvo. gvo kun je leren. Syllabus gvo. Hogeschool Eindhoven, Eindhoven 1990.

Hol, J., C. Stam, J. van Dieën, e.a., Lengteverandering van de wervelkolom als maat voor de belasting van de rug. In: Tijdschrift voor Ergonomie 17 (1992), nr. 1, pp. 2–8.

Hoof, J. van, Balanceren tussen prestaties en tegenprestaties. In: Tijdschrift voor Arbeidsvraagstukken, 7 (1991), nr. 3, pp. 56–63.

Houtman, I.I.D., M.A.J. Kompier, P.G.W. Smulders en P.M. Bogers, Werkstress-risico's en gezondheid. In: Tijdschrift voor Sociale Geneeskunde (1994), nr. 4, pp. 198–203.

Huber, G., Bewegungsbezogene Gesundheitsförderung im Betrieb In: Gesundheitssport und Sporttherapie 14 (1998), S. 47–49.

Huber, G., JOBFIT 2000, Betriebliche Gesundheitsförderung im Fokus. In: Gesundheitssport und Sporttherapie 16 (2000), S. 51.

Hulshof, C., P. Bongers, H. Boshuizen en A. Koemeester, Trillen en schokken in de Bouwnijverheid. Trillingsbronnen, risicogroepen, gezondheidseffecten en mogelijkheden tot preventie. Coronel Laboratorium Amsterdam/Stichting Arbouw, Amsterdam 1989.

Hulshof, C., P. Bongers en H. Boshuizen. Handboek lichaamstrilling voor de bedrijfsgezondheids- en bedrijfsveiligheidszorg. Directoraat Generaal van de Arbeid van het Ministerie van Sociale Zaken en Werkgelegenheid 1991.

Hüter-Becker, A., Ein neues Denkmodell für die Physiotherapie. In: Zeitschrift für Krankengymnastik 49 (1997), Nr. 4, S. 565–569.

Hüter-Becker, A., Basisqualifikationen für die Ausbildung von Physiotherapeuten auf der Grundlage des neuen Denkmodells für die Physiotherapie. In: Zeitschrift für Krankengymnastik 49 (1997), Nr. 7, S. 1–6.

Kang, T., Prävention im Kfz-Handwerk. In: Gesundheitssport und Sporttherapie 16 (2000), S. 67–69.

Karhu. Observing working postures in industry. In: Applied Ergonomics 12 (1981), nr. 1, pp. 13–17.

Katholieke Universiteit Brabant, Arbeids- en Organisatiepsychologie. Studiegids. Tilburg 1998.

Kelsey, J.L., P.B. Githens en A.A. White, An epidemiologic study of lifting and twisting on the job and the risk of acute prolapsed lumbar intervertebral disk. In: K.J. Peereboom (red.), Handboek Fysieke belasting. Sdu Uitgevers, Den Haag 1996.

Kendall, H.O., F.P. Kendall en G.E. Wadsworth, Muscles testing and function. Williams and Wilkins, Baltimore/London 1981.

Kerssens, J.J., P.P. Groenewegen en E.Chr. Curfs, Fysiotherapie in de Nederlandse Gezondheidszorg. nivel, Utrecht 1986.

Klink, J.J.L. van der (red.), Psychische problemen en de werksituatie: handboek voor een actieve sociaal-medische begeleiding. Nederlands Instituut voor Arbeidsomstandigheden nia [tegenwoordig tno Arbeid, Hoofddorp] Amsterdam 1993.

kngf, Nota Bedrijfsfysiotherapie. Amersfoort 1992.

kngf, Beroepsomschrijving fysiotherapeut. Centraal Bureau Fysiotherapie, Amersfoort 1992.

kngf, Richtlijnen voor de fysiotherapeutische verslaglegging. Amersfoort 1993.

kngf, Doen en laten doen. Domein en taken van de fysiotherapeut. Amersfoort 1998.

kngf, Beroepsprofiel Fysiotherapeut. Bohn Stafleu Van Loghum, Amersfoort/Houten 1998.

kngf, Fysiotherapeutische Diagnose. Amersfoort 1998.

kngf, kngf-Richtlijn Stress urine-incontinentie. Supplement. Amersfoort 1998.

Knibbe, J.J., Lage Rugklachten ..., tobben of tijdelijk. Scriptie. Faculteit der Bewegingswetenschappen. Vrije Universiteit Amsterdam, Amsterdam 1986.

Knibbe, J.J., Epidemiologie van lage rugklachten. Een verkenning naar de noodzaak tot secundaire preventie. In: Nederlands Tijdschrift voor Fysiotherapie 97 (1987), nr. 718, pp. 169–174.

Knibbe, J.J., Fysiotherapie en secundaire preventie van lage rugklachten. In: Nederlands Tijdschrift voor Fysiotherapie 97 (1987), nr. 718, pp. 175–183.

Knibbe, N.E. en H.W.A. Wams, Weten wat de patiënt beweegt. Met patiëntenvoorlichting methodisch werken aan therapietrouw. In: Nederlands Tijdschrift voor Fysiotherapie 104 (1994), nr. 2, pp. 44–51.

Knibbe, N.E., J.J. Knibbe, J.W.H. Elvers, e.a., De baten van rugscholing. De cursist aan het woord. In: Nederlands Tijdschrift voor Fysiotherapie 107 (1997), mei, pp. 60–64.

Knott, M. en D. Voss, pnf-Oefenmethode. Deel 2. De Tijdstroom, Lochem 1977.

Köhne, G., G. Zerlett en H. Duntze, Ganzkörperschwingungen auf Erdbaumaschinen. In: Schriftreihe Humanisierung des Arbeitslebens 32 (1982).

Kok, J. en L.M. Bouter, Patiëntenvoorlichting door fysiotherapeuten in de eerste lijn. In: Nederlands Tijdschrift voor Fysiotherapie 100 (1990), nr. 2, pp. 59–63.

Kompier, M.A.J. en M.J.B.A. Thunnissen (red.), Oriëntatie op veiligheid, gezondheid en welzijn in de arbeid. Studiecentrum Arbeid en Gezondheid, Amsterdam 1989.

Kompier, M.A.J. en F.H.G. Marcelissen, Handboek Werkstress. Systematische aanpak voor de bedrijfspraktijk. Nederlands Instituut voor de Arbeidsomstandigheden (nia), Amsterdam 1990.

Kompier, M.A.J. en I.I.D. Houtman, Mentale Belasting. In: Handboek Veiligheid, Gezondheid en Welzijn. Deel 3. Samsom Bedrijfsinformatie, Alphen aan den Rijn 1991.

Koninklijk Nederlands Genootschap voor Fysiotherapie (kngf), Visie op Fysiotherapie. Centraal Bureau Fysiotherapie, Amersfoort 1992.

Koningsveld, E.A.P. en G. Huppes, Repeterende bewegingen: definities, normen, verbeteringen. In: Tijdschrift voor Ergonomie 18 (1993), nr. 6, pp. 2–8.

Kopic, J.A., J.M. Esdaile en M.J. Abrahamowicz, The Quebec Back Pain Disability Scale. In: Spine 20 (1995), pp. 341–352.

Kroemer, K.H.E. en E. Grandjean, Fitting the task to the human. Taylor and Francis, London 1997.

Kuijer P. en B. Visser, Ergonomische aspecten van het zitten. In: Nederlands Tijdschrift voor Fysiotherapie 102 (1992), nr. 2, pp. 34–37.

Lacroix, E., Hemodynamische terugslag van statische (spier)arbeid. In: Syllabus Bedrijfsergonomie en Arbeidshygiëne. Universiteit Antwerpen, Antwerpen 1994.

Langendoen-Sertel, J., Repetitive strain injury, Überblick und Behandlung. In: Krankengymnastik 48 (1996), nr. 9, pp. 1321–1326.

Laurig, W., Grundzüge der Ergonomie: Erkenntnisse und Prinzipien. refa-Fachbuchreihe Betriebsorganisation. Benth, Berlin 1992.

Lazarus, R.S., The stress and coping paradigm. In: C. Eisdorfer (ed.), Models for Clinical Psychopathology. Spectrum, New York 1981.

Lehmann, G., Praktische Arbeitsphysiologie. Stuttgart/New York 1983.

Ligteringen, J. en J.C. van Duivenboden, De Bouw. In: Handboek Bedrijfsgezondheidszorg. Bunge, Utrecht 1991.

Linden, H. van der, Fysiotherapie en patiëntenvoorlichting. In: Nederlands Tijdschrift voor Fysiotherapie 97 (1987), nr. 5, pp. 106–112.

Luyck N.M. van, Wervelwinst, het betere tilwerk gebeurt tussen je oren. In: Documentatiemap symposium Stand van de ergonomie, Nederlandse Vereniging voor Ergonomie, Utrecht 1993.

Maas, P.J. van der, Epidemiologie en gezondheidsbeleid. Samsom Stafleu, Alphen a/d Rijn 1989.

McKenzie Institute Benelux, Mechanical Diagnosis and Therapy. Part A: The lumbar spine. Syllabus cursus McKenzie. The McKenzie Institute Benelux, Roermond 1993.

Meijman, T. (red.), Mentale belasting en werkstress. Een arbeidspsychologische benadering. Van Gorcum, Assen 1989.

Meijman, T.F., Over vermoeidheid. Arbeidspsychologische studies naar de beleving van belastingsaspecten. Proefschrift Rijksuniversiteit Groningen. Studiecentrum Arbeid en Gezondheid/Coronel Laboratorium, Amsterdam 1991.

Miedema, M. en P. Vink, Metselen met de rug rechtop: ergonomische verbeteringen in de bouw. In: Tijdschrift voor Ergonomie 21 (1996), nr. 2, pp. 38–44.

Miedema, M., M. Douwes en J. Dul, Ergonomische aanbevelingen voor de volhoudtijd van statische staande houdingen. In: Tijdschrift voor Ergonomie 18 (1993), nr. 2 pp. 7–11.

Ministerie van Sociale Zaken en Werkgelegenheid, Achter de schermen. Den Haag 1986.

Ministerie van Sociale Zaken en Werkgelegenheid, Werken met beeldschermen. Publicatieblad 184. Sdu Uitgeverij, Den Haag 1993.

Ministerie van Sociale Zaken en Werkgelegenheid, Zittend en staand werk, ergonomische aspecten. AL-8. Sdu Uitgevers, Den Haag 1997.

Mital, A., A.S. Nicholson en M.M. Ayoub, Guidelines: manual material handling. Taylor and Francis, London 1993.

Molen, H.F. van der, Ontwikkeling van richtlijnen ten aanzien van materiaalkeuze en werkorganisatie in de bouwnijverheid. In: Dokumentatie symposium Stand van de ergonomie. Nederlandse Vereniging voor Ergonomie, Utrecht 1993.

Molenbroek, J.F.M., Fysieke aspecten van de mens-product-interactie. T.U. Delft Faculteit Industrieel Ontwerpen, Delft z.j.

Musson, Y., A. Burdorf en D. van Drimmelen, Trillen en schokken tijdens het werk. Gezondheidsklachten onderzoek lichaamstrillingen. Directoraat-Generaal van de Arbeid, Ministerie van Sociale Zaken en Werkgelegenheid, Voorburg 1989.

Nachemson, A. en G. Elfström, Intravital dynamic pressure measurements in lumbar discs. In: Scandinavian Journal of Rehabilitation Medicin (1970), nr. 1.

Nagy, J.A., Bedrijfsfysiotherapie: een nieuwe wending aan preventie. In: Fysiopraxis, 3 (1994), nr. 13, pp. 16–18.

Niesten-Dietrich, U., Effektivität von Rückenschulkonzepten. In: Gesundheitssport und Sporttherapie 15 (1999), S. 114–118.

Nieuwenhuisen, M.A., Zicht op arbeidsomstandigheden. Dick Coutinho, Bussum 1993.

Nijhof, E.J., Bedrijfsfysiotherapie maakt fysieke belasting bij arbeid inzichtelijk. In: Fysiopraxis 7 (1998), nr. 5, pp. 15–17.

Nota 2000. Handelingen Tweede Kamer 19500 (1985–1986), nr. 1–2. Den Haag.

nvab, Beroepsprofiel van de bedrijfsarts. Rapport voorjaarsvergadering. Nederlandse Vereniging voor Arbeids- en Bedrijfsgeneeskunde, Eindhoven 1995.

nvt, Het vakgebied toxicologie. In: Informatieboek 1997. De werkgebieden. nvt 1997.

nvvb, Profiel '97 Arbo-verpleegkundige. Nederlandse Vereniging Voor Bedrijfsverpleegkunde, Rotterdam 1997.

Oerlemans, H.M., Functioneren van de lumbale wervelkolom en optimaliseren van tiltechniek en instructie. Doctoraalscriptie. Faculteit der Bewegingswetenschappen, Vrije Universiteit Amsterdam, Amsterdam 1988.

Oortman Gerlings, P., D. van Drimmelen en Y. Musson. Trillen en schokken tijdens het werk. Risicopopulatie in Nederland. icg-Rapport LA 10–05. Interdepartementale Commissie voor Geluidhinder, Voorburg 1987.

Oostendorp, R.A.B., C.D. van Ravensberg, H.W.A. Wams e.a., Fysiotherapie. Wat omvat het? In: Bijblijven 10 (1996), nr. 12, pp. 5–17.

Oostendorp, R.A.B., H.W.A. Wams en H.J.M. Hendriks, Fysiotherapie en lage rugpijn. Een nieuw paradigma. In: Nederlands Tijdschrift voor Fysiotherapie 107 (1997), nr. 4, pp. 102–110.

Oosterink, R.A.H., Aanpak (ziekte)verzuim en Arbo in de praktijk. Maatwerk voor terugdringen (ziekte)verzuim, verbeteren arbeidsomstandigheden en veiligheid op de werkplek. In: Handboek voor aanpak verzuim. weka, Amsterdam 1998.

Pakkert, E., E.J.B. Veldboer en R.A.B. Oostendorp, Bedrijfsfysiotherapie: methodisch benaderd. In: Nederlands Tijdschrift voor Fysiotherapie 103 (1993), nr. 3, pp. 81–87.

Paoli, P., First European survey on the work enviroment 1991–1992. European Foundation for the Improvement of Living and Working Conditions, Dublin 1992.

Peereboom, K.J., Handboek Fysieke belasting. Een complete methode voor het inventariseren en oplossen van knelpunten. Sdu Uitgevers, Den Haag 1996, 1e druk.

Pheasant, S. en D. Stubbs, Lifting and Handling. National Back Pain Association, Teddington 1991.

Pheasant, S. en D. Stubbs, Tillen en het verplaatsen van lasten. Lanser, Hardinxveld-Giessendam 1992.

Provinciaal Veiligheidsinstituut, Veiligheid en gezondheid bij de arbeid. Antwerpen 1991.

Pijnenborg, A., Ergonomie in Nederland. Ontwikkeling van een vakgebied. De Tijdstroom, Utrecht 1997.

Pressel, G. Arbeitsmedizin. In: A. Hüter-Becker, H. Schewe und W. Heipetz (Hrsg.), Physiotherapie, Biomechanik, Arbeitsmedizin, Ergonomie. Georg Thieme Verlag, Stuttgart 1999.

Ravensberg, C.D. van, R.A.B. Oostendorp en Y.F. Heerkens, Diagnostiek, basis voor behandelplan en evaluatie. In: Jaarboek Fysiotherapie/Kinesitherapie. Bohn Stafleu Van Loghum, Houten/Diegem 1997.

Rehaverlag GmbH., Gesetz über die Berufe in der Physiotherapie. Masseure und Physiotherapeutengesetz-MPHG. Mit Ausbildungs- und Prüfungsverordnungen, Auflage 8. Rehaverlag GmbH, Bonn 1995.

Reiber-Gamp, U., ErgoPhysConsult. In: Zeitschrift für Krankengymnastik 52 (2000), Nr. 3, S. 536–537.

Rothman, J. en R. Levine, Prevention practice. Strategies for Physical Therapy and Occupational Therapy. W.B. Saunders, Philadelphia 1992.

Schifferdecker-Hoch, H. Heimsoeth und W. Harter, Das FPZ-RückenTestMobil. In: Gesundheitssport und Sporttherapie 16 (2000), S. 58–61.

Schmidtke, H., Ergonomie. Carl Hanser Verlag, München 1993, 3. Auflage.

Schreibers, K.B.J., G. Huppes, K.J. Peereboom e.a., Een nieuwe aanpak ter preventie van R.S.I. bij beeldschermwerk. In: Tijdschrift voor Ergonomie 20 (1995), nr. 6, pp. 25–29.

Seeböck-Forsten, U. und D. Forster, Was kostet uns der Rücken? In: Zeitschrift für Physiotherapeuten 50 (1998), Nr. 5, S. 869–871.

Sluijs, E.M. en J. Fennema, Patiëntenvoorlichting door fysiotherapeuten. In: Nederlands Tijdschrift voor Fysiotherapie 99 (1989), nr. 10, pp. 273–278.

Sluijs, E.M. en E.B. Kuijper, Problemen die fysiotherapeuten ervaren bij het geven van voorlichting aan patiënten. In: Nederlands Tijdschrift voor Fysiotherapie 100 (1990), nr. 5, pp. 128–132.

Stichting Registratie Ergonomen (sre), Beroepsprofiel ergonoom. In: Brochure informatie voor belangstellenden. Scheveningen 1998.

Tijdschrift voor Sociale Geneeskunde, Arbeidsgeneeskundige Thema's: vibratiebelasting. In: Tijdschrift voor Sociale Geneeskunde 60 (1982), nr. 7.

Valkenburg, J., De gezondheidszorg. In: Handboek Bedrijfsgezondheidszorg. Bunge, Utrecht 1991.

Vandenboorn, H.J.M., Maatwerk een normzaak?. In: Fysiopraxis 5 (1996), februari, pp. 28–31.

Veldboer, E.J.B., R.A.B. Oostendorp, G.P.J. Spenkelink e.a., Inventarisatie en beoordeling van methoden ter bepaling van de fysieke belasting. In: Nederlands Tijdschrift voor Fysiotherapie 100 (1990), nr. 5, pp. 142–150.

Veldhoven, M. van, Psychosociale arbeidsbelasting en werkstress. Proefschrift Rijksuniversiteit Groningen. Swets en Zeitlinger, Lisse 1996.

Vercammen, M.L.S., Hand/arm trillingen van stotend handgereedschap. Directoraat-Generaal van de Arbeid, Ministerie van Sociale Zaken en Werkgelegenheid, Voorburg 1990.

Verhulst, F.J.C.M., M.C.A. van der Burgt en K. Lindner, Concretisering van patiëntenvoorlichting in het fysiotherapeutisch handelen. In: Nederlands Tijdschrift voor Fysiotherapie 104 (1994), nr. 1, pp. 10–17.

Vink, P. en J. Dul, De nieuwe niosh-methode. In: Arbeidsomstandigheden 67 (1991), nr. 12, pp. 825–826.

Vink, P. en J. Dul (red.), Lichamelijke belasting tijdens arbeid. Wetgeving en oplossingen. Uitgeverij Kerckebosch, Zeist 1994.

Voskamp, P., Handboek ergonomie. De stand van de ergonomie in de Arbowet. Samsom Bedrijfsinformatie, Alphen a/d Rijn/Deurne 1991.

Voskamp, P., Handboek Ergonomie. Wijziging van de Arbowet t.g.v. de eg-Kaderrichtlijn. In: Syllabus over symposium Stand van de ergonomie. Nederlandse Vereniging voor Ergonomie, Utrecht 1993.

Vries, C. de en R. Wimmers, Het functioneel behandelen van de problematische handeling. In: Nederlands Tijdschrift voor Fysiotherapie 105 (1995), nr. 6, pp. 183–191.

Walsh, N.E. en R.K. Schwartz, The influence of prophylactic orthoses on abdominal strength and low back injury in the workplace. In: Am. J. Phys. Med. Rehabil. 69 (1990), nr. 5, pp. 245–250.

Walsh, K., N. Varnes en C. Osmond, Occupational causes of low-back pain. In: K.J. Peereboom (red.), Handboek Fysieke belasting. Sdu Uitgevers, Den Haag 1996.

wao-Platform Noord-Brabant, Deelnemersmap Orientatie en wao. 1994.

Weeda, C.E., Het Besluit Beeldschermwerk. In: Dokumentatie symposium Stand van de ergonomie. Nederlandse Vereniging voor Ergonomie, Utrecht 1993.

Weinert, R., Verbesserung der Muskelfunktion, der Beweglichkeit und Befindlichkeit von Teilnehmern an Rückenschulkursen. In: Die Säule1 (2000), S. 32–35.

Wijnen, G., W. Renes en P. Storm, Projectmatig werken. Uitgeverij Het Spectrum BV, Zeist 1988.

Wilke, H.J., P. Neef, M. Caimi e.a., Neue intradiscale in vivo Druckmessungen bei Alltagsbelastungen. In: Der Spiegel (1998), nr. 13.

Williams, K.A., Consultative Work Programs for Cumulative Trauma Disorders. In: J. Rothmann en R. Levine (eds), Prevention Practice. W.B. Saunders, Philadelphia 1992.

Wimmers, R. en C. de Vries, Functionele Fysiotherapie. In: Nederlands Tijdschrift voor Fysiotherapie 102 (1992), nr. 2, pp. 47–53.

Wingerden, B.A.M., Fysiotherapie en actieve revalidatietraining. In: Fysiopraxis 7 (1998), nr. 16, pp. 18–22.

Winkel, Dos [met medewerking van G. Aufdemkampe en O.G. Meijer e.a.], Orthopedische geneeskunde en manuele therapie. Deel 2a, Diagnostiek der extremiteiten. Bohn Stafleu Van Loghum, Houten/Zaventem 1992.

ZVK, Checkliste Arbeitsvertragsinhalte. Hilfe im Arbeitsrecht. ZVK, Köln 1996.

ZVK, Krankengymnastische Behandlungszeiten im Stationären Bereich. ZVK, Köln 1998.

ZVK, Eckpunkte für ein patientengerechtes Gesundheitswesen. In: Zeitschrift für Krankengymnastik 52 (2000), Nr. 6, S. 1052–1055.

Personalien

P. C. (Kees) Romme

P. C. (Kees) Romme schloss 1985 seine Ausbildung zum Physiotherapeuten ab. Danach nahm er an verschiedenen technischen Ausbildungen teil. 1992 absolvierte er die Ausbildung „Arbeitshygiene".

In der Zeit von 1985–1988 arbeitete er als Physiotherapeut in verschiedenen Einrichtungen. 1988–1991 arbeitete er in verschiedenen technischen Funktionen bei elektrotechnischen Betrieben.

1991 wurde er als Arbeitsplatzfachkundiger (Arbeitshygienist) bei der Arbo Unie Drenthe tätig. Seine täglichen Tätigkeiten bestanden aus dem Erkennen, Evaluieren und Beherrschen von vor allem physischen, chemischen und biologischen Faktoren am Arbeitsplatz, die die Gesundheit oder das Wohlbefinden der arbeitenden Menschen bzw. ihrer Nachkommen beeinflussen könnten. Sein Arbeitsbereich umfasste die Industriebetriebe sowie das Baugewerbe. Darüber hinaus hat er sich im Laufe der Jahre auf Zoologie und pharmazeutische Industrie spezialisiert.

Aufgrund der Veränderungen innerhalb der Gesetzgebung im Bereich der Arbeitsunfähigkeit, der Zurückdrängung der krankheitsbedingten Abwesenheit und der Reintegration hat sich Kees Romme in den letzten Jahren vor allem mit der Einschätzung von physischen Belastungen am Arbeitsplatz in Relation zur physischen Belastbarkeit des Arbeitnehmers beschäftigt.

C. J. G. (Carla) Schellings

C. J. G. (Carla) Schellings beendete 1992 ihr Studium, eine Kombination aus Arbeits- und Organisationspsychologie sowie Gesundheitspsychologie, an der Katholischen Universität Brabant.

1992–1994 arbeitete sie für den Arbo- und Betriebsgesundheitsdienst in Eindhoven. In dieser Funktion hat sie der den Kunden zukommenden psychologischen Dienstleistung Form gegeben. Zu ihren Aufgaben gehörten:

- die individuelle Begleitung von (kranken) Arbeitnehmern
- die Entwicklung und Einführung eines Kommunikationstrainings (u. a. zur krankheitsbedingten Abwesenheitsbegleitung)
- die Ausführung von Untersuchungen zum Wohlbefinden der Mitarbeiter
- die Beratung von Organisationen bei Arbo-Leitplänen und krankheitsbedingten Abwesenheitsleitplänen

1994–1997 arbeitete Carla Schellings für die Arbo Unie West- und Midden Brabant in Breda. Sie beschäftigte sich mit der Weiterentwicklung und Implementation der psychosozialen Beratung an Kunden. Dies betraf u. a. Aktivitäten für die individuellen (kranken) Arbeitnehmer (Diagnostik von psychischen und psychosomatischen Beschwerden), kurzzeitige Begleitungen von arbeitsbedingten Problemen, Reintegrationsbegleitung und Konfliktlösung. Darüber hinaus beschäftigte sie sich auch mit der Entwicklung und Ausführung von Beratungen und Trainingseinheiten sowohl auf dem Gebiet der Kommunikation als auch auf spezifischen Gebieten des Arbo-Gesetzes (wie ungewünschte Intimitäten, Aggressionen und Gewalt).

Ende 1997 eröffnete sie ihre eigene Beratungspraxis. Neben der Begleitung von Klienten mit im Allgemeinen arbeitsbedingten psychischen und psychosomatischen Problemen entwickelt sie Dienstleistungsangebote auf Anfrage von Betrieben und Arbo-Diensten.

Die Arbeitsschwerpunkte in ihrer eigenen Beratungspraxis sind:
- Begleitung und Betreuung nach Betriebsunfällen und traumatischen Erfahrungen
- Neuorientierung auf die Arbeit und das Leben

H. J. M. (Harry) Vandenboorn
H. J. M. (Harry) Vandenboorn schloss 1985 seine Ausbildung zum Physiotherapeuten in 's Hertogenbosch ab. Anschließend absolvierte er die Dozentenausbildung an der Freien Universität, wo er 1990 ebenfalls das Studium der Bewegungswissenschaften abschloss. 1995 spezialisierte er sich an der Universität Antwerpen in den Bereichen Betriebsergonomie und Arbeitshygiene.

In eigenem ergonomischen Arbeitsbüro war er als ergonomisch und arbeitshygienisch orientierter Berater aktiv. Daneben war er als Dozent und Kursleiter von verschiedenen wissenschaftlichen und physiotherapeutischen Kursen im In- und Ausland tätig. Er publizierte in den Niederlanden und im Ausland verschiedene Artikel über Physiotherapie und Ergonomie. Bis Ende 2000 war er Leiter der Physiotherapie- und Sportabteilung einer orthopädisch und neurologisch orientierten Klinik in Süddeutschland.

Sachwortverzeichnis

A

Aktivität 61
– komplexe 77
Ampelmodell 31, 88, 102
Amplitude 47
Anamnese 61, 66, 69
– allgemein 66
– arbeitsbezogen 67
– beschwerdespezifisch 66
anamnestischer Prozess 66, 116
Arbeit 5, 9
– kurzzyklische 37, 111
Arbeitsanamnese 67
Arbeitsbelastungsmodell 21
Arbeitshaltung 26, 94
– dynamische 29, 30, 102
– statische 26
Arbeitshandlung 65, 71
Arbeitshandschuhe 98
Arbeitsinhalt 68, 119
Arbeitsmedizin 9
Arbeitsphysiologie 114
Arbeitsrisiko, psychosoziales 55
Arbeitsschutz 10
Arbeitsschutzgesetz 11
Arbeitsstress 48, 52, 54, 55
Arbeitsumstände 68, 120
Arbeitsverhältnisse 68, 120
Arbeitsvoraussetzungen 69, 121
Aufklärung 64
Aufklärungsplan 63, 74, 78
Aufklärungsstrategie 63
Augenerkrankung, vulnerable 47, 48
Augenermüdung 39
Automatisierung 19, 28

B

Basisqualifikationen Physiotherapie 14
Bauarbeiter 57
Behandlungs- und Aufklärungsplan 74, 124
Behandlungsplan 61, 77
Behandlungsprozess 61
Belastbarkeit 21, 40
– psychische 55
Belastung 21
– dynamische 29, 39, 100
– energetische 21, 30
– mechanische 21
– mentale 19, 37, 40, 49
– physische 21, 39, 40, 57
– psychische 48, 52
– repetierende 36, 111
– statische 21, 26
– statistische 88
Belastungserscheinungen 23
Belastungsfaktoren 22
Belastungsfolgen 23
Beratung 85
Beratungsgruppe 87
Berufsausbildung Physiotherapeut 2
Berufsgenossenschaft für Gesundheitsdienst und Wohlfahrtspflege 85
Berufskrankheit 9, 20, 40
Beschleunigung, effektive (RMS) 47
beschwerdespezifische Anamnese 66
Betriebsmedizin 9
Betriebsphysiotherapeut 2, 13
Betriebssport 11
Bildschirm 56
Bildschirmarbeit 92
Bildschirmarbeiter 26, 36, 39
Bildschirmarbeitsplatz 56
Bildschirmarbeitsplatzverordnung 92
Bildschirmbenutzer 21

biologische Umgebungsfaktoren 40
Bündnis für Gesundheit 12, 17
Bürotätigkeit 56

C

CEN-Norm 85
Coping 54
Crestfactor 45, 48
Cumulative trauma disorder (CTD) 37

D

Dauerleistungsgrenze 101
Diagnose, physiotherapeutische 73, 123
diagnostischer Prozess 65
DIN-Norm 85
drücken 26, 31, 102
dynamische Arbeitshaltung 29, 30, 102
dynamische Belastung 29, 39, 100

E

Effekt, vaso-spastischer 45, 46, 48
effektive Beschleunigung (RMS) 42, 47
Einschränkung 4
„Empfundene Beschwerden"-Methode (LEB) 71
energetische Belastung 21, 26, 30, 100
ergänzende Untersuchung 72
Ergonomie, partizipative 11, 78
Ergonomie 6, 9
ergonomische Richtlinie 85
ErgoPhysConsult 13, 137
Ermüdung 26, 30, 35, 43
EU 10
europäische Richtlinie 10
Evaluation 61

F

feedforward control 33
Fertigkeit 17, 61, 66
fight-or-flight-reaction 53

Fragenliste 70, 71
Frequenz 47
Funktion 17
Funktionierungsprofil 62, 74

G

Gesundheit 5, 9
Gesundheitsreformgesetz 10
Gesundheitssektor, Tätigkeit im 58
Gesundheitszirkel 11

H

Hand-Arm-Schwingung 42, 43, 44, 46
Handdynamometer 114
Handeln, methodisches physiotherapeutisches 14, 17, 61, 65, 82
Handgerät 98
Handlung 17, 65
– repetierende 21, 36, 37
harmonische Schwingung 47
Hebehilfsmittel 110
Hebeindex (HI) 107
heben 26, 32, 35, 106
Herzfrequenz 30, 101
Herzminutenvolumen 30
Hilfsmittel 111
hocken 95

I

Information 85
ISO-Norm 85

K

kardial belastend 30
knien 95
Kommunikation 78
komplexe Aktivität 77
Kompressionskraft 27, 33, 34
Kondition 100
körperliche Untersuchung 70

Körperschwingung 40, 42, 43
Krankheitsbilder, psychische 55
kurzzyklische Arbeit 37, 111

L

„Lokal erfahrene Beschwerden"-Skala 122

M

Maßarbeit 81, 82
McKenzie-Konzept 127
mechanische Belastung 21, 25
mechanische Schwingung 42
Mechanisierung 19
mentale Belastung 19, 37, 40, 49
Messspitze 45
metabolisches System 45, 47
Methodisches Physiotherapeutisches Handeln 14, 17, 61, 65, 82
Muskelarbeit
– aerobe 26
– anaerobe 26
Muskelermüdung 21, 27
muskulo-tendinogen 29, 31

N

Nierengurt 109
NIOSH-Methode 33, 107

O

Organ-Psychosyndrom 42, 48

P

Partizipation 4
Partizipative Ergonomie 11, 78
Patientenaufklärung 80, 84, 85
Physiotherapeut 23, 25, 39, 64
physiotherapeutische Diagnose 73, 123
physiotherapeutische Untersuchung 70, 121

physisch-chemische Risikofaktoren 39, 42
physische Belastung 19, 21, 39, 40, 57, 58
physische Risikofaktoren 25
Prävention 88
– primäre 12
– sekundäre 80
– tertiäre 80
Praxisbeispiel 116
Propriozeptive Neuromuskuläre Fazilitation (PNF) 127
Prozess
– anamnestischer 66, 116
– diagnostischer 65
psychische Belastbarkeit 55
psychische Belastung 48, 52
psychische Krankheitsbilder 55
psychosoziale Risikofaktoren 40, 48
psychosoziales Arbeitsrisiko 55

Q

Qualitätssicherung 12
Quebec Back Pain Disability Scale 72

R

Rahmenrichtlinien 10, 11
Recommended Weight Limit (RWL) 107
Regelungsmöglichkeit 22, 56, 69
repetierende Belastung 25, 26, 36, 111
repetierende Handlung 21, 36, 37
Repetitive Strain Injury (RSI) 23, 25, 37
Reproduzierbarkeit 75
Responsivität 75
Rhyhtmus, zirkadianer 39, 42
Richtlinie, ergonomische 85
Risiken am Arbeitsplatz 56
Risikofaktoren
– physisch-chemische 39, 42
– physische 25
– psychosoziale 40, 48
– zusätzliche 39
RSI (*siehe* Repetetive Strain Injury (RSI))

S

Schulter-Nacken-Beschwerden 23, 26, 32, 37, 39, 51, 55, 56
Schwingung 42
– harmonische 47
– stochastische 48
Schwingungsform 44
sekundäre Prävention 80
sitzende Tätigkeit 27, 90
Sitz-Steharbeitsplatz 94
Spitzenbelastung 25, 33
Squatted-lifting 108
„Squatted-lifting"-Methode 33, 35
statische Arbeitshaltung 26
statische Belastung 21, 26, 29, 88
stehende Tätigkeit 28, 93
Stehhilfe 94
stochastische Schwingung 48
„Stooped-lifting"-Methode 33, 35
Störung 4
Stoßkräfte 32, 105
Strategie 3, 4
Stress 48, 49, 52, 55
Sustained Activation 23
System, metabolisches 45, 47

T

Tagebuch 67
Tailoring 13, 17, 64
Tätigkeit
– sitzende 27, 90
– stehende 28, 93
tertiäre Prävention 80
Toxizität 42
Tragen 26, 32, 35, 106, 110
Tragkraft 21
Traglast 22
Trainingsprogramm 77

U

Umgebungsfaktoren, biologische 40
Untersuchung
– ergänzende 72
– körperliche 70
– physiotherapeutische 70, 121
Upper Limb Syndrom 37

V

Validität 75
VAS (siehe Visual Analogue Scale)
vaso-spastischer Effekt 45, 46, 48
Verarbeitungsvermögen 21
Verschiebungskräfte 34
Visual Analogue Scale 71, 73
VO_2 100
vulnerable Augenerkrankung 47, 48

W

Wegweiser 86
Weltgesundheitsorganisation 5
WHO (siehe Weltgesundheitsorganisation)
Work Hardening 64

Z

ziehen 26, 31, 102
zirkadianer Rhythmus 39, 42
zusätzliche Risikofaktoren 39
Zuverlässigkeit 75
Zyklus 36